C.Bertelsmann

Jürgen Schmieder

ARSCHTRITT INS GLÜCK

Der eine Moment,
der dein Leben für
immer verändert

C.Bertelsmann

Der Verlag behält sich die Verwertung des urheberrechtlich
geschützten Inhalts dieses Werkes für Zwecke des Text- und
Data-Minings nach § 44 b UrhG ausdrücklich vor.
Jegliche unbefugte Nutzung ist hiermit ausgeschlossen.

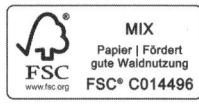

Penguin Random House Verlagsgruppe FSC® N001967

1. Auflage
Copyright © 2024 C.Bertelsmann
in der Penguin Random House Verlagsgruppe GmbH,
Neumarkter Str. 28, 81673 München

Fotos: S. 11: © Gabor Ekecs, alle weiteren: © privat
Grafik: Sabine Timmann
Umschlaggestaltung: Favoritbuero
Umschlagabbildung: © Gabor Ekecs
Satz: satz-bau Leingärtner, Nabburg
Druck und Bindung: GGP Media GmbH, Pößneck
Printed in Germany
ISBN 978-3-570-10532-0

www.cbertelsmann.de

Inhalt

Vorwort Der Zustand kompletten Wohlbefindens ... 7

I Du ... 13

Eins	Sei froh über den Arschtritt!	15
Zwei	Was ist deine Bestimmung?	25
Drei	Wie kaputte Menschen dich kaputt machen	35
Vier	Wer bist du und wer willst du sein?	49

II Deine Ernährung ... 59

Die Chance deines Lebens ... 61

Eins	Programmiere dein Gehirn neu!	67
Zwei	Die Lebensmittelindustrie verarscht dich!	79
Drei	Scheiß auf Diäten – erfinde deine eigene!	89
Vier	Was du kontrollieren kannst. Und was nicht	97

III Dein Körper ... 107

Die Chance DEINES Lebens ... 109

Eins	Erfinde dein eigenes Fitnessprogramm	125
Zwei	Schaffe Gewohnheiten!	141
Drei	Good bye, Superhelden!	151
Vier	Lass dich nicht unterkriegen!	165

IV Dein Kopf — 175

Die CHANCE deines Lebens — 177

Eins Pass auf dich auf – auch geistig! — 185
Zwei Feier dich doch mal selbst! — 197
Drei Entspann dich! — 207
Vier So toll kann eine Krise sein — 217

V Dein Umfeld — 229

DIE Chance deines Lebens — 231

Eins Weg mit giftigen Menschen! — 239
Zwei Akzeptiere das Auf und Ab! — 257
Drei Sei doch einfach mal gut drauf! — 265
Vier Dein Team macht den Erfolg — 273

VI Dein Weg — 287

Die Chance deines LEBENS — 289

Eins Sei völlig frei – von allem! — 293
Zwei Eine neue Welt — 301
Drei Finde deinen Weg — 311
Vier Ratschläge vom Geheilten — 317

Vorwort
Der Zustand kompletten Wohlbefindens

Da ist er endlich, der Moment, in dem sich alles fügt, wie ein Puzzle.

Ich habe ein Jahr lang daran gearbeitet, oder besser: an *mir* gearbeitet. Ich habe mich einmal komplett auseinandergenommen und wieder zusammengesetzt, und jetzt ist da ein neuer Mensch.

Wirklich schwer zu beschreiben, wie sich das anfühlt. Vielleicht so: Es ist alles in Ordnung, und ich *weiß*, dass alles in Ordnung ist.

Ich habe vor drei Tagen erfahren, dass ich kerngesund bin. Ich bin 44, meine Werte sind laut meiner Ärztin die eines 35 Jahre alten Leistungssportlers. Ich könne kaum fitter sein, sagt sie; es gebe keinen Grund, warum ich nicht ein langes und glückliches Leben führen könne.

Das wirklich Wahnwitzige daran: Ich hätte vor einem Jahr sterben sollen. Ich hatte mich nämlich im wahrsten Sinne des Wortes ins Koma gefressen.

Ich bin jetzt, nur knapp ein Jahr später, gesünder, als ich es jemals vorher war. So gesund, wie ich nur sein kann.

Vielleicht ist *jetzt* das Zauberwort: Ich darf zum ersten Mal seit langer, langer Zeit im Hier und Jetzt sein – ich muss mich weder um Vergangenheit noch Zukunft kümmern, sondern einfach nur um meine Gegenwart, und das ist das zweite Zauberwort. Ich darf mich jetzt gerade nur um *mich* kümmern. »Me Time«.

Ich glaube, dass uns, bei allen Debatten, die derzeit geführt werden, eine Sache eint: Wir mussten alle ordentlich was aushalten in den letzten Jahren. Es wurde einem brutal was abverlangt, und ich persönlich wünsche mir gerade nichts sehnlicher, als einfach mal ein Jahr lang nur so vor mich hinzuleben. Darf ich mich vielleicht mal ganz kurz um mich selbst kümmern?

Man hat doch derzeit immer mindestens zehn Tabs gleichzeitig offen im Gehirn, und bei vielen geht es gar nicht um einen selbst oder das engere Umfeld. Es geht immer gleich um das große Ganze und meistens um eine drohende Katastrophe, die derart wichtig ist, dass man alles andere und vor allem sich selbst vor diesem Hintergrund vergessen muss: Pandemie, Krieg, Inflation, Klimakrise, Energiekrise, Flüchtlingskrise, you name it. Nicht nur eine Krise nach der anderen, sondern immer gleich fünf Krisen gleichzeitig. Wer sich nicht damit beschäftigt: ignorant. Wer sich nicht sofort auf eine Seite stellt: Feigling.

Darf ich bitte mal ein paar dieser Tabs schließen? Kurz mal durchschnaufen, mich nur um mich kümmern? Keine Sorge, ich komme schon wieder zurück, aber jetzt brauche ich erstmal ein kleines bisschen Zeit für den Ich-Tab. Deshalb gehört eine Stunde am Tag nur mir. Da tue ich, was *ich* will. Meistens ist das: Sport. Nicht weil ich muss. Weil ich *will*.

Ich dehne meinen Rücken, mein Nacken wird von einem Rüttel-Massagegerät bearbeitet. Ich habe ein bisschen Muskelkater, das linke Knie zwickt ein bisschen. Schon okay, es muss nicht alles perfekt sein. Ich bin dort angekommen, was die Weltgesundheitsorganisation als »Zustand völligen Wohlbefindens« beschreibt: »Körperlich, geistig und sozial – und nicht nur das Fehlen von Krankheit und Gebrechen. Der Genuss höchstmöglichen Wohlbefindens ist ein *Grundrecht jedes Menschen*.«

Merk dir das bitte: Wohlbefinden ist ein Grundrecht und das darfst du einfordern. Für dich.

Geistige Gesundheit: könnte kaum besser sein. Null Stress, kein Druck. Keine Ängste, Sorgen, Nöte. Kein Groll, kein Streit, keine offenen Konflikte. War harte Arbeit, alle diese giftigen Sachen aus meinem Leben zu entfernen – aber dringend notwendig und letztlich war es das auch wert.

Ich bin völlig zufrieden mit mir, wenn ich in den Spiegel schaue. Keineswegs perfekt, aber genau deshalb bin ich so zufrieden.

Ich bin auch zufrieden mit dem, was ich die vergangenen Tage getan habe. Beruflich, privat. Wieder: Es lief nicht alles perfekt. Probleme gibt es immer, aber zumindest gab es bei mir keine unlösbaren.

Vor ein paar Tagen hat mir einer meiner besten Freunde eine SMS geschickt. »Ich wollte dir nur sagen, dass ich dich lieb habe. Du bist der Beste.«

Einfach so. Ohne besonderen Grund.

Ich war vorhin bei meinem anderen Freund, einfach nur plaudern und Blödsinn anstellen. Es war herrlich. Nebenher schrieben wir uns im Gruppenchat mit einem anderen Kumpel. Ging um Beziehungen.

Meine beiden Lieblingssportvereine haben heute gewonnen. Soll ja auch nicht so unwichtig sein für die Psyche eines Menschen. Ein Verein verliert. Macht nichts, läuft nicht alles perfekt; das nächste Mal dann.

Ich habe Sport getrieben und war mit meinem Hund am Strand. Er läuft gern zwischen meinen Beinen.

Ich habe heute nichts mehr zu tun, außer auf die Rückkehr meiner Familie zu warten.

Mein Sohn Finn, 14, ist in einem Freizeitpark mit zwei seiner besten Freunde. Er wurde dazu eingeladen, weil er sich rührend um einen von ihnen kümmert, der autistisch ist. Finn könnte nicht netter zu ihm sein. Ich bin sehr stolz auf ihn.

Ich liebe meinen Sohn nicht nur, sondern ich mag ihn auch – es gibt da einen Unterschied, das weiß *jeder*, der Kinder hat. Ich glaube, er kann mich auch ganz gut leiden; jedenfalls sagt er das oft.

Meine Ehefrau Hanni ist auf einer Party mit Freundinnen. Auch ihr könnte es kaum besser gehen – was zum Teil auch damit zu tun hat, dass sie sich ausnahmsweise mal keine Sorgen darum machen muss, wie es mir geht. Wie belastend muss das für sie gewesen sein, das Sich-Gehen-Lassen des Partners zu erleben und sich machtlos zu fühlen, weil der das einfach nicht einsehen will, dass er auf einen Abgrund zuläuft?

Insofern wir nicht körperlich voneinander getrennt waren – also einer auf Reisen war –, gab es in unserer Beziehung noch keinen Tag, an dem wir uns nicht geküsst haben.

Ja, ich bin gerade allein, und das ist ganz gut so. Allein, aber nicht einsam.

Ich habe Streit mit niemandem. Ich habe alle Konflikte gelöst, bisweilen war das schlimm und schmerzhaft, aber nötig. Hoffentlich geht es den Leuten, mit denen ich nichts mehr zu tun haben will, nun auch besser, weil sie nichts mehr mit mir zu tun haben müssen.

Ich glaube, es ist gerade niemand sauer auf mich.

Im Beste-Freunde-Gruppenchat macht jemand einen Witz auf meine Kosten. Nein, ich bin nicht beleidigt; der Witz ist saukomisch, also lache ich. Können wir Witze bitte wieder nach dem Grad der Witzigkeit beurteilen und nicht immer gleich beleidigt sein? Können wir alle mal wieder kurz über uns selbst lachen?

Weil ich kein Karmakorken sein will, schicke ich die netten Nachrichten meiner Freunde weiter an andere Freunde und an meine Mama. Ich schreibe ihr, dass ich sie lieb habe, einfach so. Wenn sie morgen früh aufwacht und das liest, wird sie sich bestimmt freuen.

Ich sage meinem Vater, dass er ein feiner Kerl war. Der wird es schon mitbekommen, wo immer er ist: im Paradies, im Nirvana, als glückliche Hindukuh.

Ich habe, nimmt man alle drei Kategorien (körperlich, geistig, sozial) zusammen, den Zustand völligen Wohlbefindens erreicht. Leute, ganz ehrlich: Besser kann es nicht werden.

Okay, wenn ihr bis hierhin gelesen habt und noch nicht denkt: »Warum faselt mir dieser Möchtegern-Spirituelle hier mit seinem

Wohlfühlquatsch die Ohren voll?«, sondern euch vielleicht fragt, wie ich dahin gekommen bin und ob ihr das nicht vielleicht auch wollt: Glückwunsch, lest einfach weiter, ihr kriegt jetzt einen schönen Arschtritt. Einen Arschtritt ins Glück, versprochen.

Denn ich will gerade niemand anderes sein als ich selbst. Wirklich erstaunlich, wie selten das passiert, wo es doch ein Grundrecht des Menschen sein soll. Das sollte jeder erfahren können. Ich bin umso glücklicher, dass mir dieses Glück zuteilwird – weil es wie gesagt vor einem Jahr noch überhaupt nicht danach aussah.

Vielleicht muss ich dort beginnen, am Beginn meiner Reise, vor einem Jahr. In dem Moment, als ich mich nicht besonders gut leiden konnte; als mir die Welt wie ein trostloser Ort und mein Leben nicht mehr lebenswert erschien – bis zu dem Moment, in dem ich hätte sterben sollen, weil ich mich wortwörtlich totgefressen hatte.

Nein, das hier passiert nicht zufällig. Ich habe ein Jahr lang daran gearbeitet. Und das bedeutet: Wenn *ich* das schaffe, kann es wirklich *jeder* schaffen. Auch du.

Ich treffe dich dann. Am Ende des Buches. Am Ende *deiner* Reise.

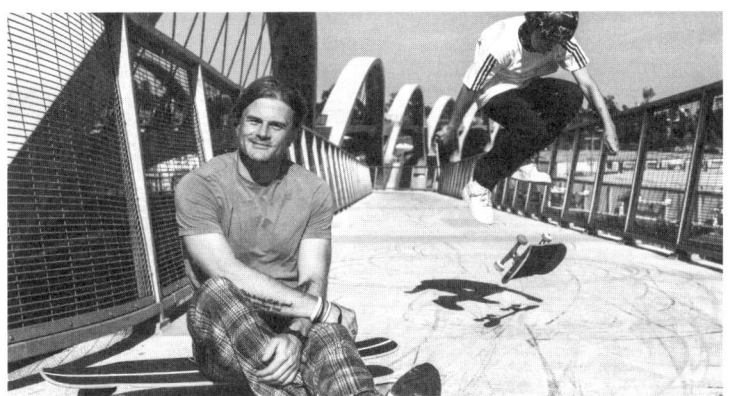

I Du

»Petta Reddast«
»Es wird sich alles fügen.«

Sprichwort aus Island

Eins   Sei froh über den Arschtritt!

Es kann durchaus helfen, wenn man den eigenen Tod verschläft.
Ich wache auf und bemerke sofort: Ach du Scheiße, da läuft aber was brutal verkehrt.
Ich sehe nur verschwommen, so als wäre ich unter Wasser. Ich rieche jedoch perfekt, deshalb bemerke ich recht schnell, dass ich mich im Schlaf offenbar von oben bis unten vollgekotzt habe.
Die Geruchskombination aus kaltem Schweiß und Erbrochenem ist derart übel, dass ich mich gleich noch einmal übergebe. In diesem Moment verkrampft sich jeder Muskel in meinem Körper, als wäre ich an einen elektrischen Stuhl angeschlossen. Müsste man den Zustand mit zwei Worten beschreiben: zitternder Zombie. Zumal ich auch rieche wie einer, der den Tod bereits hinter sich hat. Wirklich: Jämmerlicher geht es kaum.
So also fühlt sich ein diabetischer Schock an – oder besser: wenn man daraus aufwacht, denn ich erinnere mich an überhaupt nichts seit dem Einschlafen. Ich fühlte mich am Vorabend nicht schlecht,

trotz der Völlerei davor. In Wirklichkeit hatte ich mich aber quasi zu Tode gefressen.

Wie ich später erfahre, hätte ich sterben sollen; die Ärztin drückt es so aus: »Du bist über den Grand Canyon gesprungen und aus irgendwelchen unerfindlichen Gründen nicht abgestürzt.« Ich stelle mir das so vor, als würde der Coyote in den Roadrunner-Comics dieses eine Mal nicht in den Canyon plumpsen, sondern auf der anderen Seite ankommen.

Das ist nicht der Moment, in dem ich beschließe, mein Leben zu ändern; jetzt gerade geht es einfach nur ums Überleben und darum herauszufinden, was in aller Welt hier los ist.

Ich liege im Bett einer Kajüte eines Kreuzfahrtschiffs, das Anker im mexikanischen Dschungel gelegt hat. Ich bin halb beruflich und halb privat hier: Es ist die erste Kreuzfahrt während der Covid-Pandemie von den USA aus; ein Experiment, ich soll darüber berichten. Halb privat, weil meine Frau und mein Sohn auch dabei sind. Aber, wo sind die eigentlich?

Aufstehen funktioniert nicht, wegen der Krämpfe. Für einen kurzen Augenblick überlege ich, was die schlimmere Alternative ist: sterben – oder in diesem desolaten Zustand entdeckt zu werden? Ich tue deshalb, was jeder Mann Anfang vierzig mit ein wenig Reststolz tun würde: Ich nutze die Krämpfe, um mich von Bett zu Bad zu schütteln. Ich schaffe es unter die Dusche, drehe auf und trinke erstmal einen badewannengroßen Schluck Wasser.

Das lindert die Krämpfe und spült alles Übelriechende weg.

Ich kann aufstehen, tapse mich in Richtung Eingang; ich sehe immer noch wie durch dickes Milchglas, und da stehe ich dann: in der Tür zum Bad, mit zuckenden Krämpfen in Waden, Rücken und Schultern – und in diesem glorreichen Moment meiner Existenz kommt meine Frau ins Zimmer, und sie sagt, was ich seit zwanzig Minuten denke: »Was ist denn hier los?«

Was los war:

Ich war offenbar bereits ein Jahr lang Diabetiker, ohne es zu wissen. Sagen wir es so: Der HbA1c-Wert, der den Blutzucker über einen längeren Zeitraum anzeigt, liegt bei gesunden Menschen zwischen 4,5 und 6,5. Bei einem Wert über 7,5 gilt er als zu hoch, auf der Webseite *diabetes.org* werden Werte bis 10 angezeigt mit dem Hinweis, dass es dann schon zu schweren Schäden an Augen, Nieren und Nerven kommen könne. Alles über 10 ist völlig irre; die Skala hört da auf. Mein Wert, wie sich rausstellen wird: 13,2.

Blutzuckerwert in dieser Nacht, geschätzt: 980. Lebensgefährlich. Normal sind Werte unter 100, von mehr als 127 bei zwei verschiedenen Tests an gilt man als diabetisch. Ab 600 gibt es das Risiko des diabetischen Komas.

Ich hätte sterben sollen, habe das aber einfach mal verschlafen. Meine Familie schafft mich sofort vom Schiff und zum Arzt. Ich werde versorgt und darf nach Hause, erstmal.

Was auf die Nacht folgt, sind die schlimmsten zwei Monate meines Lebens. Die Sehstärke pendelt zwischen 2,5 Dioptrien Weitsicht und 1,75 Dioptrien Kurzsicht – weshalb mir dauernd gleichzeitig schwindlig und schlecht ist. Ich habe wirklich null Energie, kann mich nicht konzentrieren und bin stets übel gelaunt. Es ist nicht die Hölle, aber durchaus das Fegefeuer.

Es gibt zwei Gründe, warum ich dir das erzähle. Erstens: Ich bin kein Fitness-Health-Lifestyle-Guru mit perfektem Instagram-Account. Ich bin genauso wie du, und auch wenn sich das jetzt wie schamlose Angeberei anhört: Ich habe es innerhalb eines Jahres vom schlimmsten Zustand meines Lebens zum besten geschafft – und das bedeutet nichts anderes als: Wenn ich das kann, dann kannst du das auch. Zumal es dir in diesem Moment hoffentlich ein bisschen besser geht als mir damals. Und ich bin zwei Jahre danach noch immer kerngesund und topfit – es ist also kein Diät-Fitness-Trend, ich bin der lebende Beweis, dass alles, was ich schreibe, trotz Beruf, Familie und Verpflichtungen umsetzbar ist.

Zweitens: Ich will, dass niemand so was durchmachen muss; deshalb ist es mir ein Anliegen, dass es niemand so weit kommen lässt wie ich. Ich hätte es verhindern können, es gab Anzeichen – und ich glaube, dass es bei dir auch ein paar Anzeichen gibt, sonst würdest du dieses Buch wahrscheinlich nicht lesen.

Ich hatte über die Jahre zugenommen, unterbrochen von wechselnden Diäten. Es ging auf und ab; nicht wie bei einem Jo-Jo, sondern wie bei einer Sinuskurve, die sich über die Jahre hinweg konstant nach oben bewegt: fünf Kilo rauf, drei runter, vier rauf, zwei runter und so weiter. Es war nie richtig viel auf einmal, aber ein bis drei Kilo pro Jahr; was im Alter zwischen 25 und 40 insgesamt 30 Kilo sind, und das alles nur mit ein bisschen zu viel Süßigkeiten, ein bisschen zu viel Alkohol, ein bisschen zu viel Stress und ein bisschen zu wenig Sport. Kommt dir das bekannt vor?

Ich war müde, schlecht gelaunt, bisweilen depressiv. In den zwei Jahren vor dem diabetischen Koma schob ich das vor allem auf die Coronapandemie: *Jeder* nahm doch ein paar Kilo zu, ich: fünf in eineinhalb Jahren. *Jeder* war doch irgendwie schlecht gelaunt und depressiv, *jeder* hatte Zipperlein. Deswegen muss man doch nicht gleich zum Arzt, oder? Es stellte sich heraus, dass mein letzter Arztbesuch im Dezember 2019 gewesen war; drei Monate vor Pandemiebeginn.

Nochmal: Die letzten Jahre haben wirklich jedem viel abverlangt. Es ist wichtig, das nicht zu unterschätzen. Solltest du das Gefühl haben, dass es mal nicht so läuft, dann weißt du, dass ich diese Situation verstehe. Ich habe es selbst erlebt und ich habe es Stück für Stück schlimmer werden lassen. Das bedeutet: Ich weiß, wie es dir geht.

Okay, das klingt jetzt vielleicht etwas hochgegriffen, aber um dir zu zeigen, dass ich das ernst meine, hier mal drei Bilder von mir:

Mein »Vorher-Nachher« mit einem Unterschied von 30 Kilo zwischen 25 und 40, das aber auch meine Reise zu größtmöglicher Gesundheit zeigt – das hier bin ich:

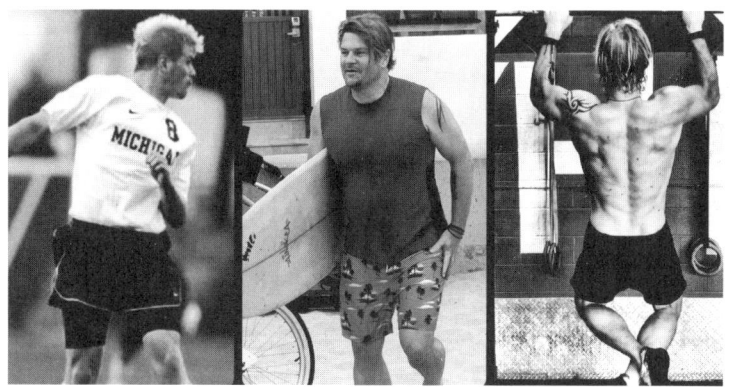

Der links, das bin ich 2002, 22 Jahre alt. Der in der Mitte, das bin auch ich, 2021. Und der rechts, das bin auch ich, 2023, mit 44.

Fast jeder Mensch hat solche Fotos von sich, du sicher auch; von damals, als man jünger, gesünder, fitter war. Und fast jeder hat ein Bild, auf dem das nicht mehr so ist. Das führt zu diesem Gedanken, den ich so oft hatte: »Lieber Gott, lass mich bitte wieder so fit sein wie früher. Ich verspreche, es diesmal nicht zu vermasseln!«

Ging mir genauso: Ich war nur noch nicht bereit, die nötigen Schritte dafür zu gehen! Ich brauchte das Komplett-Koma. Den richtig heftigen Arschtritt. So weit musst du es aber nicht kommen lassen.

Ich bekomme jetzt oft gesagt: »Hey, du hast leicht reden; du *musst* ja jetzt gesünder leben.«

Stimmt! Ich wusste aber auch 15 Jahre lang, dass ich mich brutal ungesund ernährte, zu viel Stress zuließ, zu wenig aktiv war, zu viel Alkohol trank. Ich kannte meine Fehler schon, nur tat ich nichts dagegen. Das Phänomen heißt *Region Beta Paradox*: Der Mensch wird immer erst dann aktiv, wenn es ihm richtig schlecht geht; ansonsten erträgt er vieles, obwohl es ihm schadet: der Job, den man zwar hasst, aber nicht kündigt, weil man zu bequem ist. Die Beziehung, die man eher erträgt als wirklich genießt. Die Gesundheit, die erst dann wichtig wird, wenn sie weg ist.

Er hat richtig, richtig, richtig wehgetan, dieser Arschtritt. Aber es war am Ende ein Arschtritt ins Glück. Denk mal drüber nach, ob du nicht auch schon einen bekommen hast, oder zumindest einen Klaps auf die Finger, einen nervigen Stupser. Hat der Arzt mal was von gesünderer Lebensweise gesagt? Der Partner von mehr Sport und besserer Ernährung geredet? Haben dich deine Freunde verkohlt, weil du beim Sport keine gute Figur mehr gemacht hast – wortwörtlich und sprichwörtlich?

Wir tendieren dazu, diese Piekser als Lästerei böser Menschen abzutun. Wir überhören beim Arzt die Hinweise auf Vitaminmangel, Übergewicht und Blutdruck – und nehmen nur das »Also, im Großen und Ganzen sieht es bei Ihnen ganz gut aus« mit nach Hause. Dabei sollten wir es vielleicht mal so betrachten: Es ist kein Arschtritt, der einen verletzen soll; sondern einer, der einen auf den richtigen Weg bringt. Und einem die Erlaubnis erteilt, sich endlich um sich zu kümmern. Mal egoistisch zu sein. Wie im Flugzeug bei Druckabfall – erstmal um sich selbst kümmern und dann um die anderen. Denn: Tut man das nicht, wird man nur zur Last für andere. Das wäre mein Albtraum: so schlecht drauf sein, dass ich zur Last für meine Familie werde.

Einer aktuellen Umfrage unter älteren Leuten zufolge sagten mehr als drei Viertel der Befragten darüber, was sie am meisten bereuen: dass sie nicht für sich selbst gelebt hätten. Deshalb: Ja, es ist völlig okay, sich auch mal um sich selbst zu kümmern.

Ja, das tut ordentlich weh, wenn man von seiner Ärztin gesagt bekommt, dass es so nicht weitergehen kann. Dass man sterben werde, wenn man nicht eine körperliche *und* geistige 180-Grad-Wende vollführe.

Aber betrachte es doch mal so:
Ich muss nicht gesünder leben – ich muss gar nichts.
Ich *darf* gesünder leben. Ich *darf* auf mich achten.

Es ist meine Entscheidung, ob ich es tue oder nicht. Es gibt Leute, die kriegen einen Arschtritt, und dann sind sie beleidigt oder schlagen zurück. Und es gibt welche, die sagen: War dringend nötig, vielen Dank. Es ist deine Entscheidung, wie du damit umgehst.

Heißt: Warum interpretieren wir die Hinweise von Ärzten zur Abwechslung mal nicht als nervige Nörgelei, sondern als Einladung, dass wir uns jetzt nur um uns selbst kümmern sollen? Kümmern *dürfen*.

Was diese Nacht auf dem Kreuzfahrtschiff wirklich war: eine *Befreiung* von Süchten wie Zucker, Alkohol, toxischen Leuten, die meine schlechten Angewohnheiten ermöglichten, förderten, provozierten. Die *Erlaubnis*, vielleicht zum ersten Mal seit Teenagerzeit in erster Linie an mich selbst zu denken und Grenzen zu setzen, die ich brauchte, um gesund zu werden: Grenzen für Menschen, Nahrungsmittel und äußere Einflüsse.

Um diese Einsicht aber wirklich umzusetzen, brauchte es kein Koma und keine zwei Monate Fegefeuer danach. Was es brauchte: einen Grund, der mich gesünder leben lassen *wollte*.

Neben dem Verdrängen von schlechten Nachrichten und dem Aushalten ungesunder Einflüsse ist der fehlende innere Beweggrund für einen echten Wandel der dritte Aspekt, warum viele Versuche, gesünder zu leben, grandios scheitern: Wir setzen uns viel zu kurzfristige Ziele in einem sehr langen Spiel. Bei mir: Abnehmen für den Sommer, Trainieren für ein Altherren-Fußballturnier, Diät-Challenge mit Freunden. Bei meiner Frau: Hochzeiten und Geburtstagspartys plus die üblichen Neujahrsvorsätze und die Drei-Monate-neues-fancy-Fitnessprogramm-Challenge. Immer kurzfristig, immer auf ein paar Monate ausgelegt – in einem Leben, das hoffentlich noch Jahrzehnte dauert.

Man sagt doch in einer Beziehung auch nicht: Jetzt sind wir mal drei Monate lang lieb zueinander und vögeln wie die Weltmeister – und dann lassen wir das wieder. Deshalb frage ich mich am Ende von Liebesfilmen immer: Okay, nun hat die megaintelligente, erfolgreiche Städterin alles aufgegeben, um mit der Jugendliebe aus dem Heimatdorf zusammen zu sein – kann mir mal bitte jemand zeigen, wie es den beiden drei Jahre später geht?

Heißt: Wir wählen kurzfristige Strategien für ein langfristiges Problem – und wundern uns dann, warum wir so häufig scheitern. Man gewinnt nicht, wenn man einen Vorsatz nur erreicht, man gewinnt dadurch, was *danach* alles passiert. Wie mein Sohn, der nach dem Probetraining ins Eishockeyteam gekommen ist, aber erst durch seine Zeit mit seinen Mitspielern und Trainern reift, sportlich wie persönlich. Genauso wenig gewinnt man, indem man mit der neuesten Diät oder Fitnessmethode nur kurzfristig fit und gesund wird – man gewinnt, wenn man es ein Leben lang bleibt.

Bitte nicht falsch verstehen: Kurzfristige Vorsätze wie etwa: »Ich will bis Juni fünf Pfund abnehmen«, »Ich will im Sommer eine Strandfigur haben« oder »Marathon im Herbst« sind prima; man sollte *Vorsätze* jedoch nicht mit dem langfristigen *Ziel* (so gesund wie möglich zu sein) verwechseln und das *Ziel* nicht mit dem *Grund*, der einen antreibt (warum man so gesund wie möglich sein und bleiben will).

Der Moment, in dem ich beschloss, möglichst lange, vor allem aber intensiv, erfüllt und glücklich weiterzuleben, war der, als ich ein paar Tage nach meinem Koma infolge meines diabetischen Schocks mit meinem Sohn ein Eishockeyspiel guckte und wir dabei der wunderbaren Muriel begegneten. Die Rentnerin verliebte sich sofort in Finn und ist mittlerweile eine Art Ersatzoma für ihn. Sie sagte, dass ich mich darauf freuen könne, sie kenne das von ihren ungefähr 500 Enkeln, diesen tollen Buben aufwachsen zu sehen.

Das war der Moment, in dem ich begriff: Okay, um das zu **er**leben, sollte ich **über**leben. Und um bei allem, was dieser durchgeknallte

Bub so vorhat, auch nur einigermaßen mithalten zu können, muss ich topfit sein, körperlich wie geistig. Und das bin ich mittlerweile. Weil ich es *wollte*. Nicht, weil ich es *musste*.

Jetzt weißt du, wer ich bin: ehemaliger Sportler, der sich derart hat gehen lassen, dass er beinahe gestorben wäre. Du wirst noch ein paar schlimmere Dinge über mich erfahren in diesem Buch, und das soll vor allem Ansporn sein: Wenn *der* das kann, kann *ich* das auch!

Niemand ist unverwundbar, das erfuhr ich drei Tage nach dem Koma von der Endokrinologin Nidhi Agharwal, die deshalb so wunderbar ist, weil sie einem die Wahrheit trocken und doch mit Empathie und Humor vermittelt. Sie sagte mir drei Dinge, die mir seitdem jeden Tag ins Gehirn schießen:

»Sie hätten sterben sollen – sind Sie aber nicht. Glück gehabt.«

»Sie haben das sogar ohne größere Verletzung überstanden – wir mussten noch nicht mal ein Bein amputieren oder wenigstens einen Finger. Bald aber schon, wenn Sie sich nicht jetzt ändern.«

»Sie haben jetzt die einzigartige Chance, das Ruder nochmal rumzureißen. Wollen Sie die nutzen?«

Checkliste:

- *Erkenne, dass die Reise zum Wohlbefinden keine Qual oder Pflicht, sondern eine Chance ist. Die vielleicht größte deines Lebens! Sag dir selbst: »Ich muss das nicht; ich darf das!«*
- *Versuche mal den Arschtritt, den dir andere geben oder vielleicht du dir selbst geben musst, als schmerzhaften Schubser in die richtige Richtung zu sehen.*
- *Nichts spricht gegen gute Vorsätze. Setze dir aber auch ein langfristiges Ziel, das du über das Erfüllen kurzfristiger Aufgaben erreichen kannst.*
- *Finde einen Grund, warum du gesund leben willst.*

»Gib einem Menschen Gesundheit
und einen Kurs zum Ansteuern,
und er wird sich nie wieder fragen,
ob er glücklich ist oder nicht.«

George Bernard Shaw

Zwei Was ist deine Bestimmung?

Mein Sohn Finn ist in den Jugendkader der Los Angeles Kings aufgenommen worden. Entschuldigung, aber diese unverhohlene Prahlerei des stolzen Vaters ist leider nötig, um klarzumachen, was mir passiert ist – und warum das jeder Mensch braucht. Es geht nicht ums Eishockey, sondern um: eine *Bestimmung*. Etwas, wofür es sich lohnt, ein möglichst langes und möglichst gesundes Leben zu führen.

Klar, man kann sich im Leben allgemeine Vorsätze nehmen:

- sich gesünder zu ernähren.
- mehr Sport zu treiben.
- nicht so viel zu arbeiten.
- nicht alles persönlich zu nehmen.
- weniger Stress zuzulassen.
- ein bisschen mehr auf sich selbst zu achten.

Das ist alles prima, aber mal ganz ehrlich: Wie oft funktioniert es, so einen Vorsatz auch langfristig durchzuhalten – zumal er ja noch nicht einmal wirklich konkret ist? Ich habe das probiert und ich bin damit der lebende Beweis dafür, dass es oft *nicht* funktioniert – so wie das wohl jeder schon erlebt hat.

2008 habe ich das Buch *Mein Bauch gehört mir* veröffentlicht; ich hatte 52 verschiedene Abnehm-Strategien probiert. Wenn du über einen Trottel ohne Sinn und Verstand lachen willst: Kaufe dieses Buch! Wenn du wirklich was lernen willst: Lass es bleiben! Es war eine kurzfristige Strategie; ohne Grund, ohne Bestimmung, und das musste scheitern.

Ich habe mittlerweile auch 119 vom IOC anerkannte Sportarten und mehr als 70 Fitnessprogramme ausprobiert. Nichts hat nachhaltig gewirkt, zumindest nicht im Bereich Gesundheit. Ich bin also, wenn man so will, ein Experte in all den Dingen, die man *nicht* tun sollte.

Ich hatte damals den Vorsatz gefasst abzunehmen, aber ich hatte keine Bestimmung. Die habe ich jetzt: Es ist dieser gar nicht mehr so kleine Junge, und es gibt zwei Dinge, die ich erreichen will:

- Ich will möglichst viel von seinem Leben mitkriegen, und dazu gehört, dass ich selbst nicht nur möglichst lange lebe, sondern in der Lage bin, dabei zu sein.
- Ich will möglichst viel *gemeinsam mit* ihm erleben – und das bedeutet, dass ich in der Lage bin, selbst völlig verrückte Abenteuer zu bestehen.

Mein Ziel ist also nicht: dünn sein, jung aussehen, mich gesünder ernähren, mehr Sport treiben, nicht mehr so viel Alkohol trinken, nicht mehr rauchen oder was weiß ich.

Mein Bestimmung ist es, jede Menge Abenteuer mit diesem Buben zu erleben.

Meine Ziel ist es deshalb, dafür *bereit zu sein*.

George Bernard Shaw schrieb mal: »Die wahre Freude im Leben ist es, gebraucht zu werden für eine Bestimmung, die du selbst als mächtig erachtest.«

Mein Papa war der tollste Vater, den man sich wünschen konnte, er war stets bei allem mit dabei. Er probierte jede Sportart mit mir; er nahm sich frei, wann immer er konnte, um mich anzufeuern. Er war stets bereit für ein Abenteuer – bis er es nicht mehr war.

Mein Vater war Diabetiker, doch er scherte sich nicht besonders darum – sein Leitspruch: »Ich will nicht mehr Jahre in ein Leben pressen, sondern mehr Leben in die Jahre, die ich habe.« Sein Lebenswandel war deshalb ziemlich extrem: Megastress in der Arbeit, dauernd unterwegs mit den Kindern. Aber auch: exzessiver Genuss. Essen, Alkohol, Zigaretten. Den ersten Schlaganfall erlitt er im Alter von 54 Jahren, da war ich 16 Jahre alt. Es folgten mehrere Herzinfarkte und weitere Schlaganfälle – die er allesamt überlebte. Er überlebte, aber er war nicht mehr bereit.

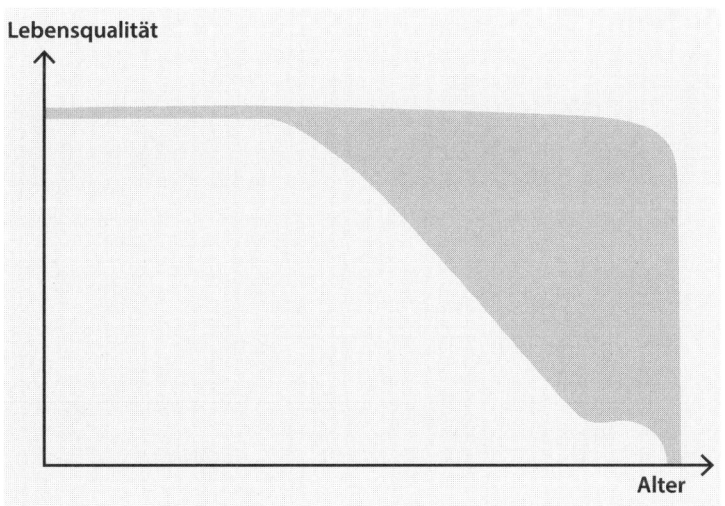

Er hat vieles verpasst, weil er es aufgrund seiner Gesundheit nicht mehr erleben konnte; und er hat viele Dinge zwar mitbekommen, aber nicht erlebt, weil es ganz einfach nicht mehr ging. Er ist erst 2018 gestorben. Ich vermisse ihn unendlich und erzähle ihm immer wieder von dem, was ich nun mit seinem Enkel (den er vergöttert hat) erlebe.

Wenn ich eine Sache von meinem Vater gelernt habe, dann diese: Ich will, im Gegensatz zu ihm, so lange wie möglich in meinem Leben *bereit sein*. Letztlich war es seine Entscheidung, nicht genug für seine Gesundheit zu tun. Das will ich vermeiden, unbedingt.

Es geht letztlich um die ausgemalte Fläche: Die Kurve darunter zeigt das, was viele Menschen erwartet, die nichts für sich tun – weniger Lebensqualität mit zunehmendem Alter. Die darüber das, was wir uns doch alle wünschen: anhaltende Lebensqualität; vielleicht sogar so viel wie einst als junger, dummer Hüpfer. Vielleicht werde ich nur ein paar Jahre älter, wenn ich von jetzt an so gesund wie möglich lebe – wobei ich fest daran glaube, dass der technische Fortschritt unser Leben immens verlängern wird. Ich muss nur erstmal lang genug leben, um noch was davon mitzubekommen.

Was ich wirklich will: Ein erfülltes Leben bis zum Ende. Ist es da nicht viel wichtiger, die schwarze Fläche so groß wie möglich zu machen und nicht nur die Strecke nach rechts so lang wie möglich? Also den Abstand zwischen dem, was wird, wenn ich nichts unternehme, zu dem, was werden kann, wenn ich mich dafür starkmache, zu vergrößern? Klar, für so eine möglichst große Fläche braucht es erstmal eine möglichst lange X-Achse, also viel Lebenszeit, aber ist nicht die Y-Achse, die zeigt, wie es mit dabei geht, genauso wichtig?

Viele halten es für ein Naturgesetz, dass die Lebensqualität nun mal mit der Zeit nachlässt; und vielleicht ganz am Ende nochmal ansteigt, dank der vielen Erfindungen, die unseren letzten Lebensabschnitt deutlich angenehmer werden lassen, als es noch vor hundert Jahren der Fall war. Ich glaube aber inzwischen fest daran, dass man es verhindern kann, dass die Lebensqualität bis dahin immer weiter abnimmt. Dass wir die schwarze Fläche aktiv beeinflussen und vergrößern können.

Klar, ich hatte diesen Ausschlag nach unten – aber nach allem, was ich gelernt habe, kann man sehr viel selbst dafür tun, dass die Y-Koordinate so hoch wie möglich bleibt – man muss dafür jedoch erstmal den sprichwörtlichen Schalter im Kopf umlegen, und dazu braucht es einen Grund.

Deshalb will ich dich gleich zu Beginn von diesem Buch dazu einladen, mal auf die Suche nach deiner eigenen Bestimmung, deinem eigenen *Warum* zu gehen. Es wird dein Leben verändern, so wie es meines verändert hat, weil sich alle anderen Ziele daraus ergeben.

Aus »Ich müsste«, »Ich sollte« oder »Ich darf nicht« wird plötzlich ein: »Ich will!« Und auch ein, und das ist oft wichtiger: »Ich will nicht!«

Man kann sich kleine und größere Ziele setzen, das ist wichtig und richtig, dazu kommen wir später – es ist aber noch wichtiger, einen Grund zu finden, *warum* man diese Ziele erreichen will. Also etwas, das einem Energie verleiht, einen motiviert und antreibt.

Das kann ein persönliches Warum sein – und muss nicht immer positiv ausfallen. Serena Williams etwa schreibt in ihrem Brief zum Ende ihrer einzigartigen Laufbahn: »Ich habe meine Karriere darauf aufgebaut, Wut und negative Gedanken zu kanalisieren und daraus etwas Gutes zu erschaffen.«

Wir werden später noch darüber reden, ob diese Strategie – sehr viele Sportlegenden berichten davon, wie sehr ihnen Hass, Ablehnung und Wut geholfen hätten, einzigartige Erfolge zu feiern – auch gesund ist. Wichtig ist: Jede Person hat etwas, das sie antreibt. Das kann eine andere Person sein (wie bei mir etwa mein Sohn), ein langfristiges Ziel (gerne beruflich; keine finanziellen Sorgen zu haben und respektiert zu werden für das Erreichte – zwei der wichtigsten Gesundheitsfaktoren) oder ein Gefühl (etwas zu erreichen, es anderen zeigen zu wollen, sich selbst etwas zu beweisen).

Okay, jetzt lies noch kurz weiter, und dann leg mal kurz das Buch weg und stell dir die folgenden Fragen:

- Warum willst du überhaupt möglichst lange leben?
- Ist es dir wichtig, dabei sowohl körperlich als auch geistig möglichst fit zu sein?
- Was treibt dich an? Das ist eine andere Frage als: Willst du ein paar Kilo abnehmen?
- Was motiviert dich? Das ist eine andere Frage als: Willst du mehr Sport treiben?
- Was begeistert dich? Das ist eine andere Frage als: Möchtest du ein bisschen aktiver, lebenslustiger sein?

Merke dir diese Fragen! Hab sie immer dabei! Und stell sie dir immer wieder – gerade, wenn du am Verzweifeln bist.

Es gibt Tausende von Diäten und Strategien; aber es gibt mindestens so viele Versuchungen, die sie torpedieren, und irgendwann fehlen einem der Grund und damit die Motivation, es langfristig durchzuziehen. Was glaubst du, warum ich 52 verschiedene Diäten probiert habe – und am Ende mehr wog als zu Beginn des Projekts? Weil es kein *Warum* gab, sondern nur den Vorsatz abzunehmen.

Ein Beispiel: »Ich sollte weniger Alkohol trinken.«

Klar, kann man durchhalten, selbst als Bayer. Ich habe meine Frau aber gebeten, dass sie mich, wann immer ich mir ein Bier gönnen will, fragen soll: »Warum?«

Die einfache Antwort: »Weil ich da grade Lust drauf habe.«

Die ehrliche Antwort: »Ich hab da jetzt Lust drauf. Aber es wird mich auch brutal aufblähen, mein Blutzuckerwert wird steigen; es wird sicherlich nicht bei nur einem Bier bleiben, also werde ich morgen Blähbauch und Kater haben; und dann bin ich beim Eishockeyspiel von Finn schlecht gelaunt. Das will ich nicht.«

Die Folge: Ich trinke mittlerweile in 99 von 100 Fällen kein Bier, weil sich die Situation geändert hat vom negativen »Du sollst/darfst kein Bier trinken« ins positive »Ich will gar kein Bier trinken«.

Versteh mich jetzt nicht falsch. Gönn dir dein Bier, wenn du es gut verträgst, das will ich dir nicht schlechtreden. In meinem Fall ist es aber so: Ich habe es oft nicht gut vertragen.

Zweites Beispiel: »Ich sollte Stress reduzieren.«

Klar, wer will das nicht? Das sagt sich so leicht, kurzfristig schafft man das auch, sich weniger Arbeit aufzuhalsen, ein bisschen Ruhe zu finden, das Leben auszubalancieren. Aber wie oft misslingt es einem, weil man mittelfristig was erreichen, den Vorgesetzten beeindrucken, einen Auftrag schaffen, ein Projekt abschließen will – schon ist man wieder in der Stress-Spirale.

Auch hier wieder die Frage: Warum?

Es ist Freitagabend und ich bemerke, dass ich noch was erledigen sollte – vor dem Wochenende, weil ich am Samstag mit der Familie einen Ausflug geplant habe und mich am Sonntag mit Freunden treffen will. Soll ich jetzt bis drei Uhr morgens arbeiten, nur um mir selbst zu beweisen, dass ich alles geschafft habe? Wen das nämlich sonst interessiert: keinen Menschen – es muss erst am kommenden Dienstag fertig sein, niemand drängelt. Es ist reines Ego, es schaffen zu wollen.

Um am Wochenende aber bereit zu sein für Ausflug und Abenteuer, sollte ich jetzt, um 23 Uhr 30, endlich ins Bett. Also klappe ich den Laptop zu, ohne schlechtes Gewissen. Ja, das darf man tun.

Aus »Ich sollte/müsste Stress reduzieren« wird »Ich sollte jetzt schlafen, um morgen fit zu sein«.

Und noch ein Beispiel: »Ich sollte mehr Sport treiben.«

Nein, das tue ich nicht, um besser auszusehen – obwohl ich zugeben muss, eitel zu sein. Ich finde, jede Person sollte das Recht haben, zufrieden zu sein, womit sie zufrieden sein will. Ich mag mich am liebsten, wenn ich sportlich und möglichst fit bin. Das will ich auch sein dürfen. *Ich muss mich wohl fühlen in meiner Haut und ich bestimme, wann das der Fall ist, nicht ein Diät- oder Fitnessprogramm.*

Der Grund, warum ich aber wirklich gerne und regelmäßig Sport treibe (neben dem Auslauf, den ich auch für meine geistige Gesundheit dringend brauche), ist es, *bereit zu sein*. Mein Bub will an einem Hindernisrennen teilnehmen? Bin ich dabei und trainiere! Es gibt ein Volleyballturnier im Dorf? Training! Ein alter Rivale fordert mich zum Altherren-Tennismatch? Dem will ich's zeigen, also muss ich üben!

Alles ergibt sich aus diesem einen Ziel, wie Shaw schrieb: *bereit zu sein* für die Bestimmung, die ich ganz persönlich für mächtig halte.

Ja, es hat mir geholfen, dass ich diese Nahtod-Erfahrung gemacht habe und von meiner Ärztin einen Arschtritt bekam. Aber es war letztlich nur die Einsicht, *dass* sich was ändern muss. *Warum* sich was ändern muss, das muss jeder für sich selbst herausfinden und ich möchte dich hiermit einladen, genau das Gleiche zu tun.

Lass dir Zeit damit! Frage dich: Was macht mich glücklich? Wofür bin ich bereit, Opfer zu bringen und mir all die kleinen Etappenziele zu erkämpfen, die dieses große Ziel erfordert?

Alles, was danach kommt, und wir werden in den nächsten Kapiteln noch darüber sprechen, hängt letztlich mit deiner Bestimmung zusammen. Mit deinem Warum.

Für mich ist es: *bereit zu sein* – und genau deshalb muss ich jetzt aufhören mit diesem Kapitel, sorry. Ich muss, kein Witz, mit dem Sohn sein erstes Los-Angeles-Junior-Kings-Trikot abholen.

Checkliste:

- *Finde eine Bestimmung, die Reise antreten zu wollen.*
- *Definiere möglichst konkret, was du erreichen willst.*
- *Definiere Verzicht als positiven Aspekt dabei, ein größeres Ziel zu erreichen.*
- *Finde für dich raus: Wann fühlst du dich am wohlsten in deiner Haut?*

»Ein leidenschaftlicher Raucher, der immer
von der Gefahr des Rauchens liest, hört in
den meisten Fällen auf – mit dem Lesen ...«

Winston Churchill

Drei Wie kaputte Menschen dich kaputt machen

Ich bin süchtig nach Süßigkeiten und Anerkennung, und beides hat dafür gesorgt, dass es mir hundsmiserabel ging.

Süßigkeiten, klar, nachvollziehbar. Aber Anerkennung? Echt jetzt? Ist wirklich so, weil alles mit allem zusammenhängt und das eine immer zum anderen führt und häufig wieder zurück. Klingt vielleicht erstmal banal, ist aber eine der wichtigsten Erkenntnisse, deshalb will ich es gleich zu Beginn beschreiben, weil letzlich alles andere darauf aufbaut. Und weil jeder, der möglichst gesund leben will, das möglichst schnell begreifen sollte. Wer das nicht schafft, für den wird es viel, viel schwerer, seine Ziele zu erreichen.

Also, erstmal das Nachvollziehbare: Ich bin süchtig nach Süßigkeiten, seit ich denken kann. Ein paar Beispiele:

- Als meine mein Frau mich beim Studium in den USA besuchte und Süßkram mitbrachte, wurde sie vom Zoll in Detroit zwei

Stunden lang gefilzt, weil keiner ihr glaubte, dass all die Sachen für nur eine Person gedacht waren.
- Mir völlig egal, ob sich jemand als er/sie/es bezeichnet; laut den Packungen meiner Süßigkeiten bin ich eine vierköpfige Familie.
- In unserer Hochzeitszeitung begründete mein Schwiegervater seine jahrelange Abneigung gegen mich so: »Der fraß mir immer alle Süßigkeiten weg.«
- Bei einer Umfrage hieß es mal: »Ohne was können Sie nicht leben?« Freunde schrieben »Partnerin«, »Hund«, »Kinder«. Ich: »Schwarzwälder Kirsch«.

Ich wusste es also, nur: Zuckersucht interessiert grundsätzlich niemanden – nicht mal einen selbst. Wenn der beste Freund zwei Schachteln Kippen am Tag raucht und bedenklich hustet, wird man ihn irgendwann darauf ansprechen – und natürlich gibt es diese Bilder und Warnungen auf Zigarettenschachteln. Ähnlich ist es beim Alkohol: Wer täglich zweieinhalb Flaschen Wein trinkt, dürfte irgendwann mal von Freunden darauf angesprochen werden – oder es selbst merken, dass es so nicht weitergehen kann. Selbst bei toxischen Beziehungen, auch eine Form von Sucht, wird einem hoffentlich jemand sagen, dass da was nicht in Ordnung ist.

Wenn man ein zweites Stück Kuchen bestellt oder auf einer Party eine Tüte Gummibären verdrückt, wird man vielleicht ein bisschen verkohlt, weil man ein paar Pfund zugenommen hat. Aber ein ernst gemeintes Wort bekommt man sehr wahrscheinlich von niemandem zu hören – zumal es ein schmal Grat zwischen ehrlicher Besorgnis und Bodyshaming ist.

Ja, ich hatte ein bisschen zu viel auf den Rippen; weil ich aber derart viel Sport getrieben habe, waren es nur ein paar Kilo. Genau da beginnt das Problem, das du vielleicht selbst kennst, weil du auch süchtig bist. Muss ja nicht Zucker sein, oder Alkohol, oder Kippen.

Denk mal kurz drüber nach, was es sein könnte. Feierabendbierchen? Burger? Sex? Drama?

Es muss nicht unbedingt gleich eine krankhafte Sucht sein; kann auch sein, dass man sein Gehirn über Jahre hinweg so programmiert hat, dass es einem wie ein Ritual vorkommt, eine Tradition. Bei mir war das Feierabendbierchen das Zeichen, dass an diesem Tag nicht mehr gearbeitet wird und es nun erlaubt ist zu entspannen. Was es aber auch war: ein Bier, und dann noch eins, und vielleicht noch eins.

Das, was ich jetzt erzähle, hat mein Leben verändert, weil wir bereits zu dem vordringen, was die WHO als menschliches Grundrecht bezeichnet – nämlich den Zustand kompletten Wohlbefindens, und zwar *körperlich*, *geistig* und *sozial*.

Weil ich ja kurz vorm Ableben gestanden hatte, wurde mir eine Ernährungs-Psychologin zugeteilt, die sich nicht nur darum kümmern sollte, *wie viel* ich esse und *was* ich esse, sondern vor allem, *warum* ich das tue. Sie bat mich, einfach mal eine Woche lang zu protokollieren: Wann esse ich? Was esse ich? Und warum esse ich genau das genau jetzt, und warum wie viel davon?

Habe ich gemacht. Hier ist ein durchschnittlicher Tag:

Zwischen Aufstehen und 19 Uhr ernährte ich mich relativ gut, also: Rührei-Avocado-Toast am Morgen, Snack zu Mittag und ein ordentliches Abendessen, dazwischen allerdings immer Süßigkeiten. Das wäre noch in Ordnung, doch nun kommt die Zeit nach 19 Uhr: Tüte Gummibärchen auf dem Schreibtisch, die immer leerer wird; dazu Zuckergetränke wie Cola. Gegen 22 Uhr setzt der Heißhunger ein, weil das Abendessen doch nicht reichte, also inhaliere ich so ziemlich alles, was der Kühlschrank hergibt; Schokolade als Nachtisch und eine frische Tüte Gummibären kommen auf den Schreibtisch.

Belohnung am Ende des Arbeitstages: Feierabendbierchen, was gerade am Freitagabend zu mehreren Feierabendgetränken ausartete. Vielleicht noch Süßes, weil die Woche nun endlich gelaufen war.

Um es kurz zu machen:
Kalorien zwischen 8 und 19 Uhr: 1650
Kalorien zwischen 19 und 2 Uhr: 5800
Gesamtkalorien: 7450
Wer kein Profisportler ist, kann so was niemals verbrennen.

Klar, jeder kennt solche sogenannten »Cheat Days«, an denen man alles in sich reinstopft, was geht. Ich lebte aber ein »Cheat Life«. Cheat Days waren für mich Tage, an denen ich mich zusammengerissen habe. Ja, es war wirklich so schlimm. Ich glaube, bis hierhin kann so ziemlich jeder nachvollziehen, was mir passiert ist – doch nun wird es erst so richtig interessant.

Die Ernährungs-Psychologin sagte: »Sie müssen Grenzen ziehen.«

Eine Lösung: Zusammenreißen am Abend. Keine Süßigkeiten mehr kaufen, Versuchungen reduzieren. Auf Alkohol verzichten. Kennt man, hat man vielleicht schon probiert. Entzug also, klare Grenzen um sich herum etablieren – bei denen aber immer die Gefahr besteht, dass man sie sprengt, weil sie einen brutal einengen können.

Aber jetzt kommt's. Die Psychologin fragte: »*Warum* essen Sie eigentlich all diese Sachen, und warum *exakt zu dieser Zeit?*«

Meine erste Antwort: »Weil sie mir schmecken und schnell verfügbar sind, wenn ich arbeite.«

Sie nickte, dann stellte sie die gleiche Frage noch einmal. Meine Antwort: »Stress?«

Achtung, jetzt kommt ein lebensverändernder Moment; vielleicht auch für dich, wenn du dich auch nur im Ansatz damit identifizieren kannst.

Ich war in einem negativen Kreislauf gefangen, Zucker war nur ein Pflaster für Wunden, die tiefer lagen und großen Schaden anrichteten. Hätte ich nur auf Gummibärchen verzichtet, wären diese Wunden noch immer da, und ich hätte mir einfach andere Sachen gesucht, um sie zu überdecken.

Es war so:

Ich schlief in gewissen Nächten schlecht, weil ich damit rechnete, dass von bestimmten Leuten am Morgen eine E-Mail im Briefkasten sein würde. Das bedeutet: Die Falle war gestellt, und zwar von mir selbst; denn *ich* bin es, der es zulässt, alleine wegen der Aussicht auf eine unangenehme E-Mail eine unruhige Nacht zu verbringen.

Das lag vor allem an meinem Wunsch nach Anerkennung. Es dauerte wirklich nicht besonders lang, das festzustellen. Ich will gelobt oder bestenfalls sogar bewundert werden, und das führt dazu, dass ich Kritik persönlich nehme und ein gewaltiges Problem mit arroganten Leuten habe, die mich für dumm, inkompetent, faul oder was weiß ich halten. 85 Prozent meiner Süßigkeiten esse ich entweder als Belohnung – oder als Ausgleich dafür, dass ich mich erniedrigt fühle.

Und tatsächlich: Die E-Mail kommt am Morgen, und meine erste Reaktion darauf ist ein Nutella-Brot. Viel Zucker, gefolgt vom Ärger, schon am Morgen Süßigkeiten gegessen zu haben. Das führt dazu, dass ich direkt danach Sport treibe, weil ich mich für diese leere Kalorienzufuhr schäme. Klingt verrückt, aber denk mal darüber nach, ob dir das so oder so ähnlich nicht auch schon passiert ist.

Damit beginnt eine Spirale des Negativen, denn die E-Mail ist immer noch da; es ist nichts geklärt. Am Nachmittag: Anruf des Kollegen. Ein, man kann es nicht anders sagen, herablassender, arroganter Idiot. Er nennt mich »Schätzelein«, als wäre ich eine Geliebte aus den Fünfzigern, die er, der erfahrene, weise Gutsherr, nun mal so richtig einnorden muss. Was ich vorher unbewusst tat und nun völlig geschockt bemerke: Ich greife beim Wort »Schätzelein« sofort zu Gummibärchen oder Schokolade. Kalorien während des Telefonats: 430.

So ging das jeden Tag.

- Streit mit dem Nachbarn: saure Fruchtgummistange.
- Telefonat mit Fluglinie/Behörde/Versicherung: Tafel Schokolade.
- Ein böser Kommentar auf sozialen Netzwerken: Krapfen.
- Kritik an Frisur/Gewicht/Klamotten: Zitronenkuchen.
- Das arrogante Lächeln der Bedienung: Schokolade.
- Kritik jedweder Art: Eiscreme.
- Ein geplatzter Termin wegen Unlust des Geschäftspartners: Gummibärchen.
- Wenn alles zusammenkam: Eiskaffee mit doppelt Sahne und einem Schuss Baileys.

Ich war eine Stress-Fress-Maschine, und das Stresslevel war ganz besonders hoch, wenn mich etwas ganz besonders runterzog.

Ich hatte sogar etwas für extreme Stresssituationen erfunden: Nutella-Fondue, in das zuerst Bacon eingetaucht wird (hört sich eklig an, schmeckt aber unfassbar gut), und später ein Eiscreme-Sandwich (jawohl, das ist Stracciatellaeis zwischen zwei Chocolate-Chip-Cookies) mit sauren Gummibären drauf, in flüssiges Nutella getaucht und mit Zuckerstreuseln garniert.

Solltest du dich jetzt fragen, »Was ist denn das für ein kranker Typ?«, triffst du damit den Nagel auf den Kopf. Zuckersucht ist tatsächlich eine Krankheit, und ich war derart krank, dass ich nicht nur diese perversen Nutella-Fondue-Sachen erfunden habe, sondern auch die *Pizzagne* – bei der die Lasagne meiner Frau (die beste der Welt, darüber darf es keinen Zweifel geben; also Frau *und* Lasagne) auf eine hausgemachte Pizza mit Schinken, Bacon und Salami gestapelt wird. Schmeckt endgeil.

Ja, ich war krank.

Ich berichtete all das meiner Psychologin und sie sagte noch einmal: »Sie müssen dringend Grenzen ziehen!« Und sie sagte: »Sie haben mehrere Möglichkeiten.«

Ich dachte, die Möglichkeiten seien, entweder langsam zu verrecken oder den Freitod zu wählen, damit es schneller vorbei ist.

Sie aber: »Sie können nun auf Zucker verzichten und versuchen, Fressattacken auszusitzen. Oder aber Sie weichen Momenten aus, in denen die Sucht getriggert wird. Das bedeutet aber, dass Sie auf Menschen verzichten müssen, die das in Ihnen auslösen. Wenigstens müssen Sie diesen Leuten Grenzen aufzeigen.«

Moment, wie bitte?

»Es ist doch ganz offensichtlich, dass es Momente gibt, die sich negativ auf Ihre geistige Gesundheit auswirken – und Ihre Reaktion darauf ist es, Ihren Körper zu bestrafen, was Sie krank macht. Und es ist ebenso offensichtlich, dass Sie mit Leuten in Kontakt stehen oder vielleicht sogar süchtig nach Beziehungen sind, die Ihnen schaden, erst geistig und dann körperlich, weil Sie in dieser Stresssituation zu Süßem greifen.«

Wow, was für ein krasser Durchbruch das für mich war! Es führte eines zum anderen, weil alles mit allem zusammenhing: »Sie können die Wunde pflegen und auf Fressattacken verzichten, oder Sie gehen das wahre Problem an und stoppen die Blutung – das sind Ihre sozialen Beziehungen.«

Puh, leichter gesagt als getan, wie subtrahiert man denn Nachbarn oder berufliche Kontakte?

Es geht und es funktioniert tatsächlich über die Frage: Wie nahe lasse ich was an mich heran? Und zwar wortwörtlich wie im übertragenen Sinne. Wortwörtliche Grenzen: Meine Frau versteckt sämtliche Süßigkeiten vor mir. Ich spiele nicht mehr in einer Basketballliga, in der ich dauernd verkohlt wurde und deshalb, kein Witz, Gummibären und Schoki in der Sporttasche hatte. In beiden Fällen sind die Situationen, die zu Fressattacken geführt haben, außer Reichweite.

Die virtuellen Grenzen sind schwieriger; vor allem, wenn es um andere Menschen geht. Was man aber verstehen muss: Man macht sich viel weniger Gedanken darüber, was Leute über einen denken, wenn man sich erstmal klarmacht, wie selten sie es tun. Menschen, die heute über einen reden, wissen morgen schon gar nicht mehr, dass sie es getan haben. Man ist doch nur Nebenfigur im Leben der anderen.

Solche Grenzen zu ziehen, ist nicht leicht. Natürlich bedeutet das stressige E-Mails oder Gespräche – mein Verlangen nach Süßigkeiten war selten größer als in diesen Wochen. Das Hochziehen von Grenzen erfordert Zeit und viel Kraft; aber es muss sein, um sich selbst zu schützen.

Nachricht an den »Schätzelein«-Kollegen: »Lieber xxx, wenn wir es verhindern können, möchte ich bitte dafür sorgen, dass wir nicht mehr miteinander arbeiten. Es tut mir nicht gut, wie du mit mir umgehst, und ich will das gerne aus Rücksicht auf meine geistige Gesundheit ändern. Ist nicht böse gemeint, es gibt Kollegen, die nicht miteinander können. Ich hoffe, du verstehst das. Nur das Beste!«

In dem Fall war es eine klare Grenze: Ich will mit dir nichts mehr zu tun haben. Es hätte viele Antwortmöglichkeiten gegeben; seine Reaktion: keine. Kurz darauf kündigte er ohnehin; ich habe seitdem nichts mehr mit ihm zu tun.

E-Mail an eine Person, mit der ich oft beruflich Kontakt hatte: »Liebe xxx, ich möchte keine derart belehrenden und despektierlichen Mails mehr von dir bekommen, die einen einfach nur runterziehen. Die Zusammenarbeit empfinde ich häufig als unangenehm. Das will ich nicht, zumal ich mich dir gegenüber respektvoll, höflich und professionell verhalte. Es ist ein Punkt erreicht, an dem ich mich schützen muss. Wirklich: kein Vorwurf an dich. Lass uns das bitte professionell lösen.«

Reaktion: ebenfalls keine direkte. Ich habe seitdem mit dieser Person einige Male zu tun gehabt; sie trat mir gegenüber professionell und höflich auf. Ich habe von anderen erfahren, dass die Person inzwischen wohl auch zu anderen netter ist; es hatte offenbar mehrere Beschwerden in ihrer Firma gegeben.

Nachricht an einen privaten Gruppenchat: »Bitte verzeiht mir, aber ich möchte nicht mehr Teil dieses Chats sein. Ich kann den Inhalt nachvollziehen, den Ton aber nicht – ich will das nicht jeden Tag lesen müssen. Das ist überhaupt nichts gegen einzelne Personen hier, ich schätze euch alle; aber ich will nicht mehr Teil dieser Gespräche sein.«

Reaktion im Chat: keine. Etwa zwei Drittel der Teilnehmer schicken eine Nachricht, dass sie es verstehen würden. Die Personen, die keine Nachricht schicken: kein Problem.

Es gab auch ein Gespräch mit jemandem, der es nicht verstehen wollte. Ich habe versucht, es ihm zu erklären, wurde aber am Ende angebrüllt und niedergemacht. In dem Fall half nur das, was man auch seinen Kindern im Umgang mit solchen Leuten beibringt: Gehe dieser Person aus dem Weg, so gut es geht. Du musst dieser Person nicht beweisen, dass du in Wirklichkeit viel besser bist – du musst gar nichts. Alte Regel: Es bringt nicht viel, sich einem fahrenden Zug in den Weg zu stellen – manchmal ist es besser, zur Seite zu treten und zu warten, bis dem Zug der Dampf ausgegangen ist.

In einem anderen Gespräch warf mir die Person vor, *ich* sei das toxische Element der Beziehung. Der größte Fehler wäre jetzt gewesen, dieser Person beweisen zu wollen, dass es eben nicht so ist. Die einfachere Lösung ist doch, so schwer es fallen mag: sagen, dass es offenbar nicht klappt, und zugestehen, dass es vielleicht tatsächlich an einem selbst liegen könnte. Und dann klare Grenzen ziehen, auch mit Rücksicht auf die andere Person. Wer recht hat, ist am Ende doch egal, solange es am Ende beiden Parteien mit der neuen Situation besser geht. Wir reden jetzt kaum noch miteinander, und mein Gegenüber scheint damit ebenso glücklich zu sein wie ich. Manchmal muss man einen Ast absägen, um weiter wachsen zu können.

Ich habe sechs solcher Nachrichten geschrieben, Telefonate und persönliche Gespräche geführt – und nein: Das ist keine Aufforderung, sofort diese Zusammenarbeit oder jene Freundschaft aufzukündigen, nur weil einem mal jemand auf den Schlips tritt. Häufig ist man selbst Täter; das weiß ich, nachdem ich mich intensiv mit solchen Beziehungen beschäftigt habe. Ich versuchte natürlich, so selten wie möglich schuld an Verwerfungen zu sein, und halte es so bis heute – manchmal mit mehr, manchmal mit weniger Erfolg. Ich aß nämlich in *jeder* Stresssituation Süßigkeiten, also auch in denen, die ich provoziert hatte.

Ein klärendes Gespräch ist die Extremsituation. Sehr häufig genügt es auch schon, die Grenze einfach nur für sich selbst ein wenig weiter zu ziehen. Also: Lasse ich Kritik einer Person, die mich gar nicht kennt, wirklich so nah an mich ran – oder lerne ich, gelassener damit umzugehen? Spreche ich stressige Situationen an, ohne sie gleich eskalieren zu lassen? Oder auch: *Warum* verbringe ich so viel Zeit damit, über diese Person und ihre Meinung nachzudenken? Was beim Bierchen oder Süßigkeiten funktioniert, klappt auch mit Menschen: die einfache Frage nach dem Warum.

Wenn du wirklich gesund werden willst, musst du lernen, Grenzen dort zu ziehen, wo Dinge, Umstände oder Menschen dir schaden.

Das hört sich jetzt vielleicht leichter an, als es ist. Das wird dich was kosten; Energie, Zeit. Es ist aber notwendig, dass du ehrlich herausfindest, was dir schadet, und du beginnst, deine Grenzen für dich selbst zu bestimmen. Und es ist erlaubt, das zu tun. Das ist keinesfalls egoistisch, sondern einfach nur gesund.

Die erste Erkenntnis deshalb: Kappe toxische Beziehungen – und ja, das ist erstmal eine Überwindung, am Ende aber leichter, als man denkt. Zumal, wenn du erstmal checkst, wie gut dir das tut. Gerade bei Beziehungen, die du nicht beenden kannst, ist es umso wichtiger, deutliche Grenzen zu setzen.

Die zweite, langfristig bedeutsamere: wie sehr geistige und körperliche Gesundheit miteinander verbunden sind – und zwar oftmals viel direkter als der berühmte verkrampfte Rücken bei Sorgen. Mein Stresslevel ließ sich quasi eins zu eins in Gramm an der Zufuhr von

Zucker ablesen. Das führte dann zu noch mehr Stress. Und das wiederum führte zu noch mehr Süßigkeiten, und so weiter und so fort, und so rast man mit Vollgas auf den Grand Canyon zu.

Es bedeutet aber auch: Manche *körperlichen* Probleme (in meinem Fall: Diabetes) lassen sich nicht ausschließlich mit körperlichen Maßnahmen (in meinem Fall: Verzicht auf gewisse Nahrungsmittel, mehr Sport) lösen, sondern nur mit Blick auf die *geistige* Gesundheit. Dafür aber sind oft Maßnahmen im Bereich der *sozialen* Gesundheit nötig – also im Beenden toxischer Beziehungen, weil man vielleicht auch danach süchtig ist.

In meinem Fall, ganz klar: Sucht nach Anerkennung und damit entweder nach Menschen, die mir diese Anerkennung geben (Belohnung dafür: Süßes) oder verweigerten (Ausgleich dafür: Süßes). Oh ja, ich war fasziniert von dem, was man »brillante Arschlöcher« nennt – von denen es übrigens in so ziemlich jedem Firmenmantra im Silicon Valley heißt, dass sie bestenfalls aussterben sollten. Diese Süchte führten dazu, dass ich so sehr an Zucker als Belohnung oder Betäubung gewohnt war, dass daraus die nächste Sucht wurde.

Grenzen ziehen, wortwörtlich und sinnbildlich.

Ich bin aus Social-Media-Gruppen ausgestiegen. Ich habe den Friseur gewechselt – nicht wegen der Qualität, sondern weil ich aufgrund seines Gelabers nach dem Besuch stets schlecht gelaunt war und Süßigkeiten aß. Ich vermeide beim Sport meines Sohnes Gespräche mit Eltern, die ihr eigenes Kind für Gottes Geschenk an diese Welt halten und mir das bei jeder Gelegenheit sagen – meist verbunden mit dem Zusatz, dass sie meinen Sohn eben *nicht* für Gottes Geschenk an diese Welt halten. Ich werte Kritik von manchen Leuten mittlerweile als riesiges Kompliment: Jeder von uns kennt doch wen, der einem das Gefühl gibt, was ganz Tolles erreicht zu haben, gerade *weil* diese Person das ganz besonders doof findet.

Was diese Grenzen am Ende wirklich bedeuten: Befreiung von Zwängen und Süchten. Es ist: Freiheit.

Ich habe seit dieser Befreiung von *sozialen* Krankheiten nur noch eine Tüte Gummibären gegessen: die mit zuckerfreien Bärchen, und wenn du wissen willst, was das mit meinem Magen angerichtet hat, blättere weiter vor, das erzähle ich dir noch. Ansonsten esse ich kaum noch Süßigkeiten. Es klappt, weil die Trigger-Momente weitgehend aus meinem Leben verschwunden sind.

Süßigkeiten, Alkohol oder Kippen sollen *Genussmittel* sein; wenn sie das sind: perfekt. Häufig sind sie aber leider *Zwangsmittel* und dafür gibt es Ursachen. Manchmal haben sie mit einem selbst zu tun; dann muss man an sich arbeiten – in den nächsten Kapiteln wirst du sehen, dass es noch andere Trigger für meine Süßigkeiten-Stresssituationen gab. Es ist knifflig, daran zu arbeiten, aber man kann es schaffen. Jeder kann das schaffen. Auch du!

Manchmal ist man aber tatsächlich Opfer äußerer Umstände und es ist wichtig, auch das einzusehen und mutig dagegen vorzugehen. Das ist weder peinlich noch egoistisch, sondern völlig in Ordnung. Es ist ein Grundrecht, sich um sich selbst zu kümmern.

Solltest du dich damit ein klein wenig identifizieren können: Analysiere dich mal selbst! Führe eine Woche lang Tagebuch unter den Gesichtspunkten: *Warum* esse ich *wann* genau *was*? Du wirst recht schnell ein paar Warnflaggen sehen und ein paar rote Fäden entdecken. Versprochen.

Drei Hinweise:

Erstens: Sei ehrlich! Es hilft nichts, wenn du beim Schokotrüffel nach dem Abendessen schreibst: »Weil die geil schmecken und ich einen wollte« – das wäre nämlich genial. Wenn der Abend aber eher so verlaufen ist:

- Ein Schokotrüffel, weil er toll schmeckt und ich einen will. Aber nur einen.
- Okay, die sind wirklich toll, ich will noch einen.
- Partner hat sechs Trüffel gebracht, also kriegt jeder drei, oder?

- Mannmannmann, muss ich morgen Sport treiben. Aber wenn ich das schon tue, können wir uns tatsächlich noch zwei zusätzliche gönnen.
- Ogottogottogott, habe ich jetzt echt sechs Trüffel gegessen? Fuck. Was bin ich für eine willenlose Wurst. Friss doch noch einen, los!
- Okay, jetzt ist es auch schon egal. Wie viel sind noch in der Packung?

Wenn es also eher so war, dann schreib das gefälligst auch genauso hin. Und dann denk mal drüber nach.

Zweitens: Sei EHRLICH! Ja, das muss man nochmal sagen, denn: Wenn das Zeug auf deinem Teller eine achtköpfige Familie drei Tage lang sättigen könnte und du auf Festen mit Buffet als Stapelkünstler gefeiert wirst, dann ist das nicht »eine Portion«. Schreib: Das hätte eine achtköpfige Familie drei Tage lang sättigen können.

Was bringt es dir denn, wenn du dich selbst anlügst? Klar, muss mal sein, tut jeder, aber am Ende interessiert es nur dich, was und wie viel davon du zu dir nimmst. Also: Sei möglichst oft ehrlich!

Drittens: Sei egoistisch! Es geht hier gerade erstmal nur um dich. Wie im Flugzeug: Die Sauerstoffmaske muss zuerst auf deine Nase, denn nur dann kannst du anderen helfen und wirst nicht selbst zum Problemfall. Das ist keine Aufforderung, zum Einsiedler zu werden, sondern nur eine, gesunde Grenzen zu ziehen. Die tun nämlich oft auch anderen gut. Mach erstmal, was gut für dich ist, danach kümmern wir uns darum, dass es auch mit den Mitmenschen klappt.

Führe die roten Fäden zusammen und ziehe Grenzen. Entferne Trigger-Punkte, weil dann aus zwanghafter Sucht wieder freiwilliger Genuss wird.

Es ist viel einfacher, als man vielleicht denken mag – und es befreit einen so sehr, dass es das Risiko, das in Wirklichkeit kaum eines ist, absolut wert ist.

Es beginnt aber alles mit diesem Satz: Ich bin süchtig – und zwar nach …

Checkliste:

- *Erkenne, dass echte Gesundheit nur ganzheitlich zu haben ist: körperlich, geistig, sozial.*
- *Finde Zusammenhänge, die zu ungesundem Leben führen, und arbeite daran.*
- *Ziehe klare Grenzen zu Menschen und Dingen. Es ist okay, auch mal egoistisch zu sein.*
- *Sei ehrlich zu dir selbst.*
- *Führe eine Woche lang Tagebuch unter den Gesichtspunkten: Warum esse ich wann genau was?*

»Der kürzeste Weg zu sich selbst
führt einmal um die Welt herum.«

Hermann Graf Keyserling

Vier Wer bist du und wer willst du sein?

»Nein, das bin ich nicht!« – »Doch!«
»Ich bin nun mal nicht fotogen!« – »Doch!«
»So sehe ich doch nicht aus!« – »Doch!«
»Neiiiiiiiiiin!« – »Doooooooooooch!«

Es geht um ein Foto aus dem Jahr 2015, und es unterhalten sich nicht Engelchen und Teufelchen auf meiner Schulter, sondern meine Frau und ich, weil sie dieses Bild von mir und unserem Sohn auf so ziemlich allen sozialen Netzwerken veröffentlichen will.

Sie findet, dass ich darauf »ganz süß« aussehe. Ich dagegen bin mir sicher, dass sie entweder blind ist oder mir eins reinwürgen will, weil ich den Geschirrspüler mal wieder nicht ausgeräumt habe.

Ja, es geht jetzt um Äußerlichkeiten und damit auch ein bisschen um *Bodyshaming*. Es ist wichtig, dass diese Debatte geführt wird, denn letztlich geht es bei Gesundheit darum, sich – wortwörtlich – wohl zu fühlen in seiner Haut.

Das tat ich 2015 nicht; ich beschwerte mich aber nicht über mich selbst, sondern wahlweise über Klamotten, die nicht mehr passten; die himmelschreiende Ungerechtigkeit, völlig unfotogen zu sein; meine gemeine Frau, deren Wunsch, besagtes Foto zu veröffentlichen, nur auf den Wunsch zurückgehen konnte, mich zu blamieren. Auch, wenn sie allen Ernstes behauptete, ich sähe so aus wie auf dem Bild.

Ich war unzufrieden mit mir selbst und vor allem damit, wie ich aussah. Das klingt oberflächlich, geht aber tiefer. Deshalb hier zwei Dinge, die ich auf der Suche nach der Kombination *gesund & glücklich* gelernt habe:

- Gesund *aussehen* bedeutet nicht, gesund zu *sein*.
- Die Waage ist *kein* Messgerät fürs Wohlbefinden.

Ich fühlte mich 2015 nicht wohl in meiner Haut, und ich war auch nicht gesund. Es war wohl die Zeit, in der ich weiter vom Zustand kompletten Wohlbefindens entfernt gewesen bin, als ich es in meinem Leben jemals war – okay, am zweitweitesten, weil das diabetische Koma in dieser Hinsicht alles toppt. Es lag daran, dass ich viel zu viel aß und kaum Sport trieb. Ich arbeitete viel zu viel und hatte deshalb kaum noch enge Freude. Ich trug eine tiefe Unzufriedenheit in mir.

Ich tat zwar immer wieder was dagegen und es ging mir dann auch besser. Langfristig könnte man aber sagen, dass mein Wohlbefinden eine Sinuskurve hinlegte wie mein Gewicht, nur andersherum: Je mehr ich wog, desto schlechter ging es mir. Das hatte aber dennoch nicht in erster Linie mit dem Gewicht selbst zu tun, sondern vielmehr damit, warum ich zunahm. Die Klassiker natürlich: zu viel Stress, zu viel Süßigkeiten, zu viel Alkohol, zu wenig Sport, zu wenig Entspannung, zu wenig Um-sich-selbst-Kümmern. Bis es krachte.

Hinweis an dieser Stelle: Ja, in meinem Fall war es Übergewicht – es gibt aber auch Leute wie meine Freundin Paige, die magersüchtig war und deren Reise zu Wohlbefinden darin bestand, Gewicht zuzunehmen. Der größere Teil der Menschen, klar, hat mit Übergewicht und den gesundheitlichen Folgen zu kämpfen.

Deshalb, ganz deutlich: Wer sich wohl fühlt in seiner Haut und wer vom Arzt attestiert bekommt, gesund zu sein, der möge sich nie von anderen einreden lassen, dass es nicht so sei. Egal, was er wiegt.

Gleichzeitig ist es natürlich wichtig, Leute in seinem Leben zu haben, die einem einen Spiegel vorhalten – und dass man dann auch in diesen Spiegel guckt.

Ich wollte das nicht, obwohl meine Frau und auch mein Sohn, wie sie mir später sagten, ganz deutlich merkten, dass mit mir etwas nicht in Ordnung war. Sie drangen aber nicht mehr zu mir durch; ich war in meiner eigenen Welt. In den Spiegel schaute ich nur noch direkt nach dem Sport, einer erfolgreichen Sitzung auf der Toilette und mit eingezogenem Bauch bis zur Atemnot. Ich zeichnete ein Bild von mir, das mit der Realität nicht mehr viel zu tun hatte – weil ich auf Fakten größtenteils verzichtete. Konkret hieß das: keine Waage, kein Überprüfen der Blutwerte, Photoshop extrem vorm Veröffentlichen von Bildern.

Ich brauchte echt dringend einen Reality Check. Der kam ein paar Tage nach dem diabetischen Koma. Gewicht: 112 Kilogramm. Das waren zwar fünf Kilo weniger als im Mai 2015, als ich mit 117 Kilo das Höchstgewicht meines Lebens erreicht hatte. Aber es waren auch 27 Kilo mehr als am 14. Juli 2022, dem medizinischen Testtag der Fußballmannschaft der University of Michigan – dem Tag, an dem ich mich als Erwachsener bislang am fittesten gefühlt habe. Heute, genau ein Jahr nach dem Koma, wiege ich 87 Kilo, fühle mich fit und vor allem: gesund.

Der Unterschied ist nicht zu übersehen:

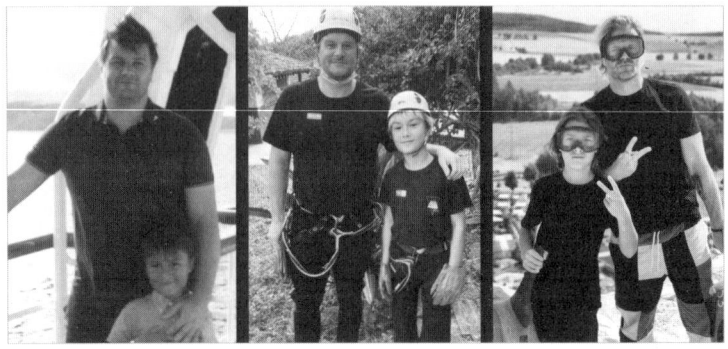

Das Foto links ist das von 2015, das in der Mitte eine Aufnahme am Abend vor dem diabetischen Schock im November 2021, und das rechts ist aus dem Juli 2022.

Nochmal: Die Waage ist kein Messgerät für Wohlbefinden, ein Foto auch nicht – in meinem Fall waren sie aber Indikatoren dafür, dass ein paar andere Dinge nicht stimmten.

Aufgrund des diabetischen Schocks wurde ich richtig vermessen – wie bereits erwähnt, lag mein Blutzuckerwert bei 980 und der für Diabetiker wichtige HbA1c-Wert bei 13,2. Es war klar, dass sich was ändern muss, und im Laufe meines Lebens post-Arschtritt habe ich mir dafür Hilfe von einer ganzen Menge Menschen geholt, die mir dabei halfen, gesund zu werden: Ich ging zu einer Ernährungspsychologin. Zu Dave Asprey, dem legendären Biohacker. Zu Wolverine-Darsteller Hugh Jackman und seinem Fitnesstrainer. Dazu kamen: DNA-Test, Kernspintomografie an Herz und Knie, ein Belastungs-EKG und ein großes Blutbild. Und so weiter und so weiter.

Ich wurde also erstmal so richtig vermessen, weil ich wissen wollte: Wo fange ich denn eigentlich genau an?

Was sich neben der Diabetes herausstellte, war, dass ich an einer Verdickung der Herzwand leide und deshalb beim Sport aufpassen muss. Dafür sind meine Knochen extrem stabil, meine Lunge ist, ich habe vor vielen Jahren mit dem Rauchen aufgehört, nahezu perfekt, mit dem Volumen eines Ausdauersportlers. Dafür gibt es Verletzungen, wie der Kreuzbandriss im linken Knie, die mich bis an mein Lebensende begleiten werden. Das muss ich akzeptieren.

Das Ergebnis meiner Vermessung auf geistigem Level: viel zu viel Stress, völlig durchgeknallte Arbeitszeiten, falscher Ehrgeiz wegen des sogenannten *Imposter Syndroms*, der Furcht, als Scharlatan überführt zu werden, und sich deshalb kaputt zu arbeiten. Viel zu viel Wut über mich selbst und andere. Die bereits erwähnte Sucht nach Anerkennung – die bei mir dazu führte, auf sozialen Netzwerken Dinge ausschließlich in der Hoffnung zu veröffentlichen, dass andere mich dafür lobten (oder neidisch wurden). Applaus und Likes ersetzen aber nicht das tiefgreifende Gefühl, sich in der eigenen Haut wohl zu fühlen und mit sich zufrieden zu sein.

Der soziale Befund: Meine Frau und ich gönnten uns gegenseitig viel Freiraum, jeder führte sein eigenes Leben. Wir machen auch heute noch jeder gern ab und an unser eigenes Ding – nun saßen wir wegen der Coronapandemie eineinhalb Jahre lang pausenlos aufeinander, 24 Stunden am Tag, 500 Tage lang. Es war für uns beide schrecklich, weil wir uns nicht aus dem Weg gehen konnten. Wie bereits gesagt: Alle mussten viel aushalten; oft waren es Dinge, mit denen man nicht gerechnet hatte. In meinem Fall: *zu viel* Zeit mit der Person, mit der man die meiste Zeit seines Lebens verbringen will.

Jetzt war also klar: Das bin ich. Das ist mein Startpunkt. Diabetes ist nur ein kleiner Teil dieses Menschen, der nicht zufrieden ist mit sich selbst. Der was ändern muss, in vielen verschiedenen Bereichen des Lebens.

Es gibt noch viele andere Details, die ich herausgefunden habe, auf die wir im Laufe dieses Buches eingehen werden. Die Reisen, all das rauszufinden, haben mich insgesamt einmal komplett um den Erdball geführt.

Falls du dich jetzt fragst: Musste das sein? Ist das nicht übertrieben?

Dann antworte ich mit meiner ersten Erkenntnis nach meinem Kassensturz: Glaubst du wirklich daran, dass Gesundheit das Wichtigste ist im Leben? Sollte die dann nicht eine der höchsten Prioritäten sein? Darf es nicht Spaß machen, sich darum zu kümmern? Sollte man nicht ein bisschen experimentieren wollen? Man stellt die eigene Gesundheit oft so lange hinten an, bis es nicht mehr anders geht. Nimm mich als warnendes Beispiel und lass es nicht so weit kommen.

Zweite wichtige Erkenntnis: Ja, es ist wichtig, eine Bestimmung zu finden und damit auch ein Ziel – nur: Wer weiß, wohin er will, wird nicht dorthin kommen, wenn er nicht weiß, wo er *beginnt*. Es ist ein gewaltiger Unterschied, ob man von Hamburg aus nach München will oder von Los Angeles, Wien oder Melbourne aus. Die Reise wird jeweils eine andere sein, sie wird unterschiedlich lange dauern, sie wird unterschiedliche Chancen bieten und unterschiedliche Herausforderungen bereithalten.

Es ist eine sehr persönliche Reise zu vollkommendem Wohlbefinden, für jeden anders, und jeder sollte deshalb möglichst genau wissen, wo sie beginnt.

Dritte Erkenntnis: Kein Mensch gleicht exakt einem anderen, weshalb diese Reise auch bei dir eine persönliche, sehr intime sein wird – die du nicht unbedingt mit anderen machen kannst oder musst. Aber: Bei aller Individualität bedeutet es nicht, dass du dabei *allein* bist. Meine wichtigsten Begleiter*innen auf diesem Weg starteten an einem komplett anderen Punkt als ich und waren unterwegs zu anderen Zielen: Die einst magersüchtige Paige, die mittlerweile Crossfit-Göttin ist. Mein Freund Max, der einfach ein paar Muskeln aufbauen wollte. Mindy, vormals süchtig nach Alkohol und Tabletten. Lori, frisch geschieden und fest entschlossen, ihr Leben umzukrempeln. Adam, der mehr Sport treiben wollte. Mein Bruder, der den Vorsatz gefasst hatte, an seinem 60. Geburtstag den Santa Clara Trail zu wandern. Meine Frau, die dem Alltagsstress entfliehen wollte und ganz einfach mehr Zeit für sich brauchte.

Alle begannen woanders, und sie alle wollten auch woandershin – *gesund und glücklich* zu sein bedeutet eben für jeden etwas anderes.

Was uns einte: Wir mussten im Kopf einen Schalter umlegen und dabei konnten wir uns gegenseitig helfen. Deshalb: Nein, man braucht nicht unbedingt eine Diätgruppe oder Fitnessclique, in der alle das Gleiche tun. Gleichgesinnt bedeutet: Wir kennen unseren jeweiligen Startpunkt. Wir haben eine Bestimmung gefunden und Ziele definiert. Und wir legen gemeinsam den Schalter um, uns *jetzt* auf unseren individuellen Weg dahin zu machen.

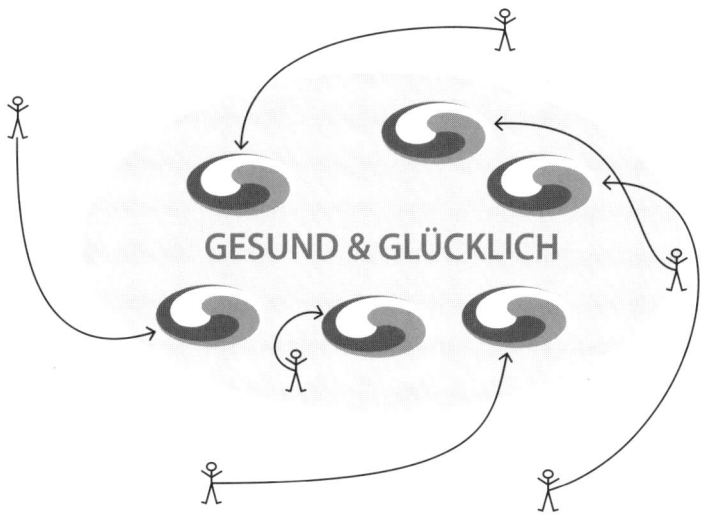

Ich will dich deshalb einladen: Finde für dich persönlich heraus, wo du dich gerade befindest. Nutze jede Möglichkeit, die sich dir dafür bietet. Frage Freunde nach deren ehrlicher Meinung. Beobachte dich ein paar Wochen lang selbst – oder noch besser: Führe Tagebuch und dann lies dieses Tagebuch in aller Ruhe durch und bewerte ganz für dich persönlich: Ist das der Mensch, der ich sein will? Ist dies das Leben, das ich gern führen will? Will ich meine Tage so gestalten? Sei einfach ehrlich. Was hast du davon, wenn du's nicht bist?

Das ist der Grundstein, den du dir selbst setzt. Hier geht es los! Darauf, auf diesen Moment, auf diesen Zustand, wirst du zurückblicken.

Und dann sprich mit anderen darüber. Das habe ich lange nicht getan, weil ich nicht hören wollte, was ich hören musste. Es ist unfassbar, was passiert, wenn man sich öffnet, wenn man sich verwundbar macht und andere fragt: »Muss ich was ändern?« Das kostet wahnsinnige Überwindung, es entfaltet aber auch immense Kraft, wenn man diese erste Hürde einmal genommen hat. Denn erstens verpflichtet man sich durch das Aussprechen des Wunsches nach Veränderung selbst dazu, zum anderen verpflichtet man dadurch andere, einem zu helfen – was die meisten Freunde wirklich sehr gerne tun.

Plötzlich fragen einen viele, wie es vorangeht; ob man gesund ist; ob die Werte passen. Und es gibt kaum ein schöneres Gefühl, als verkünden zu dürfen, zum Beispiel den HbA1c-Wert halbiert zu haben und sich auf dem besten Weg zu befinden, ein kerngesunder Diabetiker zu werden.

Mehr dazu später, eines aber schon jetzt: Es ist wirklich toll, wie viele Leute einem ehrlich helfen wollen, und sei es nur durchs Anfeuern und durch Komplimente – und plötzlich ist die Sucht nach Anerkennung auf eine andere, gesündere Weise befriedigt.

Und, ja: Mach ein Foto oder Video von dir, genau jetzt, in diesem Moment. *Das* ist dein Startpunkt, so bist du *jetzt*. Das bist *du*. Es geht nicht um Äußerlichkeit, sondern nur darum: Das bin ich, hier und jetzt.

Vielleicht sagst du: »Neiiiiiiiiiiin!«

Meine Antwort: »Dooooooooooooch!«

Wenn du mir nicht glaubst, geh nochmal zurück zum Anfang dieses Kapitels.

Du musst das Foto auch niemandem zeigen, so wie du niemandem deine Daten verraten musst. Du *musst* aber wissen, wie es dir geht. Wo genau du stehst. Wo die Reise beginnt. Je mehr du über dich weißt, desto besser. Es mag nicht immer angenehm sein, herauszufinden, wer man ist und wie es einem wirklich geht, es kann aber auch Spaß machen. Wichtig ist nur, dass du am Ende ehrlich bist: Ja, das bin *ich*; kann ich rückwirkend nicht mehr ändern. Jetzt aber geht es los, weil ich morgen nämlich die Person sein will, die ich wirklich sein möchte.

Checkliste:

- *Stelle fest, wo deine Reise beginnt und wer du zu Beginn der Reise bist – mit so vielen Informationen wie möglich. Nutze alle Möglichkeiten, das herauszufinden.*
- *Finde von dort aus den Weg zu* **deinem** *persönlichen Ziel.*
- *Du bist einzigartig, also brauchst du auch einen eigenen Weg.*
- *Hebe alle Daten auf und mache gerne auch ein Foto. Das ist der Startpunkt, mit dem du deine Entwicklung vergleichen kannst.*
- *Informiere Leute über dein Vorhaben und vielleicht sogar über deinen Startpunkt – und lass dir helfen.*

II Deine Ernährung

Die Chance deines Lebens

Okay, es geht los: Mach einen Liegestütz! Ja, jetzt – egal, wo du bist: einen Liegestütz!
Und dann: eine Kniebeuge.
Und dann: einen Sit-Up.
Das war's.
Gratulation – du hast das Fitnessprogramm für heute gemeistert.
Solltest du mehr machen oder gar Sport treiben wollen: Gratulation, weiter so. Ich bin aber schon zufrieden mit je einem Liegestütz, einer Kniebeuge und einem Sit-Up. Falls du magst: Schick mir dieses Foto, E-Mail-Adresse: arschtrittinsglück@gmail.com. Ich verspreche: Ich werde auf dieses Foto antworten! Ich bin gerne dein Begleiter, so wie viele andere meine Begleiter gewesen sind. Du bist nicht allein auf dieser Reise.
Du bist aber noch nicht fertig: Geh jetzt 500 Meter irgendwohin und dann 500 Meter wieder zurück, zumindest innerhalb der nächsten Stunde. Alles zählt! Im Büro: Lauf durchs Stockwerk. Daheim: um den Block. Unterwegs: 500 Meter hin und her, ohne Ziel.
Damit solltest du deine 5649 Schritte für heute geschafft haben.
5649 Schritte sind Studien zufolge die durchschnittliche Schrittzahl, die es braucht, um Stress und Angstzustände zu reduzieren.
Weltweiter Schritt-Durchschnitt: 4961. Knapp 700 zu wenig. Dabei sind das nur in etwa 500 Meter. Selbst, wer in diesem Durchschnitt liegt und jetzt 1000 Meter läuft, das sollte bei Flanier-Spaziergang so 15 Minuten dauern, wäre damit schon auf der sicheren

Seite. 15 Minuten, wirklich, die hat jeder, und wenn es am Abend vor dem Fernseher ist.

Eine andere Studie zeigt: Wer mehr als 4000 Schritte pro Tag läuft, senkt den Blutdruck, stärkt aber auch das Gehirngewebe und sorgt deshalb für besseres Gedächtnis und mehr Gehirnaktivität. Schon mal gewundert, warum die besten Ideen – nach Dusche, Bett und Klo natürlich – immer dann kommen, wenn man gerade keinen Stift zur Hand hat, weil man spazieren geht oder Sport treibt?

Das Gehirn wird bei Bewegung stimuliert. Und wenn man zusätzlich häufiger die »schwache« Hand verwendet – meistens benutzt man beispielsweise bei der Arbeit am Schreibtisch nur seine »starke« Hand: Bedienung der Maus, Griff zu Telefon, Tasse oder Handy. Wenn man aber die anderen Hand verwendet, werden auch andere Gehirnregionen aktiviert.

Studien zufolge sind körperliche Aktivitäten für das Gehirn oft weniger einseitig als Tätigkeiten im Büro oder im Alltag. Es ist kein Zufall, dass einem die Ideen genau dann kommen. Also: Nimm dir immer Stift und Block (oder wenigstens ein Handy mit Notizfunktion) mit, wenn du spazieren gehst oder Sport treibst. Muss nicht immer *die* geniale Idee sein, die dir kommt, aber meistens sind es interessante Gedanken.

Also: Ein paar Schritte mehr als sonst. Betrachte es als ein bisschen Kleingeld für dein Gesundheitssparschwein. Klingt verrückt einfach? Ist es auch, aber deshalb funktioniert es.

Wenn ich Leuten von meinem Projekt erzähle, bekomme ich oft zu hören: »Ja, du hast leicht reden. Du warst früher mal Sportler; du weißt, was du tun musst.«

Ja, das stimmt. Aber: Wenn ich als ehemaliger Sportler doch angeblich alles weiß, warum habe ich mich nicht früher an dieses Wissen erinnert – und wie habe ich mich trotzdem in die Diabetes gefressen, wo ich es doch hätte besser wissen müssen? Eben. Der Schuster hat selbst die schlechtesten Schuhe, alte Regel.

Das Schlimmste ist: wissen, dass man was ändern muss – es aber nicht zu tun. Nichtstun führt einen in diesem Fluss in Richtung Wasserfall, also Abgrund; und wer nichts dagegen unternimmt, wird immer weiter dorthin gezogen.

Deshalb ist dieser Start so wichtig und es beginnt mit einem Liegestütz, einer Kniebeuge, einem Sit-Up und 1000 Meter Gehen. Wer mehr machen will: gerne. Muss aber nicht sein. Wir sind damit wieder beim Startpunkt: Wer bei *null* anfängt, darf zufrieden sein, wenn es heute eine *Eins* ist; wer bereits bei *sieben* ist, sollte heute eine *Acht* probieren. Einfach ein klein wenig mehr.

Und, bitte: nicht übertreiben! Das ist doch der Grund, warum so viele Leute langfristig scheitern: Man ist ein paar Wochen hypermotiviert und danach vielleicht sogar noch ein bisschen mehr, weil sich die ersten Erfolge einstellen. Dann geht es irgendwann doch nicht mehr so einfach, wie man gern wollte. Vielleicht bremst einen eine Verletzung aus. Andere Verpflichtungen. Man macht weniger, und dann hat man ein schlechtes Gewissen, weil man weniger gemacht hat. Man hat keine Lust mehr auf derart viel Aktivität oder das schlechte Gewissen, vielleicht wird einem langweilig – und schon ist es vorbei. Man springt von *zwei* auf *sieben*, fällt auf *fünf* und *drei* und landet bei *eins* oder *null*. Schlimmer als zu Beginn.

Wie bei einem Start-up, das zu früh zu hoch bewertet wird. Mag zu Beginn recht cool sein, doch wenn man die immensen Erwartungen nicht erfüllt, gibt es bei einer der nächsten Finanzierungsrunden eine sogenannte »Down Round«, also eine niedrigere Bewertung – das kann der Anfang vom Ende für eine junge Firma sein.

Also: Beginne langsam und von dort, wo du dich gerade befindest, und steigere dich von dort aus behutsam. Mach nicht zu viel und vertrau darauf, dass du genau deshalb auch lange durchhalten kannst. Und schneller, als du denkst, wird sich das dann gar nicht mehr nach »Durchhalten« anfühlen. Der Mensch ist ein Gewohnheitstier.

Also fang klein an. Denn was ich mir morgen wünsche, sind zwei Liegestütze, zwei Kniebeugen, zwei Sit-Ups – und ein Spaziergang, der noch ein klein wenig länger ist als der heute; vielleicht kratzt du bereits an den 7000 Schritten. Schick mir wieder ein Foto! Ich werde antworten, versprochen.

Tag drei: drei Liegestütze, drei Kniebeugen, drei Sit-Ups – und ein Spaziergang, der ein klein wenig länger ist als der gestern.

Und so weiter und so weiter.

Keine Ausreden, jeden Tag ein klein bisschen mehr; und du wirst sehen: Es fällt gar nicht auf, dass es immer mehr wird. Und wenn du mir kein Foto schicken willst, dann such dir jemanden, der mitmacht oder dich anfeuert.

Sei nicht böse, wenn jemand, der mit dir begonnen hat, irgendwann aufgibt. Das passiert. Es gab auf meiner Reise mehr als zwanzig Leute, die irgendwann mitgemacht und aufgegeben haben. Die müssen eben ihren eigenen Weg und ihr eigenes Tempo finden – freu dich einfach über die gemeinsame Zeit (denn: Nur weil etwas endet, bedeutet es nicht, dass es nicht toll gewesen ist) und darüber, sollten sie wieder einsteigen.

Wichtig ist: *Du* darfst nicht aufgeben!

Heißt: Der Arschtritt allein reicht nicht, du musst danach schon auch den Arsch hochkriegen. Ja, das erfordert Anstrengung – aber: Es erfordert auch Anstrengung, es nicht zu tun und dann mit den Konsequenzen umgehen zu müssen. Glaub mir eins, ich habe es am eigenen Leib erlebt: Die Anstrengung, es zu tun, ist am Ende nichts gegen die Anstrengungen der Konsequenzen, es nicht getan zu haben.

Jetzt kommt das Wunderbare an der Sache: Es dauert für den Menschen etwa vier Wochen, eine Gewohnheit zu formen; also: Nach vier Wochen sind es schon 28 Liegestütze, 28 Kniebeugen, 28 Sit-Ups – und ein Zwei-Kilometer-Spaziergang. Das ist noch immer kein Wahnsinns-Workout, aber eine beachtliche Leistung, die man beinahe mühelos und nebenbei schaffen kann, wenn man sich an die Regelmäßigkeit gewöhnt. Ich mache all das meist mittags, wenn ich eine kleine Pause von der Arbeit brauche. Ein bisschen Bewegung, und es gibt einem die kleine Befriedigung, etwas geschafft zu haben. Es tut gut, körperlich wie geistig.

Nimm an einer Challenge teil – oder erfinde dir selbst eine, so wie ich: 365 in 365.

Ich habe am 23. Februar 2022 mit meinem ganz persönlichen ersten Schritt angefangen: eine Stunde langsamstes Joggen, Liegestütze, Kniebeugen, Sit-Ups, das war's. Am Tag danach: Tennis mit Freunden. Am Tag danach: Krafttraining mit meinem Sohn. So ging das los. Jeden Tag ein bisschen was. Manchmal auch zweimal am Tag, dafür auch mal ein paar Tage lang Pause.

23. Februar 2023: 365 Tage, im Schnitt 365 Mal mindestens eine Stunde lang aktiv.

Es gab 17 Tage Pause; neun wegen Krankheit und acht wegen Faulheit. Dafür war ich an 17 Tagen jeweils zwei Mal aktiv, also zum Beispiel beim Eishockey mit dem Sohn am Morgen und später im Fitnessstudio. Oder erst Fußball mit den Kumpels und später noch Schwimmen. 365 in 365. Ich habe einen Job, eine Familie, Freunde, Verpflichtungen – und es ging trotzdem. 365 in 365. Also: keine Ausreden!

Man muss nur anfangen, zur Not allein. Also: Leg los!

Und dann: Such dir eine Person, die mitmacht. Schreibt euch gegenseitig: »Geschafft!« Das ist der erste Schritt – nein, der erste Liegestütz.

Ja, klingt schrecklich einfach. Aber: Sollte es das nicht sein? Es ist die Chance deines Lebens!

Also, los! Einen Liegestütz! Ja, jetzt – egal, wo du bist: einen Liegestütz! Und dann 500 Meter hin und her.

Geschafft!

»Nicht-Wollen ist der Grund,
Nicht-Können der Vorwand.«

Siegfried Lenz

Eins Programmiere dein Gehirn neu!

Da steht er, dieser Kuchen gewordene Mordanschlag meiner Frau: Erdbeer-Sahne-Torte mit Vanille-Nuss-Boden; in Totenkopfform mit weißer Zuckerglasur. Wenn man den mit einem Messer anschneidet, fließt »Blut« heraus: Red-Velvet-Creme. Meine Frau hat diese köstliche Schönheit für den Geburtstag einer Freundin an Halloween gebacken.

Ich darf das ja nicht mehr essen – aber ich will es unbedingt. Das ganze Ding. Jetzt!

Ja, solche Versuchungen haben es mir auch heute noch angetan, sehr oft in meinem Leben bin ich ihnen erlegen – auch deshalb, weil meine Frau die beste Bäckerin der Welt ist. Was immer sie erschafft, sieht so toll aus, dass man einerseits kein einziges Stückchen von diesem Kunstwerk abbeißen will; andererseits aber unbedingt das ganze Ding essen muss. Schrödingers Meisterbäckerin.

Natürlich würde ich meine Frau niemals verlassen – ich gebe gerne zu, dass ich derjenige von uns beiden bin, der sich »hochgeheiratet« hat. Das ist toll für mich, ich habe ja einen Partner, der – da sind sich alle einig – was Besseres verdient hätte. Mir kann wirklich niemand vorwerfen, dass ich aus meinen Möglichkeiten nicht das Allerbeste rausgeholt hätte bei der Suche nach der Person, mit der ich mein Leben verbringe. Ich bin da sehr zufrieden mit mir.

Sie dagegen hat: mich. Auf der anderen Seite ist sie quasi dazu verpflichtet, ihr komplettes Potenzial auszuschöpfen, um mich, unseren Sohn Finn und den Hund am Leben zu halten.

Das Problem: Sie backt auch nach meinem diabetischen Schock weiter diese unverschämten Köstlichkeiten – nur nicht mehr für mich, sondern für andere; laut Anwalt gilt das nicht als Betrug. Es gibt also Versuchungen, tödliche, jeden Tag.

Es ist hundsgemein, was das Gehirn mit einem anstellt, denn es ist ja sehr häufig so, dass man genau das haben will, das man nicht haben darf.

Einfaches Experiment: Denke *nicht* an einen blauen Elefanten!

Wer jetzt echt *nicht* an einen blauen Elefanten gedacht hat, darf sich erleuchtet nennen.

An alle anderen: kein Sorge, ich habe auch daran gedacht.

Das heißt: Ich soll diesen Kuchen nicht haben wollen – aber ich will ihn! Ich sollte kein Bier trinken wollen – aber ab und zu würde ich schon gern. Eine Pizza von Teiggott Flurim Alija, der bei uns in der Nachbarschaft seine Kunstwerke in den Ofen schiebt. Ein Schokobon, eingetaucht in Nutella-Fondue, garniert mit einem winzigen Stück Bacon (von meinen Perversionen in dieser Hinsicht hatte ich ja berichtet). Mamas Schwarzwälder Kirsch. Und schon sind wir im Kalorien-Kaninchenbau.

Warum ist das Gehirn nur so programmiert, dass es haben will, was es nicht haben darf?

Moment: Wenn das Gehirn so programmiert ist – könnte man es dann nicht umprogrammieren?

Kein Witz: Das geht, und zwar sogar auf drei verschiedene Arten. In meinem Fall kommen zur **Versuchung** noch zwei weitere Elemente hinzu: **Belohnung** und **Bestrafung** – und ich glaube, dass viele Menschen das ganz genauso kennen. Bei allen dreien kannst du deinen Kopf so umprogrammieren, dass du sie von etwas Negativem in etwas Positives wandelst. Wenn du dann alle drei miteinander kombinierst, bist du unbesiegbar. Selbst gegenüber Versuchungen wie denen von Back-Göttinnen wie meiner Frau.

Belohnung bedeutet bei mir: Ich bin wie ein kleiner Hund, der jedes Mal, wenn er was richtig gemacht hat, gelobt oder belohnt werden will. Das geht bis ins kleinste Detail eines Tages, ich bin quasi seit meiner Kindheit darauf konditioniert: Essen ist Belohnung. Wenn ich als Kind »brav« war, gab's Schoko von Omi. Wenn die Woche gut lief, brachte meine Mama am Freitagnachmittag vom Großeinkauf Naschereien mit – das Zeichen an mich: Die Woche ist vorbei, nun wird gefressen. Wenn das Fußballspiel am Samstag erfolgreich war, durfte ich Pizza und Tiramisu bestellen.

So ist das immer noch.

Ich war im Fitnessstudio, also darf ich mir danach Schokolade gönnen – manchmal motiviert mich das, was ich deshalb extra essen darf, überhaupt erst hinzugehen. Ich habe einen Text fertig geschrieben: Gummibärchen. Der pawlowsche Reflex ging so weit, dass ich mir immer, wenn mein Arbeitstag vorbei war, Feierabendbierchen, Süßes und bis 2015 auch noch eine Zigarette gegönnt habe. Unfassbar, wie schnell das zur Gewohnheit wurde.

Ich weiß das, weil ich 2015 darüber Protokoll geführt habe, wann ich Zigaretten rauchte – und warum. Ich fand heraus, dass nur zwei Zigaretten am Tag mit Genuss verbunden waren (die nach dem Mittagessen und die zum Feierabend), ich mir die anderen aber aus völlig anderen Gründen in den Mund geschoben habe: Stress, Gewohnheit, Gruppenzwang, Betrunkensein.

Ich hatte davor ungefähr siebzig Mal versucht, mit dem Rauchen aufzuhören. Mit der neuen Methode aber, bei der ich mich bei jeder Zigarette einfach fragte: »*Warum* willst du die rauchen?«, war ich nach nicht mal zwei Wochen Nichtraucher – und bin es bis heute. Nach etwa sechs Monaten musste ich mich selbst nicht einmal mehr fragen, weil ich gar nicht mehr ans Rauchen dachte. Es wurde vielmehr zur Gewohnheit, *nicht* zu rauchen.

Das zweite Element, **Bestrafung**, ist komplizierter, weil der Gedankenweg länger ist – auch dabei halfen mir Protokolle: Ich habe nach wirklich jeder Mahlzeit absoluten Heißhunger auf Nachtisch. Das ging so weit, dass ich, wann immer sich jemand als Vegetarier, Pescetarier oder Pescepescetarier vorstellte, über mich sagte: Desertarier. Ich wurde nicht einmal gefragt, was das denn sei, und musste daher nie zugeben, dass es diesen Begriff überhaupt nicht gibt.

Die Sucht nach Süßem führte zu einer mentalen Achterbahnfahrt: »Ist der Nachtisch lecker! Verdammt, sind bestimmt 1000 Kalorien. Egal, man darf sich schon mal was gönnen. Was gönnen – deine Ausrede für alles, du verfressener Sack! Ach komm, kannst ja noch Sport treiben heute. Nein, keine Zeit für Sport heute – ist heute eben Cheat Day. Gestern war schon Cheat Day, du hast gerade eine Cheat Week. Na und? Stimmt, na und? Dann iss doch noch ein Stück von dem Kuchen. Okay. Und noch eins, eh schon egal. Stimmt, heute wird das eh nichts mehr. Happy Cheat Day! Happy Cheat Life! Ogottogottogott, habe ich wirklich den halben Kuchen gegessen? Und warum ist die Gummibärentüte leer?«

Wer diese Gedankengänge nicht kennt: Gratulation, du bist ein Superheld!

Wer sie kennt: Willkommen im Club!

Zwei Dinge dazu. Erstens: Es gibt zahlreiche Methoden, mit Versuchungen umzugehen. Eine davon ist der *Cheat Day*, den Bodybuilder oder Crossfitter exzessiv auf sozialen Medien zelebrieren. Oder das *Cheat Meal* beim Fasten, bei dem Leute einmal pro Woche (oder Monat) essen, was immer sie wollen – solange sie sich den Rest der Zeit an die vorgegebene Diät halten.

Das Cheat Meal, das sich beispielsweise der Filmstar Dwayne Johnson nach einem halben Jahr Vorbereitung auf seine Rolle in *Hercules* gönnte: zwölf Pfannkuchen, vier Pizzas mit doppeltem Teig, 21 Brownies. »Legendary Cheat Day«, schrieb er dazu bei Instagram.

Ich gönne »The Rock« wirklich jede einzelne Kalorie, die er nach seinem Wahnsinns-Training zu sich nimmt. Also: jede der 25 000 Kalorien, die auf den Fotos zu sehen sind. Ich gönne ihm auch jedes einzelne der 2500 Gramm Kohlenhydrate und das Kilo Zucker.

Ich jedoch bin Diabetiker: Sollte ich jemals so ein Cheat Meal zu mir nehmen, kann ich mir auch gleich einen Fuß amputieren – oder wie bei Monopoly zurück an den Start, also zu Kapitel Eins mit dem diabetischen Koma, gehen.

Zweitens: Ich war süchtig nach Zucker, also birgt so ein Cheat Day für mich dieselbe Gefahr, die eine durchzechte Nacht für einen trockenen Alkoholiker darstellt. The Rock mag am Cheat Day der glücklichste Mensch der Welt sein; für mich (und viele andere) ist das leider nichts – zumal viele von uns ein paar *Cheat Years* hinter uns haben – sonst müssten wir das jetzt nicht ändern.

Ich habe bei dem richtigen Umgang mit dem Thema **Versuchungen** viel Hilfe bekommen, unter anderem von meiner Ernährungspsychologin. Es gibt Leute, die müssen Versuchungen möglichst vermeiden, also selbst die Gelegenheiten, bei denen sie sich einstellen könnten, möglichst vermeiden: keine Süßigkeiten in der Nähe haben, keine leckeren Snacks im Kühlschrank, keine Brownie-Backmischung in der Vorratskammer. Völlig akzeptable Strategie! Odysseus hätte auf der Rückfahrt von Troja nach Griechenland die Insel der Sirenen auch weit umschiffen können. Tat er aber nicht. Würde ich auch nicht. Wie die Geschichte weitergeht, wisst ihr selbst. Wenn nicht: Das lief nicht so gut für Odysseus.

Ich jedenfalls bin allergisch gegen jede Art von Verbot, und je weniger ich was darf, desto mehr will ich es tun. Das bedeutet: Ich werde bei Heißhunger oder Gelüsten auf Süßigkeiten zum Trüffelschwein, das in der Wohnung schnuppert auf der Suche nach Sachen, die vermeintlich gar nicht da sind. Ich werde unruhig, aufgeregt, aggressiv – und dann passierte es früher schon mal, dass ich nachts um drei zur Tankstelle fuhr und mir Schokobons besorgte.

Heißt: Wenn jemand sagt, dass ich *nicht* an einen blauen Elefanten denken soll, denke ich nicht nur daran, sondern will unbedingt einen haben. Verbote bringen nichts bei mir; ich will, dass es meine freie Entscheidung bleibt, was ich tue und was nicht – was bei einem Diabetiker, der bestimmte Sachen nicht mehr essen darf, zu Komplikationen führen kann.

Sieh es mal so: Natürlich kann ich weiterhin Zucker essen, wie The Rock am Cheat Day, wenn ich das will: Süßigkeiten, zwölf Pfannkuchen, vier Doppel-Teig-Pizzas und 21 Brownies. Ich muss dann aber eben auch mit den Konsequenzen leben. Ein Freund von mir, ebenfalls Diabetiker, isst beim Fußballgucken einen Eimer Nachos mit extra Käsesoße und doppelt Fleisch, er spült das mit Bier runter und jagt sich dann per Spritze durch die Klamotten hindurch Insulin in den Körper. Finde ich nicht so geil, aber das ist nun mal seine Entscheidung.

Jede Person kann mit ihrem Körper machen, was immer sie will.

Ich liebe diese freien Entscheidungen und ich hasse Verbote – deshalb würde ich genau wie Odysseus zu dieser Insel fahren und dem Gesang der Sirenen erliegen; so wie ich beim Skifahren ganz dringend auf diese Piste mit den vielen Bäumen muss, von der es heißt, dass nur Profis sie befahren sollten (ich würde mich noch nicht mal als Amateur bezeichnen, sondern als Anfänger, der sich regelmäßig brutal überschätzt).

Das menschliche Gehirn ist kaum dazu in der Lage, *nicht* an etwas zu denken. Der Psychologe George Lakoff hat darüber 2004 das Buch *Don't Think of an Elephant* geschrieben und jeder erfahrene Skifahrer wird einem vor der Fahrt durch eine Piste voller Bäume den Ratschlag geben: »Achte auf den Pfad und nicht auf all die Bäume.«

Wobei ganz erfahrene Lehrer den zweiten Teil des Satz weglassen, weil der Rat, sich *nicht* auf die Bäume zu konzentrieren, schon wieder dazu führen kann, dass man sich *nur* auf die Bäume konzentriert, weil man an nichts anderes mehr denken kann. Ja, das Gehirn funktioniert echt so.

Deshalb, noch einmal: Wer mit Entzug und Verboten gut umgehen kann, möge das tun. Ich kann es nicht. Ich musste einen anderen Weg gehen und mein Gehirn aktiv umprogrammieren.

Dazu musste meine Frau zunächst einmal zu Peisinoe werden. Das ist bei Odysseus die Sirene, von der es heißt, dass sie die *Überredende* sei. Sie musste mich jedoch zu nichts überreden, sondern einfach nur fragen: »Warum?« Wie bei Kippen damals, nur jetzt eben bezogen aufs Essen.

Wir haben vereinbart, dass ich ihr mitteile, wenn Versuchungen an mir nagen. Zum Beispiel also, dass ich jetzt gerne ein Stück vom Totenkopfkuchen hätte oder am Abend beim Weggehen mit Freunden doch mal einen Gin Tonic trinken würde. Und dass ihre Reaktion darauf stets ist, mich einfach nur zu fragen: »Warum?«

Natürlich wäre die einfache Antwort: weil ich es will. Es gibt, auch das ist wichtig, niemanden, der mich wirklich aufhalten könnte. Es ist meine Entscheidung.

Aber: Diese Frage nach dem »Warum« führt dazu, dass ich innehalte und nachdenke, und recht schnell bin ich damit dann wieder am Anfang dieses ganzen Projekts, an dem ich mich fragen musste: *Warum* das alles? Dieser Gedanke ist zu meinem ewigen Begleiter geworden und damit auch der Spruch, den ich, als ich ihn zum ersten Mal in einem Fitnessstudio gesehen habe, noch für eher plump hielt: »Wenn du aufgeben willst, denke daran, warum du angefangen hast.«

Es ist erstaunlich, was dann passiert: Ich denke an meinen Sohn, wie er mich in dreißig Jahren fragt, ob ich Lust hätte, mit ihm in einen Heißluftballon zu steigen und um die Welt zu fliegen – und ich sage: »Na dann, lass uns das mal tun!« Das ist das große Ziel, klar, aber es erscheinen auch kleinere Erfolge vor meinem inneren Auge: dass mein Rücken nicht mehr schmerzt. Dass ich nach Feierabend ein Fußballspiel gewonnen und an den Crossfit Games teilgenommen habe. Dass ich inzwischen von vielen Leuten Komplimente kriege – was einem, der Anerkennung braucht, als Ersatzbelohnung dient.

Und das alles soll ich aufs Spiel setzen wegen eines Stück Kuchens oder eines Gin Tonics? Echt jetzt?

Plötzlich verändert sich dein Fokus – und du siehst nicht mehr die Bäume, sondern nur noch diesen Pfad im Schnee, der dich sicher nach unten führt.

Es klingt so einfach. In Wirklichkeit ist es ein komplizierter Prozess, der da im Gehirn abläuft – aber es ist dieses einfache »Warum« meiner Frau, das diesen Prozess überhaupt erst in Gang setzt und das dafür sorgt, dass ich in mittlerweile knapp eineinhalb Jahren kein einziges Mal wirkliche Lust hatte, Kuchen zu essen oder mir Alkohol zu bestellen.

Das ist wichtig für dieses Projekt: Lass komplizierte Prozesse so einfach wie möglich werden!

Man muss nur diesen Schalter umlegen: den Weg sehen und nicht die Hindernisse. Bei mir führt das inzwischen dazu, dass ich im Alltag tatsächlich oft ein echter Odysseus bin: Mein Vater, der 2018 an den Folgen einer Diabeteserkrankung verstorben ist, erzählte mir, wie er im Supermarkt ganz bewusst in die Reihe mit den Süßigkeiten ging, sich alles ansah und manchmal sogar an Packungen schnupperte. Ich hielt meinen Vater für verrückt – und muss mich nun jedes Mal, wenn ich an ihn denke, dafür entschuldigen. Ich stehe mittlerweile nämlich oft selbst im Supermarkt vor den Gummibären, und manchmal schnuppere ich dran – und lege sie dann nach kurzem Blick auf die Zuckermenge wieder zurück ins Regal. Ich widerstehe dem Gesang der Sirenen.

Ich erlaube mir dann ganz bewusst, stolz auf mich zu sein, und das führt zur zweiten Phase des Gehirn-Umprogrammierens.

Es macht mir überhaupt nichts mehr aus, den Kuchen meiner Frau zu sehen; und es macht mir auch nichts aus, zur Geburtstagsfeier zu gehen und anderen dabei zuzusehen, wie sie dieses wunderbare Kunstwerk in sich reinstopfen. Ich kann auf Partys nüchtern bleiben, während andere sich abschießen, und ich habe bei Ausflügen kein Problem damit, meinem besten Freund Jesse dabei zuzusehen, wie er das Äquivalent seines Körpergewichts in Steaks verdrückt.

Was ich mir einrede, ist eine Mischung aus Bestrafung, Stolz und Schadenfreude; ein Gedankengang, der sich in drei Argumente fassen lässt:

1. Du willst deinem Sohn beibringen, dass es völlig okay ist, Fehler zu machen. Was er aber tun soll: Verantwortung für Fehler übernehmen und nie den gleichen Fehler zweimal machen. Kinder hören nicht auf das, was du sagst – aber sie sehen, was du tust. Zeig ihm, dass du verzichten kannst, so wie du von ihm hin und wieder verlangst, dass er für seine Ziele auf etwas verzichtet. Auf die Gummibärchen vor einem Spiel zum Beispiel.
2. Erinnerst du dich, wie stolz du gestern warst, als du statt 45 Minuten tatsächlich länger als eine Stunde auf diesem Höllenfahrrad im Fitnessstudio gesessen und dabei mehr als 700 Kalorien verbraucht hast? Ein Stück Kuchen wäre jetzt doch keine Belohnung dafür! Sei lieber stolz darauf, dass du jetzt *keinen* Kuchen isst. Hat dich nicht vorhin jemand dafür gelobt, dass du das mit der Diabetes meisterst? Nun beweise denen, wie gut du es wirklich im Griff hast!
3. Guck dir Jesse an! Der isst keinen Kuchen! Weil er keine Süßigkeiten mag, dieser glückliche Teufel. Du spielst morgen Basketball mit ihm und willst dich nicht blamieren. Also: keine Süßigkeiten.

Guck mal, er verdrückt noch ein Steak, dazu Kartoffelgratin. Der wird sich morgen in den Arsch beißen, wenn du mit ihm den Platz auffegst.

Klar, der dritte Satz ist ein wenig fragwürdig, denn natürlich wünsche ich meinem Freund nur das Beste. Ich nutze aber unsere kleine sportliche Rivalität, um mich zu motivieren.

Die dritte Strategie: **Ersatz-Belohnungen**, aber nicht Bier, Pizza, Schokobons, Bacon oder Schwarzwälder Kirsch. Es gibt andere Dinge, die ich für mein Leben gerne esse: Erdbeeren, Erdnüsse, dunkle Schokolade, alkoholfreie Cocktails, Champignons, Lachs, Thunfisch, Bohnen, probiotischer Joghurt, Orangen, Zitronen, Mandeln.

Das alles sind Dinge, die nun immer in der Vorratskammer sind. Es kann passieren, dass ich mir als Belohnung für eine Trainingseinheit einen Joghurt mit Erdbeeren und Mandeln gönne. Auf dem Grillfest einen Burger »Protein-Style«, also Salatblätter als »Brot«.

Das alles sind immer noch Sachen, die ich wahnsinnig gerne esse und trinke, aber diese winzigen Veränderungen sorgen dafür, dass ich mittlerweile pro Monat 20 000 Kalorien weniger zu mir nehme. *Zwan-zig-tau-send!* Ohne mich dafür anstrengen zu müssen oder wirklich auf etwas zu verzichten!

Und das hat noch einen zusätzlichen Effekt: Die Belohnung bleibt, ich gönne mir zum Beispiel einen Mocktail zum Feierabend, meist einen alkoholfreien Gin Tonic mit frisch gepresstem Zitronensaft. Ich darf der Versuchung nachgeben, es gibt dann eben Nüsschen mit dunkler Schoki statt eine Tüte Gummibärchen. Und die Selbstgeißelung fällt weg, weil ich tatsächlich sehr stolz auf mich bin, wenn ich am Abend beim Zähneputzen feststelle: War ein guter Tag!

So, nun habe ich dieses Kapitel fertig – wo ist meine Belohnung?

Nun, meine Frau hat lange getüftelt, bis sie das Rezept perfektioniert hat; du findest dieses und ein paar andere unter dem

QR-Code am Ende des Kapitels. Nur steht da jetzt nicht mehr nur ein 12 000-Kalorien-Totenkopf-Marmorkuchen mit Schokoglasur auf dem Tisch, sondern direkt daneben ein Bananenbrot mit 90-Prozent-Kakao-Schoko-Stückchen drin und Mandelblättern obendrauf. Ich darf ohne schlechtes Gewissen ein ordentliches Stück verdrücken und dabei sogar noch ein paar Erdbeeren und einen Tupfer Sahne dazugeben.

Ja, so was macht meine Frau für mich. Aber dass ich einfach unfassbares Glück hatte mit meinem Lebenspartner, das hatten wir ja schon geklärt.

Checkliste

- *Führe mindestens eine Woche lang Tagebuch über deine Ernährung und schreibe wirklich alles auf – immer mit dem Zusatz, warum du genau das zu genau diesem Zeitpunkt gegessen oder getrunken hast. Es gibt keine falsche Antwort, sei einfach ehrlich zu dir selbst!*
- *Führe dieses »Warum« in den Alltag ein, bevor du was isst oder trinkst. Wieder: Es gibt keine falsche Antwort, und wenn du in den ersten Wochen sagst: »Ich habe da jetzt einfach Bock drauf«, dann iss oder trink das erstmal! Du wirst aber recht schnell sehen: Sehr häufig wird die Antwort sein: »Stimmt, eigentlich will ich das gar nicht so sehr.«*
- *Konditioniere dein Gehirn darauf, sich nicht auf Versuchungen zu konzentrieren, sondern auf Belohnungen, die sich durch Verzicht ergeben. Das führt zurück zum Wichtigsten überhaupt: Finde deine Bestimmung, wegen der du überhaupt gesünder leben willst, und setze dir kleine Ziele.*
- *Finde deinen Weg, stolz auf Verzicht zu sein. In meinem Fall ist das oft der Vergleich mit anderen oder der Versuch, meinem Sohn durch Taten zu zeigen, wie er sich verhalten soll. Ich will, dass er sich gesund ernährt, also tue ich es mal selbst. Am Vergleich mit anderen arbeiten wir später noch ...*

- *Erstelle eine Liste mit Dingen, die du gerne isst, die aber gesünder sind als das Zeug, das dich krank macht. Meine zwei Listen, eine mit »verbotenen« und eine mit »erlaubten« Sachen, mögen völlig irre klingen, und das ist vollkommen okay. Jeder Mensch hat seine ganz persönlichen Listen. Wichtig ist, dass du ganz genau weißt, was du zu dir nimmst – es geht im nächsten Kapitel darum, wie das geht. Und du wirst sehen: Es gibt immer eine leckere, gesündere Alternative.*
- *Sorge dafür, dass Sachen auf der zweiten Liste immer griffbereit sind; ja, auch auf Reisen. Ich habe zum Beispiel immer Orangen und Mandelbutter dabei. Wirklich, es gibt keine Alternative. Vorbereitung gehört dazu.*
- *Sei verdammt nochmal stolz auf dich!*

Hier geht's weiter!

»Motivation bringt dich in Gang,
Gewohnheit bringt dich voran.«

Arabisches Sprichwort

Zwei Die Lebensmittelindustrie verarscht dich!

Kennst du noch die Yogurette-Werbung mit den Joggerinnen aus dem Jahr 1994? Falls nicht, sie geht so: Zwei junge Frauen laufen über eine Wiese in einem Park, beide sehen wirklich fantastisch aus. Die eine wirkt wie ein Supermodel. Die andere wirkt ehrlicherweise auch wie ein Supermodel, nur soll sie irgendwie keines sein.

Supermodel #1 könnte Haute-Couture-Kleider auf dem Laufsteg vorführen; sie hat lange blonde Haare, blendend weiße Zähne, trägt schwarze Shorts mit Schlitz bis zum Hüftknochen und ein hautenges, schulterfreies Top.

Supermodel #2 könnte ebenfalls Haute-Couture-Kleider vorführen, würde aber von der Size-Zero-Branche als zu fett abgekanzelt werden, was natürlich völlig irre ist. Sie hat kurze Wuschelhaare, trägt eine Oversized-Tennishose und ein Boyfriend-T-Shirt. Soll bedeuten: nicht ganz so attraktiv, die da. Nochmal: Das ist völlig irre!

Die beiden Frauen begegnen drei Männern, die wie Matrosen auf Landgang reagieren. Sie johlen und pfeifen, als würden sie zum ersten

Mal nach zehn Monaten auf See wieder ein weibliches Wesen sehen. Mal abgesehen davon, dass dieses Catcalling schon 1994 peinlich gewesen ist – es löst bei diesen beiden Frauen offenbar was aus.

Supermodel #1 fühlt sich geschmeichelt, Supermodel #2 wirkt enttäuscht und sagt: »Wie machst du das bloß?« Supermodel #1 weiß natürlich sofort, worum es geht; sie will aber auch nicht arrogant rüberkommen, also fragt sie, beschämt kichernd: »Was?«

»Na ja, wie toll du immer aussiehst!«

»Ich mach Sport und ess' nicht so viel!«

Völlige Verblüffung bei Supermodel #2, als hätte sich ihr eben das Geheimnis ewiger Jugend offenbart. »Ich auch – sogar Schokolade verkneif ich mir!«

»Ehrlich? *Ich* hab' immer einen kleinen Vorrat im Kühlschrank. Aber es muss Yogurette sein!«

Wir sehen Supermodel #1, nachts, in ultrakurzem schwarzen Rock und Glitter-Top, schulterfrei, offenbar ist sie gerade von einer Gala nach Hause gekommen. Nun steht sie vorm Kühlschrank: »Die schmeckt leicht, nach Joghurt und Erdbeeren, mit zarter Schokolade.«

Wieder: völlige Verblüffung bei Supermodel #2: »Du und Schokolade? Ich glaub dir kein Wort!« Ihre Augen sagen: Fick dich doch! Sie stupst Supermodel #1 an, dann laufen beide bestens gelaunt davon.

Die Werbung ist hier zu Ende, die Botschaft: Wer Yogurette isst, kriegt auch einen der drei Jungs aus dem Park – aber bitte immer nur ein Stückchen.

Jetzt mal ehrlich: Wer hat wegen dieser Werbung Yogurette gekauft? Wer sagt: »Mensch, wenn das zwanzig Jahre alte Supermodel diese Schokolade isst, dann sollte ich das auch tun«?

Okay, das war 1994. Da gab es laut Werbung offenbar pfeifende Männer und Frauen, die sich, wenn ihnen nicht jemand hinterherpfiff, fett und hässlich fühlten – und dann schnell Erdbeer-Joghurt-Schokolade in sich reinstopften. Aber bitte immer nur ein Stückchen.

Vorspulen ins aktuelle Jahrzehnt, es gibt immer noch Yogurette-Werbung. Supermodel #1, jetzt mit roten Haaren, holt sich ihre Yogurette aus dem Kühlschrank und tanzt. Supermodel #2, jetzt als Business-Frau im Büro, tanzt ebenfalls. Supermodel #3 ist Künstlerin, Supermodel #4 Studentin in der Bibliothek, Supermodel #5 Tänzerin in der Umkleide. Schnitt zurück zu Supermodel #1, die lachend in ein Stück Schokolade beißt.

Okay, die pfeifenden Männer sind immerhin schon mal weg, ansonsten aber vermittelt die Reklame noch immer die gleiche Botschaft: Iss das Zeug und du wirst jung und dünn sein und nur so durchs Leben tanzen!

Damit keiner denkt, das hier sei Yogurette-Bashing: Ich liebe das Zeug, und wenn ich zum Kühlschrank gehe und eine Packung entdecke, dann ist die danach leer. Aber genau dort liegt das Problem: Wer isst denn bitte nur *ein* Stückchen Yogurette? Meiner Meinung nach ausschließlich Masochisten und Psychopathen. Und Supermodel #1.

Damit sind wir beim Thema dieses Kapitels: Was ist *eine* Portion? Und wer legt das fest?

Nehmen wir an, du hast, wie im letzten Kapitel besprochen, eine gesunde Ernährungsstrategie für dich gefunden, dein Gehirn erfolgreich umprogrammiert und damit die ersten guten Erfahrungen gemacht. Dann folgt nun der zweite, viel wichtigere Schritt: Du solltest ein Gefühl dafür entwickeln, was eine gesunde Portion ist; erst daheim, bei der Zubereitung, doch möglichst bald solltest du das so sicher draufhaben wie die Geburtstage deiner Liebsten. Hilft nichts, irgendwann muss das in Fleisch und Blut übergehen.

Zwei Beispiele: Ich sollte pro Mahlzeit nicht mehr als 60 Gramm Kohlenhydrate zu mir nehmen. 60 Gramm sind bei Pasta in etwa ein faustgroßer Haufen. Für mich war davor »eine Portion« Nudeln ungefähr das Vierfache. Das ist in etwa auch das, was in einem ordentlichen italienischen Restaurant auf den Teller kommt. Meine

Lösung: Ich kaufe Pasta in einem Laden, in dem es sie in kleineren 55-Gramm-Kohlenhydrate-Bündeln gibt.

Zweites Beispiel: Ich bastle mir selbst eine *Jürgurette* aus Joghurt, Erdbeeren und ein paar Tropfen dunkler Schokolade.

Einmal war kein zuckerfreier Joghurt da, also nahm ich gefrorene Schlagsahne. Die Werte pro Portion entsprechen in etwa denen des Joghurts. Ganz großer Fehler: Eine *Portion* ist bei Gefrier-Schlagsahne ein murmelgroßes Häuflein. Wer ein tennisballgroßes Ding auf den Teller schaufelt, was ungefähr der Menge an Joghurt entspricht, die man sonst nehmen würde, kommt auf acht Portionen. Also: Vorsicht, und nun wird es interessant.

Das wahre Problem nämlich ist die sogenannte *Shrinkflation*.

Der Begriff setzt sich zusammen aus Inflation und shrink, also schrumpfen. Es ist einer der beliebtesten Tricks für Unternehmen, Preissteigerungen durch Verringerungen der Packungsgrößen zu verbergen, ein konkretes Beispiel: Eine Rolle Klopapier kostet zwar noch immer das Gleiche, es sind aber statt 340 nur noch 312 Tücher dran. Lammsteaks: gleicher Preis, aber nur noch 300 Gramm statt wie bisher 400. Kartoffelchips: 150 statt 175 Gramm.

Dasselbe passiert auch mit Portionsgrößen; weshalb ich den Begriff **Schrumpfalorien** erfunden habe. Firmen rechnen Produkte so lange herunter, bis sie sich einigermaßen gesund anhören. Bleiben wir mal beim Yogurette-Beispiel: Ein Riegel hat 72 Kalorien, 7,1 g Kohlenhydrate und 6,9 g Zucker. Perfekt als Snack, sogar für Diabetiker, bei denen eine Zwischenmahlzeit bis zu zehn Gramm Kohlenhydrate enthalten darf, nicht mehr als sieben Gramm Zucker und weniger als 80 Kalorien.

Zwischendurch nochmal die Frage: Wer isst *einen* Riegel?

Im Fall von Yogurette ist diese Menge also in Ordnung, weil ein Riegel immerhin ganz genau so abgepackt ist – aber: Wer bitte schön trinkt 40 Prozent einer Smoothie-Flasche, nur weil das die Menge ist, die auf deren Seite als eine Portion angegeben ist? Wer ein Drittel einer Dose von einem Softdrink? Und wer um Himmels willen isst bitte eine halbe Dose Heringsfilets? Das denke ich mir nicht aus, das steht ganz genau so auf den Verpackungen als *eine* Portion! Schau mal nach.

Seit 2016 müssen Hersteller den Nährwert ihrer Produkte pro 100 Gramm oder 100 Milliliter angeben – zusätzlich zu dem, was *sie* als Portion definieren. Bei Müsli: 30 Gramm. Bei Kartoffelchips: 40 Gramm. Umso wichtiger ist es also, dass du erstmal verstehst und verinnerlichst, wie viel Gramm eines Produktes du dir überhaupt als Portion einverleibst. Denn sonst machen die Angaben keinen Sinn; weder die für 100 Gramm oder Milliliter, noch die für die vermeintlichen »Portionen« der Hersteller.

Eine Studie der Verbraucherzentrale Berlin ergab, dass die Leute durchschnittlich *mehr als das Doppelte* der Herstellerangaben als Portion betrachten. Die Unternehmen wissen das, und es bedeutet nichts anderes, als dass sie ihre Produkte bewusst an der Realität der Menschen vorbei gesund rechnen.

Meine Lieblingsbeispiele: Tiefkühl-Pizza, unterteilt in sechs Stücke. Eine Portion laut Verpackung, kein Witz: eineinhalb Stücke! Gummischlangen aus der Tüte, ich habe gewogen: Eine Portion laut Hersteller sind 80 Prozent einer einzelnen Schlange. Man müsste ihr also erstmal den Kopf abschneiden. Wer macht denn so was? Und wer bitte isst eineinhalb Stücke Pizza?

Jeder Mensch definiert eine *Portion* anders. Ich kenne Leute, für die ist ein normaler Hamburger (250 Kalorien) eine Portion, andere brauchen den *Quadruple Bypass with Everything Burger* (9982 Kalorien) im Heart Attack Grill von Las Vegas. Überleg mal: Was bedeutet für dich »eine Portion Spaghetti Bolognese«? Es soll Leute geben, die nach 0,8 Gummischlangen aufhören (Masochisten, Psychopathen, Supermodels), für andere ist eine Tüte die Mindestmenge.

Deshalb *musst* du wissen, was *für dich* eine Portion ist – und du *musst* lernen, was in so einer Portion enthalten ist. Es geht nicht anders. Es gibt Apps, die einem dabei helfen, zum Beispiel: Noom, Lumen, MyFoodDiary, MyPlate, Fooducate, Stupid Simple Macro Tracker, Ultimate Food Value Diary oder Lifesum. Ja, es gibt wirklich so viele und noch mehr und sie erleichtern die Aufzeichnung, weil man mit ihnen beim Einkauf nur den jeweiligen Barcode scannen muss. Man findet wirklich für seine ganz eigenen Bedürfnisse die perfekte App. Da gehe ich jetzt nicht weiter in die Tiefe, schau einfach selbst, welche für dich passt.

Versuch mal, deine Pasta abzuwiegen, und mach dir klar, was 45 Gramm Nudeln wirklich sind; es kommt einem, wenn man es anders gewohnt ist, unfassbar wenig vor. Aber mach den Test, koche dir diese Portion, iss sie auf und schau, ob du danach satt bist. Jeder sollte auch mindestens einmal im Leben *neun* Erdnüsse in der Hand halten (die Portionsangabe meiner Lieblingssorte). Und sehen, was für ein homöopathisches Stück Käse diese 50 Gramm Camembert sind. Und mein persönlicher Liebling: Kuchen! Wiege mal, was 50 Gramm Schwarzwälder Kirsch bedeuten – nach Schock und Weinkrampf geht es weiter.

Du wirst nicht drum herumkommen, ein Gefühl dafür zu entwickeln, was eine gesunde Portion für dich ausmacht. Aber vielleicht probierst du es auch erstmal von der anderen Seite aus und checkst, wie ich, was bislang eine normale Portion für dich war. Ich habe drei Monate lang die häufigsten Mahlzeiten in meinem Leben abgewogen, und zwar in den Mengen, die ich bis dahin für eine Portion gehalten habe. Ja, das macht Mühe und ganz sicher keinen Spaß, aber danach weiß man immerhin, was man zu sich nimmt. Und wer das für die Zukunft speichern will, gibt die Werte in eine App ein oder notiert sie irgendwo. Am Anfang des Buches habe ich dir ja erzählt, wie wichtig es für mich war, zu wissen, wo genau mein Weg begonnen hat.

Auch das ist mühsam, lohnt sich allerdings auf lange Sicht. Denn nun kommt der Clou, der dein Leben erleichtern und für die Mega-Motivation sorgen wird. Setze dir ein paar Ziele. Das können die Gesamtkalorienzahl pro Tag sein, die Kohlenhydrate pro Mahlzeit oder der Zuckergehalt einzelner Produkte (in meinem Fall ist es wegen der Diabetes die Kombi aus diesen drei Elementen, andere mögen andere Ziele oder Strategien verfolgen). Und auch wenn dieses Ziel von deinen jetzigen Essgewohnheiten weit entfernt scheint, kannst du es mit ein paar Techniken gut erreichen und wirst dich danach umso besser fühlen.

Ich zum Beispiel esse für mein Leben gern Spaghetti Bolognese. Als ich aber kurz nach der Diabetes-Diagnose überprüfte, was ich damit eigentlich zu mir genommen habe, kam heraus, dass das, was für mich eine Portion ausmachte, ganze 1300 Kalorien enthielt – also etwas das Doppelte von dem, was laut Diätplan für mich in Ordnung gewesen wäre. Mein Strategie: Ich arbeitete mich innerhalb von zehnmal Spaghetti Bolo langsam zu dieser einen gesunden Portion herunter.

Beim fünften Mal war ich schon bei »0,6 Portionen« von vorher – und tatsächlich satt. Und das ist das herrlichste Gefühl, weil mein Gehirn jedes Mal mitgeteilt bekommt: Du bist auf dem richtig Weg, es ist weniger als vorher, mach weiter so. Man motiviert sich selbst, die schönste Form des Lobs. Mittlerweile entspricht die Portion, die ich esse, auch der, die ich essen *darf*.

Und ganz nebenbei habe ich mittlerweile intuitiv ein Gefühl dafür entwickelt, was ich im Restaurant bestellen möchte – oder wie viel ich am Ende auf dem Teller liegen lasse. Denn es gibt nichts Schlimmeres als die Regel, man solle alles von seinem Teller aufessen. Das machte Sinn in Zeiten, in denen es wenig gab – heutzutage ist es doch sinnvoller, gar nicht erst so viel zuzubereiten. Also, erstens: Hör einfach auf, wenn du satt bist. Und zweitens: Tu dir vorher einfach ein bisschen weniger auf diesen Teller! Ich bestelle in manchen Restaurants mittlerweile einen Kinderteller oder eine halbe Portion. Und wenn dennoch etwas übrig bleibt, lasse ich mir den Rest für daheim einpacken.

Es gibt nicht viele unveränderbare Regeln in diesem Buch, diese jedoch schon: Finde raus, was eine »Portion« für dich bedeutet. Entwickle ein Gefühl dafür, sodass du es verinnerlichst und möglichst bald kein Wiegen und Rechnen mehr nötig ist – es sollte bestenfalls in Fleisch und Blut übergehen, wie das Schalten beim Autofahren.

Dass du das für dich herausfindest und verinnerlichst, steht letztlich in einem größeren Zusammenhang, den wir schon besprochen haben. Über all dem steht als mein wichtigster Ratschlag an dich: Pass auf dich auf! Ziehe Grenzen! Sei auch mal egoistisch – du musst nichts essen, nur weil es jemand von dir erwartet oder weil »der Gastgeber sonst traurig« wäre. Was für ein Blödsinn, sich selbst zu schaden, nur weil es jemand von einem erwartet! Achte darauf, was du deinem Körper zumutest!

Ich meine das aber auch ganz konkret: Pass auf dich auf! Achte auf dich! Dein Körper und auch dein Gehirn senden dir ganz deutliche Signale, du musst sie nur aufschnappen.

In meinem Fall zum Beispiel bedeuten eine pelzige Zunge und stark sinkende Laune ohne Grund: Mein Blutzuckerspiegel fällt dramatisch, ich sollte dringend was essen. Die Snickers-Werbung (»Iss mal ein Snickers!«) ist wie für mich gemacht. Das wusste ich vorher nicht, ich suchte dauernd bei anderen nach Ursachen für die Miesmuffeligkeit, dabei war ich einfach nur unterzuckert. Inzwischen checke ich das sofort, weil ich darauf achte.

Umgekehrt signalisieren mir trockene Lippen und ein trockener Hals, dass ich zu viel gegessen habe. Wenn dann auch noch mein rechtes Auge nur verschwommene Bilder liefert, als läge ein Nebel auf der Linse, dann weiß ich: sofort aufhören mit Nahrungsaufnahme und bewegen! Am besten sogar ab in ein Fitnessstudio oder wenigstens einen Spaziergang machen. Das kann ich mittlerweile nicht mehr übersehen, wenn mir Lippen, Hals und Augen solche Botschaften senden.

Das sind die für mich als Diabetiker lebenswichtigen Signale, doch es geht weiter: Ich habe Bauchgrummeln bei Hackfleisch, Milchprodukten und Zuckerersatz, manchmal meldet in diesen Fällen auch das rechte Auge, dass etwas nicht stimmt – wieder ein Hinweis, damit aufzuhören. Noch ein Beispiel: Wenn ich nach dem Sport etwas anderes esse als eine Mini-Kinder-Portion, dann sagt mir mein Gehirn, dass es nun für 30 Minuten abschalten und sich ins Futter-Koma begeben wird. Deshalb gibt es für mich nach dem Sport ganz bewusst nur winzige Mahlzeiten.

Wie sehen solche Signale bei dir aus? Achte mal ganz genau darauf, welche Botschaften dein Körper und dein Gehirn dir senden. Wenn du erstmal gelernt hast, sie zu erkennen, sind sie nicht mehr zu übersehen und irgendwann musst du gar nicht mehr auf sie achten, dein Warnsystem wird dir in Fleisch und Blut übergegangen sein. Es ist wie eine Superkraft, sich selbst so gut zu kennen, deshalb nochmal, weil es gar so wichtig ist: Pass auf dich auf! Hör hin!

Und man sollte sich klarmachen, dass das keine Einschränkung, kein Verbot und kein Zwang ist. Es ist vielmehr eine Befreiung davon, was die Schrumpfalorien-Branche einem als Portion verkaufen will. Meine Strafe an alle, die unrealistische oder blödsinnige Portionsangaben machen: Kaufe ich nie wieder! Und ich rate allen, die ich kenne, diesen Blödsinn auch nicht länger zu kaufen.

Darauf einen Nachtisch: Eine Handvoll frische Erdbeeren, ein Becher zuckerfreier Joghurt und so viele Stücke Dunkle-Schokolade-Tropfen, wie ich mit den Fingerspitzen einer Hand greifen kann. *Jürgurette!* Hab' ich immer einen Vorrat von im Kühlschrank …

Checkliste:

- *Überprüfe, was jeweils eine Portion für dich bedeutet – und passe sie deinen Zielen an.*
- *Die richtigen Nährwerte und gesunde Portionsgrößen sollten dir in Fleisch und Blut übergehen – denn du solltest genau wissen, was du zu dir nimmst.*
- *Entwickle ein Gefühl dafür, damit möglichst bald kein Rechnen mehr nötig ist.*
- *Pass auf dich auf – wortwörtlich und im übertragenen Sinne. Sei aufmerksam, welche Botschaften dir dein Körper sendet.*

»Das Erste, was man bei einer
Abmagerungskur verliert: gute Laune«

Gert Fröbe

Drei Scheiß auf Diäten – erfinde deine eigene!

Aufgepasst, hier ist es, das Wundermittel für rasanten und zuverlässigen Gewichtsverlust: zuckerfreie Gummibären. Die sicherste Methode, innerhalb weniger Stunden bis zu zehn Pfund zu verlieren und sämtliche Innereien zu reinigen, als hätte man einen Dampfstrahler verschluckt.

Ich habe mir diese Dinger gekauft, weil ich – siehe weiter vorne im Buch – süchtig nach Süßigkeiten war und eine Alternative brauchte: Produkte mit Süßstoff. Ich hatte die unfassbar witzigen Bewertungen im Internet gelesen und mir gedacht: Wie schlimm kann das schon werden?

Nun, es wurde noch schlimmer.

Wir haben gerade über Portionen geredet, und in diesem Fall dachte ich, die ganze Packung, das wäre doch eine gute Portion. Was sich für dieses Experiment als geradezu perfekt herausstellen sollte. Denn eines vorneweg: Ich verlor tatsächlich viereinhalb Kilo innerhalb von 48 Stunden. Diese Dinger wirken, als hätte man den Spruch

»Ich bin nur eine ordentliche Magengrippe von meinem Idealgewicht entfernt« zu einem Produkt gemacht.

Es begann mit kleineren Krämpfen in der Bauchgegend, als wären die Bärchen zum Magen marschiert und hätten sich an dessen Wand festgekrallt. Sie ließen nach 15 Sekunden los, der Magen entspannte sich; deutlich hörbar durch Grummeln, das beim zehnten Krampf zu einem Grollen anwuchs. Und ebenso deutlich sichtbar: Der Bauch wuchs, als würde ich eine Schwangerschaft innerhalb von zwei Stunden durchlaufen.

Irgendwann lag ich mit dem Daumen im Mund auf dem Rücken und hinterfragte so ziemlich jede Entscheidung, die ich jemals getroffen hatte – und kam zum Schluss: Keine war dümmer als die, eine ganze Tüte dieser Dinger zu essen. Jeder Furz dauerte mindestens zehn Sekunden und klang wie die Posaunen von Jericho, und dann fühlte es sich so an, als würde Mike Tyson versuchen, mir den Lebenswillen aus dem Magen zu boxen.

Damit ging es aber erst los und ich will nur so viel sagen: Gegen das, was im Badezimmer passierte, muss der Ausbruch des Vesuvs geradezu mickrig dahergekommen sein. Es dauerte insgesamt 48 Stunden. Sollte ich wirklich mal jemanden abgrundtief hassen, schenke ich dieser Person zum Geburtstag eine Tüte mit diesen Bärchen.

Das ist sicher nicht die beste Methode, aber ich werde nun tatsächlich oft gefragt, wie ich es geschafft habe, 30 Kilo abzunehmen und kerngesund zu sein. Ich könnte viel Geld damit verdienen, der Welt *Jürgens Unschlagbar-Diät* zu präsentieren (wahlweise mit oder ohne Bärchen), so wie es zum Beispiel Dave Asprey mit seinem *Bulletproof Coffee* getan hat. Dazu gleich mehr, denn ich habe Asprey in seinem Labor besucht.

Vorher meine Antwort auf die Frage, welcher grandiosen Diät ich folge, wenn ich mich nicht gerade am Süßkram-Ersatz ergehe: Paleo, Keto, Detox, Weight Watchers, Dash, Ketogenic, Monotrophic, Atkins, South Beach, Beverly Hills, Intermitten, Hacker's, The Last

Chance? Wenn du die nicht alle kennst, glaub mir: Du musst sie nicht kennen.

Denn meine Antwort lautet: Gar keine, weil ich das meiste davon für unrealistische Geldmacherei halte.

Wer mal so richtig verblüffte, enttäuschte und manchmal sogar ehrlich wütende Gesichter sehen will, der sollte 30 Kilo abnehmen und den Leuten dann mitteilen, dass er dafür keine Diät gebraucht hat. Der Hass auf Menschen, die scheinbar ohne spartanische Askese oder horrende Kosten überflüssige Kilos verlieren, er ist absolut. Die Leute wollen hören: »Dies ist die neue Super-Diät, kostet soundso viel im Monat, macht dieser Promi – und genau das machst du jetzt auch!«

Bitte nicht falsch verstehen: Ich habe meine Ernährung komplett umgestellt. Ich trinke kaum noch Alkohol oder Softdrinks. Im ersten Jahr nach dem diabetischen Koma habe ich insgesamt zehn alkoholische Getränke zu mir genommen (davon acht Gläser Champagner zum Anstoßen) und einen halben Liter Cola, weil ich die Etiketten falsch gelesen hatte.

Ich esse wegen der Diabetes kaum noch Zucker und ich nehme pro Tag weniger als 250 Gramm Kohlenhydrate zu mir. Ich bin ein wandelndes Lexikon, was Inhaltsstoffe und Portionsgrößen angeht, ich habe mein Gehirn mit der Warum-Frage umprogrammiert. Ja, am Ende ist die Veränderung radikal, aber sie kam so schrittweise, dass es mir völlig natürlich vorkam und damit im Vergleich zu allem, was ich vorher probiert hatte, geradezu spielerisch leicht war. Es macht tatsächlich Spaß – und mal ehrlich: Wer kann das von irgendeiner Diät behaupten? Die Sache ist ganz einfach: Wenn du verstanden und verinnerlicht hast, wie und vor allem warum du deine Ernährung sinnvoll umstellst, wird das irgendwann ganz einfach und sämtliche Diäten in den Wind schießen.

Ich jedenfalls folge überhaupt keiner Diät, außer der, die ich mir selbst verschreibe, und dafür gibt es gute Gründe: Ich weiß, wovon ich rede. Ich bin Experte im Bereich »Ich«, und du solltest Experte im Bereich »Du« sein.

2007 hatte ich das Experiment gestartet, pro Woche eine Diät zu testen, um herauszufinden, welche die beste ist. Also: Schlank im Schlaf, Abnehm-Shakes, Brigitte-Diät, Klimawandel-Diät, Starkbier-Fasten, Nationalelf-Ernährung, Fred-Feuerstein-Fasten, Hypnose, Striptease-Aerobic mit Carmen Electra, Heilfasten. Egal was: Wenn du schon mal davon gehört hast, habe ich es sehr wahrscheinlich probiert.

Es wurde ein Buch daraus, das tatsächlich »Mein Bauch gehört mir« hieß und für das ich mich heute ehrlich gesagt schäme. Ich habe zwar innerhalb eines Jahres meinen Body-Mass-Index von knapp 30 auf unter 25 gesenkt – es war aber keine Diät dabei, von der ich gesagt hätte: Die ist es! Und keine, die ich freiwillig länger als ein paar Monate lang durchhalten würde.

Genau das passiert vielen, die eine neue Diät probieren – oft eine, die in Magazinen oder von Fitness-Influencern angepriesen wird. Überhaupt, zu allen zwanzigjährigen Instagram-Models: Leute, ich bin Mitte vierzig, habe Beruf und Kind. Mit zwanzig war ich auch super fit. Meine Diät damals: Schokolade zum Frühstück, Kippen und Döner am Abend; mein Workout waren drei Stunden Tanzfläche im Club oder Schlammrobben auf einem Festival. Also: Lasst mich in Ruhe – reden wir, wenn ihr vierzig seid.

Wenn jemand zehn Pfund abnimmt, dann fragen die Freunde: »Ui, wie hast du das gemacht?« Der Gefragte wird zu Indiana Jones, der den Heiligen Gral gefunden hat. Er darf von diesem Wunderwerk von Fitnessprogramm berichten – oder von dieser neuen Diät, die er übrigens niemals so nennen würde, denn: »Es ist keine Diät, es ist eine Lebensweise.«

Wenn man dann die Details hört, erkennt man, dass man so irgendwie doch lieber nicht leben will. Das bedeutet nicht, dass diese Diät schlecht ist; sie passt offenbar wunderbar zu diesem einen

Menschen. Aber nicht zu einem selbst, und das ist okay. Denn es gibt nicht diese eine Diät, die auf uns alle passt. Vielmehr sollte es so viele verschiedene Diäten geben, wie es Menschen gibt. Und gefühlt ist das ja fast schon so, es kommt ja wirklich jede Woche was Neues auf den Markt.

Deshalb: Ja, ich habe die perfekte Diät gefunden – die *Jürgen-Schmieder-Diät*, perfekt auf mich abgestimmt. Das kannst du auch, nur ist es dann eben nicht die Jürgen-Schmieder-Diät, sondern eine mit deinem Namen darauf! Ja, es kostet ein bisschen Mühe, das zu tun, aber es lohnt sich.

Ich habe in meinem Leben insgesamt mehr als hundert verschiedene Diäten probiert; hätte es diese eine perfekte gegeben, wäre ich dabeigeblieben. Gibt es aber nicht, und es gibt schon gar keine, die zu allen Menschen passt.

Bei meiner ersten Gruppensitzung als Diabetiker waren dabei: ein 55 Jahre alter Mann mit 50 Kilo Übergewicht, der sieben Tage die Woche nachts auf Baustellen arbeitet. Eine 67 Jahre alte Frau, die sagte, dass ihr 400-Meter-Spaziergang zum Supermarkt die einzige Bewegung sei, die sie brauche. Eine 27 Jahre alte Frau, die von ihren vielen Allergien so geschwächt war, dass es bei ihr erstmal darum ging, über gesunde Ernährung fünf bis zehn Kilo zuzulegen. Wir vier Menschen hatten nichts miteinander gemein außer unserer Diabetes, und es gab keinen Ernährungsplan, der uns allen gerecht hätte werden können.

Es geht noch viel weiter: Meine Frau treibt nicht besonders gerne Sport, mein Sohn dagegen ist Eishockeyspieler und Kampfsportler, er trainiert fast jeden Tag bis zur Erschöpfung. Es ist also noch nicht einmal möglich, eine gemeinsame Diät für unsere Familie zu finden.

Was wir aber gemeinsam haben, die Leute in meiner Diabetes-Gruppe und meine Familie: Wir wollen gesünder leben und dabei können wir uns gegenseitig helfen. Dennoch braucht jeder von uns einen ganz persönlichen Plan. Man kann sich dafür an Vorhandenem oder Bekanntem orientieren – und das dann personalisieren.

Für mich begann es, wie in den letzten beiden Kapiteln beschrieben, mit der Umprogrammierung meins Gehirns und dem Verinnerlichen gesunder Portionsgrößen. Ich kann dir nur noch einmal raten: Mach das auch! Und mach dir eine Liste mit den Dingen, die du gern isst, aber nicht essen solltest, und frage dich dann: »Warum möchte ich genau das genau jetzt essen?« Dann mach dir eine Liste mit Sachen, die du ebenfalls gern isst – die aber gesünder für dich sind als die auf der ersten Liste. Das sind die Go-To-Snacks, die du immer vorrätig haben solltest.

Ich hatte das wahnwitzige Glück, dass mir nach dem diabetischen Koma eine Ernährungspsychologin zugewiesen wurde. Ich hätte mich vorher, ganz ehrlich, in meinem Leben nie in psychologische Behandlung begeben – und könnte noch nicht einmal einen Grund dafür nennen. Ich verstehe, wenn Leute sagen, dass sie das nicht möchten. Ich kann für mich sagen: Es hat mein Leben grundlegend verändert, wie bereits weiter oben beschrieben.

Was ich durch die Gespräche lernte: wie sehr unsere Ernährungsweise von unseren Gedanken und unserem sozialen Umfeld geprägt wird. Du musst nicht zum Ernährungspsychologen, obwohl ich es tatsächlich empfehle. Man gibt doch auch Geld für Fitnesstrainer und -studios aus; warum sollte man da nicht auch in seine geistige Gesundheit investieren, die letztlich auch den Körper gesünder macht? Bei mir reichten fünf Sitzungen, seitdem rede ich mit meiner Frau, meinen Freunden und meinen Fitnesskumpels ganz offen über meine Ernährung. Ich höre darauf, was sie mir empfehlen, was sie vermeiden, auf kleine Tipps und Tricks. Wir sind eine kleine Gesundheits-Selbsthilfegruppe.

Hilfe kann man sich aber auch anders holen: Ich habe einen Kumpel, dem ich fast jeden Tag ein Foto mit den Sachen schicke, die ich gegessen habe, und er schickt mir dann eines mit seinen Mahlzeiten zurück. Es kann aber auch eine Gruppe Gleichgesinnter sein. Ich unterhalte mich zum Beispiel sehr oft mit meinem Nachbarn. Von ihm habe ich gelernt: »Ein Sixpack ist kein Zeichen für Stärke – sondern ein Zeichen dafür, dass du nicht genug isst.«

All das bedeutet freilich nicht, dass man sich nicht an existierenden Ernährungsplänen und Diäten orientieren sollte. Aufgrund meiner Diabetes entspricht meine Ernährungsweise in etwa der, die wahlweise mit *Mediterran*, *Paleo*, *Dash* oder *Low-Carb* benannt wird. Ich lese häufig Rezepte aus den Plänen dieser Diäten und habe deshalb einen Test entwickelt, der Orientierung bietet. (Du findest ihn unter dem QR-Code am Ende des Kapitels.)

Nein, kein Test, der eine bestimmte Diät vorschlägt, der man folgen sollte; eher ein Schubser in eine Richtung. Den konkreten Weg bestimmst du selbst – und auch, ob du ihn gehen willst.

Es ist ein Start, eine Inspiration – es sollte Spaß machen, die ganz persönliche Diät zu entwickeln, durch die man gesund und glücklich wird. Die Ich-Diät! Es ist für mich tatsächlich zu einem Hobby geworden, zu experimentieren und neue Sachen zu erfinden, darunter etwa die schon erwähnte *Jürgurette*: eine Handvoll frische Erdbeeren, ein Becher zuckerfreier Joghurt und ein paar Stücke Dunkle-Schokolade-Tropfen. Oder: selbst gemachte Mandelbutter, dauert nur 15 Minuten. Oder: Burger aus Salatblättern als Allwetter-Semmel-Ersatz. Oder: zucker- und alkoholfreie Cocktails.

Und wenn das alles nicht funktioniert, gibt es immer noch die Gummibärchen.

Nein, natürlich nicht. Ich will, dass du deine ganz persönliche Ernährung findest, mit der du leben kannst, jahrelang. Denn wie schon gesagt: Ein kurzfristiges Ziel kann schon sein, bis zum Sommer ein paar Pfund abnehmen zu wollen. Das langfristige Ziel aber muss es doch sein, gesund zu werden und möglichst lange zu bleiben, und dafür braucht es etwas, das man lange durchhalten kann: Eben die Ich-Diät! Die du immer veränderst, wenn es mal langweilig wird – mit dem Wissen über Inhalte und Portionsgrößen und einem umprogrammierten Gehirn ist das gar nicht so schwer. Es kann wirklich so einfach sein – wenn du bereit bist, diese kleinen Schritte zu gehen.

Aber: Du musst sie schon selbst gehen, das erledigt niemand anderes für dich.

Probiere es einfach aus, und dann wünsche ich dir viel Freude beim Blick in die Gesichter, wenn die Leute dich fragen, was das für eine unfassbare Diät ist, die du da scheinbar entdeckt hast – und du dann sagst: »Gar keine, nur die Ich-Diät.« Und bevor die anderen dich dann mit Fackeln und Spitzhaken aus der Stadt jagen, hilf ihnen doch, ihre eigene Diät zu entwickeln. Könnte klappen.

Checkliste:

- *Du kennst deinen Startpunkt und dein Ziel – nun suche nach einer Lebens- und Ernährungsweise, die zu dir passt.*
- *Nutze vorhandenes Wissen als Orientierung und dann entwickle einen Plan, der deinen Vorlieben entspricht: deine Ich-Diät!*
- *Lass dir von anderen helfen, aber nichts einreden. Lass dich unterstützen, aber nicht einschränken.*
- *Versuche mal, die Umstellung nicht als Zwang zu sehen, sondern als Hobby.*
- *Das langfristige Ziel ist wichtiger als kurzfristige Erfolge.*
- *Überrasche dich selbst mit neuen Snack- und Rezept-Ideen.*
- *Habe deine Go-To-Snacks stets vorrätig!*

Hier geht's weiter!

»Ein Rausch ist zu ertragen,
die Sucht danach nur schwer.«

Martin Luther

Vier Was du kontrollieren kannst.
Und was nicht

Plötzlich fühle ich mich angetüdelt, und das ist einerseits ein witziges, andererseits aber auch ein unfassbar komisches Gefühl. Ich kichere über völlig unlustige Sachen, mache Leuten plumpe Komplimente, spüre ein Kribbeln. Ich frage mich: Könnte das einer der Abende sein, die langweilig hätten verlaufen sollen und zum Erlebnis eskalieren? Die unvergessen werden, gerade weil ich mich an einige Sachen nicht werde erinnern können?

Es gibt kaum witzigere Erlebnisse als einen Rausch, mit dem man nicht gerechnet hatte; und mit diesem jetzt hatte ich nun aber auf gar keinen Fall gerechnet, denn: Es gab nicht einen Schluck Alkohol! Der Selbsttest beweist, was ich eigentlich bereits wusste: 0,0 Promille.

Gemeinsam mit Freunden sitze ich in der Hausbar der Nachbarin, allerhand Flaschen mit psychedelisch-bunten Etiketten stehen da. Hier und jetzt startet ein hochspannendes Experiment, das von fundamentalem gesellschaftlichen Wandel kündet: Trinken ohne

Alkohol – was stellt das mit uns an? Niemand ist betrunken und dennoch sagen alle, dass sie was spüren, das sie normalerweise mit Alkoholkonsum assoziieren würden: ein wohliges Kribbeln, lockere Zungen, ein klein wenig Enthemmung. Ist das der Placeboeffekt oder ist es doch etwas anderes?

Serviert wurden bisher: Ein *Moscow Mock Mule*, also ein Gemisch aus alkoholfreiem Gin, Zitronensaft und zuckerfreiem Ingwerbier. *Bonbuz*, ein »alkoholfreier Spirit« mit Kräutern und Aminosäuren, gemischt mit frisch gepresstem Orangensaft und kalorienarmem Tonic Water. Die Variante der Marke *Three Spirit*: *Livener* enthält Zutaten wie Löwenmähne-Pilze, Chinesische Spaltkörbchen, Kurkuma und Guayusa; sie soll euphorisch machen. Oder *Social Elixir*: schwarze Melasse, Kokosnussessig, Indisches Basilikum und Damiana für Geselligkeit und gute Laune. *Rasāsvāda* mit Chrysantheme, Yunnan-Pu-erh-Tee und Artischocke gegen Müdigkeit. Funktioniert tatsächlich.

Es geht nun um ein heikles und genau deshalb so wichtiges Thema, ganz besonders bei diesem Versuch, rundum gesund zu werden: Alkohol, Zigaretten und andere Gifte. Es gibt kaum einen Aspekt, bei dem die Zusammenhänge zwischen körperlicher, geistiger und sozialer Gesundheit so spürbar werden wie hier – und es gibt kaum ein Thema, bei dem sich gesellschaftliche Meinungen derart unversöhnlich gegenüberstehen.

Was dabei häufig vergessen wird: Die Freiheit und Verantwortung des Einzelnen. Jeder muss selbst entscheiden, was er zu sich nimmt, solange es Freiheit und Wohlbefinden des anderen nicht beeinflusst. Es gibt genügend unabhängige Studien (Vorsicht! Es gibt ebenso viele, die von Lobbyisten der jeweiligen Industrien beeinflusst sind), mit denen jeder sich informieren und eine möglichst verantwortungsvolle Entscheidung für sich treffen kann.

Wichtig ist dabei nur: Es sollte eine freie Entscheidung sein und keine, bei der irgendwer oder irgendwas die Kontrolle über einen hat.

Was das bedeutet, ist in einem Werbespot für alkoholfreies Bier zu sehen: gehobene Bar, ein paar junge und fröhliche Menschen stoßen an – nur der Typ am Ende der Bar wirkt verunsichert; er weiß nicht recht, was er tun soll, und die Frage wird eingeblendet: »Cheer or No Cheer?« Anstoßen oder nicht? Spaß oder nicht?

Der junge Mann denkt nach, offenbar über die ganz großen Fragen des Lebens, denn nun sieht man einen Höhlenmenschen, der nicht zum Rudel gehört, weil sein Krug mit Wasser gefüllt ist. Zeitsprung in die Romantik: Eine Dame bei Hofe wird mit Argwohn beäugt, sie trinkt Tee. Eilig weiter in die Roaring Twenties, Speakeasy-Kneipe: Die Verachtung für den Milchshake-Trinker ist absolut. Schnelldurchlauf zu den Hippie-60ern und den Tech-90ern, die Anti-Alkohol-Person wird stets schief angesehen.

Harter Schnitt in die Gegenwart, und plötzlich ist auch der Typ am Ende der Bar bestens drauf, denn er hält eine Bierflasche in der Hand, natürlich eine mit alkoholfreiem Bier. »Jetzt endlich Anstoßen ohne Alkohol« ist darunter zu lesen und der Subtext ist klar: Endlich schaut dich keiner mehr schief an, weil nun alle denken, dass du dich genauso besäufst wie sie.

Die Botschaft: Solange du wenigstens so tust, als würdest du saufen wie alle anderen, kannst du ja gern auf Alkohol verzichten, ohne ihnen den Spaß zu verderben. Es die Reklame gewordene Frage: »Wie jetzt, du trinkst nichts?«

Was gesellschaftlich akzeptabel ist, wird heutzutage beinahe täglich neu definiert und so unversöhnlich debattiert, dass man fragen will: Können wir jetzt zehn Jahre lang nicht einfach mal ohne diesen andauernden Stress leben? Ohne dass über irgendwas gestritten werden muss? Nein? Ich glaube, dass *soziale Gesundheit* eines der wichtigsten Themen in den kommenden Jahren sein wird – denn was wir uns gerade gegenseitig antun und damit letztlich uns selbst, das kann nicht gesund sein: Wut, Angst, Ärger, Streit, Schadenfreude. Mehr dazu später im Buch.

Bis vor wenigen Jahren war es akzeptabel, sich im Büro einen Drink zu gönnen oder angetüdelt zum Meeting zu erscheinen. Den Spruch »Wirtschaft wird an der Bar gemacht« gibt es nicht zufällig. Anjan Chatterjee, Leiter der neurologischen Fakultät an der University of Pennsylvania, sagt dazu im Dokumentarfilm *Take Your Pills* über Medikamente und Drogen: »Als ich studierte, tranken Leute oder nahmen Drogen, um aus dem Leben auszuchecken. Heute nehmen sie Sachen, um richtig einzuchecken. Das sagt doch was über unsere Kultur aus.«

Gerade junge Leute seien nicht mehr auf der Suche nach etwas, das Rausch erzeugt – sondern nach Hilfsmitteln, die dafür sorgen, mehr leisten zu können oder sich einfach nur besser zu fühlen: »Leute glauben, dass sie über ihre Fähigkeiten hinaus leisten müssen, um etwas zu erreichen.« Leistungs- und Selbstoptimierungs-Druck seien omnipräsent und die Sucht nach den damit verbundenen Hilfsmitteln sei laut Chatterjee nicht einfacher zu bekämpfen als jene nach herkömmlichen Drogen.

Marihuana ist in vielen US-Bundesstaaten als Genussmittel freigegeben; in Deutschland dürfte das auch bald der Fall sein. Psilocybin, heißt es, werde in ein paar Jahren dran sein. Der Jurist Ronen Steinke forderte Anfang 2023 in der *Süddeutschen Zeitung* sogar die Freigabe harter Drogen wie Kokain: Solange es die freie Entscheidung eines erwachsenen Menschen sei und dieser mit seinem Handeln niemandem anderen schade, habe der Staat sich nicht einzumischen.

Noch einmal: Ich will mich hier nicht in die gesamtgesellschaftliche Debatte einklinken; ich will nur den Gedanken der Selbstverantwortung aufgreifen. Es ist immer deine eigene Entscheidung, was du zu dir nimmst, und es wird meiner Meinung nach erst dann wirklich problematisch, wenn es das nicht mehr ist. Wenn ein Mensch rauchen, trinken oder Drogen konsumieren *muss*, weil er süchtig ist. Denn das ist keine freie Entscheidung mehr; dann sollte jemand eingreifen.

Wenn es eine freie Entscheidung ist, dann kann man fragen: Nützt mir das mehr, als es mir schadet? Und um das beantworten zu können, sollte man unabhängig und objektiv informiert werden. Wir haben bereits darüber geredet, dass man genau wissen sollte, was man sich zuführt – und was das mit einem anstellt. Aber: Was heißt das schon, unabhängig und objektiv? Ein Gläschen Wein ist doch gut fürs Herz, oder? Schoki ist gut für die Arterien, nein? Und eine Kippe am Tag muss doch erlaubt sein, richtig?

Ein Beispiel: Als die tschechische Regierung im Jahr 2001 über die Behandlung von Rauchern beriet, erhielt sie ein Schriftstück des Tabakkonzerns Philip Morris. Rauchen, so hieß es darin, sei doch prima für dieses Land: 150 Millionen Dollar pro Jahr für die Staatskasse und weniger Kosten für die Rentenversorgung, weil Raucher ja eher sterben würden. Mal abgesehen vom Zynismus war die Rechnung einfach nur völlig falsch. Denn die Behandlung von Krankheiten, die vom Rauchen verursacht werden, oder die verminderte Leistungsfähigkeit von Menschen, die über lange Zeit mit Krankheiten leben, waren da natürlich nicht mit eingerechnet.

Aus welcher Quelle du dein Wissen über die Verträglichkeit oder Unverträglichkeit von Stoffen erhältst, die du dir zuführst, spielt also eine entscheidende Rolle. Unverlangt eingesandte Ratschläge von Tabakriesen oder Werbung, in der einem eingeredet wird, man solle wenigstens so tun, als würde man Alkohol trinken, um dazuzugehören, sind noch das geringste Problem. Es gibt erstaunlicherweise sogar eine Studie, der zufolge gar nicht der Alkohol am krankhaften Trinken bei Jugendlichen schuld sei, sondern der Gruppenzwang. Finanziert hat diese Studie natürlich die Alkoholindustrie selbst.

Es geht noch weiter. Etwa mit Studien, von Zuckergetränk-Herstellern finanziert, die natürlich nie und nimmer in ihren eigenen Produkten, sondern allein im Bewegungsmangel den Hauptgrund für das weltweit zunehmende Problem des Übergewichts sehen. Oder mit der E-Mail des Chefs von *Purdue Pharma*, dessen Produkt *Oxycontin* bekanntermaßen maßgeblich für die Opioid-Krise in den USA verantwortlich war – das geht aus Gerichtsdokumenten hervor, die öffentlich einsehbar sind: »Wir müssen mit allen Mitteln auf Missbraucher einhauen. Sie sind die Schuldigen und damit das Problem.«

»Insbesondere große, multinationale Konzerne haben die soziale, wirtschaftliche und politische Macht, die Welt in einer Weise zu gestalten, in der es Gesundheitsministerien und selbst ganze Regierungen nicht können«, schreibt der Experte für das öffentliche Gesundheitswesen Nason Maani in dem von ihm 2022 herausgegebenen Sammelband *The Commercial Determinants of Health*. Rechnet man die Umsätze der Getränkehersteller Pepsico und Coca-Cola zusammen, ist deren Summe höher als das Bruttoinlandsprodukt von Ländern wie Bulgarien oder der Slowakei. Der Marketingetat von Nestlé ist in etwa so hoch wie der Forschungsetat aller deutschen Universitäten zusammengerechnet.

Was also tun, um sich unabhängig und objektiv zu informieren? Auf Studien allein und die Werbung sollte man sich dabei lieber nicht verlassen, das haben wir gesehen. Was du dir vielmehr bewusst machen musst: Es gibt immer Dinge, die dir schaden, manche davon sind regelrecht giftig und letztlich bist du tatsächlich selbst dafür verantwortlich, was du dir zumutest.

Ich konnte mal trinken wie ein russischer Seemann auf Landgang. Heute trinke ich kaum noch Alkohol, den Trick dazu habe ich weiter vorne bereits beschrieben. Wenn ich ankündige, Alkohol trinken zu wollen, fragt meine Frau mich: »Warum?« Darin schwingen keine Vorwürfe und kein Verbot mit. Es ist eine einfache Frage, die ich mir mittlerweile auch selbst stellen kann.

Muss ich aber immer öfter gar nicht mehr: Ich stelle mir diese Frage mittlerweile nur noch sehr selten, und wenn ich es doch tue, dann ist die Antwort zu 99 Prozent: »Ja, stimmt, will ich eigentlich gar nicht – und es ist besser für mich, wenn ich das jetzt nicht tue.« In den seltenen Momenten, in denen ich mich doch dazu entscheide, zum Beispiel zu einem Gläschen Champagner mit meinem besten Freund, der gerade seinen Krebs besiegt hat, lautet die Antwort: »Weil es das gerade wert ist. Weil ich jetzt mit meinem Kumpel ein Glas Champagner auf seine Gesundheit trinken will.«

Wir haben in den bisherigen Kapiteln darüber gesprochen, wie wichtig es für dich ist, eine Diät für dich selbst zu finden. Wenn du für dich entscheidest, dass Alkohol dazugehört: okay. Weil wir aber festgestellt haben, wie wichtig es ist, Portionsgrößen und Zutaten von dem zu kennen, was wir zu uns nehmen, solltest du wissen: Drei Maß Oktoberfestbier enthalten 1500 Kalorien – das entspricht in etwa einem halben Hendl plus einer Riesen-Brezn.

Hier ein kleiner Überblick in Sachen Alkohol, als Portionsgröße ist bis auf puren Schnaps ein halber Liter angegeben, um den Vergleich anschaulicher zu machen.

Getränk	Zucker	Kohlenhydrate	Kalorien
Helles, 0,5 Liter	1 g	15,5 g	200
Bock, 0,5 Liter	2 g	23 g	350
Weißwein, 0,5 Liter	5 g	13 g	350
Rotwein, 0,5 Liter	3,3 g	13 g	425
Champagner, 0,5 Liter	5 g	14 g	350
Gin, 0,01 Liter	0 g	0 g	60
Tequila, 0,01 Liter	0 g	0 g	40
Margarita, 0,5 Liter	25 g	41 g	250

Das sind die für mich als Diabetiker wirklich relevanten Werte. Viele alkoholische Getränke sind nicht gesund für mich, andere mag ich schlicht nicht. Weshalb ich kaum noch Alkohol trinke. Meine Frau trinkt ab und an ein Glas Wein und selten mal auch noch ein zweites oder drittes; es spielt bei uns also kaum noch eine Rolle. Mein Go-To-Getränk bleibt: alkoholfreier Gin mit Zitronensaft und Tonic Light.

Wer sich ein Feierabendbierchen gönnt oder einen Schokotrüffel: Hey, solange man das freiwillig tut, ist meiner Meinung nach nichts dabei. Achte nur bitte darauf, dass es immer *deine* Entscheidungen sind – ob bei Alkohol oder Süßigkeiten – und du dich nicht durch äußere Faktoren in schlechte Gewohnheiten treiben lässt. Ich weiß das aus eigener Erfahrung, habe mich durch Zuckersucht immerhin fast totgefressen. Und mach dir immer bewusst, wie bei allem anderen auch, was du zu dir nimmst. Der alte bayerische Spruch: »Drei Bier sind ein Schnitzel, und dann hast du aber noch nichts gegessen« – nun, der stimmt. Drei Bier sind für die meisten Leute eine komplette Mahlzeit, und dann haben sie noch nicht mal was gegessen.

Es gab eine Zeit in meinem Leben, da habe ich pro Tag mindestens eine Schachtel Zigaretten geraucht, beim Weggehen wurden es zwei – und es waren erstaunlicherweise jene Jahre, die ich danach für sehr lange Zeit als die gesündesten und fittesten meines Lebens erklärte. Meine Raucherzeit war zudem eng mit der Trinkerzeit verknüpft. Ich habe seit zehn Jahren keine Zigarette mehr angefasst und ich bin mir ziemlich sicher, dass ich es nie wieder tun werde.

Was mich am Rauchen so richtig störte, waren nicht mal die gesundheitlichen Folgen – übrigens auch die für Mitmenschen, und da hört die Freiheit des Einzelnen bekanntlich auf. Was mich irgendwann wirklich fuchste, war, dass nicht *ich* die Kontrolle übers Rauchen hatte, sondern die Sucht über mich. Das gefiel mir nicht, deshalb hörte ich damit auf; weil ich wieder selbst bestimmen wollte.

Genau darum geht es auf dem Weg zum Wohlbefinden: selbst über sein Leben bestimmen. *Das* ist echte Achtsamkeit. Nichts tun, weil man es muss oder eingeredet bekommt – sondern immer, weil man darf, kann und vor allem: will.

Deshalb will ich mit dir darauf anstoßen, so viele Entscheidungen bei diesem Projekt selbst treffen zu dürfen; frei von Bestimmungen, frei von Sucht, frei von Gruppenzwang. Füll dir dein Glas, womit immer du willst. In meinem ist ein Mocktail.

Prost! Die Lateiner unter uns wissen, was das wirklich bedeutet: »Möge es helfen!«

Checkliste:

- *Du bestimmst, was du deinem Körper zumutest – also auch welche Gifte.*
- *Stelle sicher, dass es immer deine freie Entscheidung ist, was du dir zuführst.*
- *Experimentiere mit Getränken wie mit Essen – und finde ein paar Dinge, die dir wirklich schmecken und die auch gesund für dich sind. Vorsicht: Das kann ein Hobby werden.*
- *Sei offen für Alternativen und Neues. Bleib neugierig.*

III Dein Körper

Die Chance DEINES Lebens

Würdest du zehn Millionen Euro annehmen – unter der Bedingung, dass du morgen nicht aufwachen wirst?

Die meisten Leute antworten auf diese Frage: Natürlich nicht!

Deshalb: Morgen früh Aufwachen ist mehr wert als zehn Millionen Euro!

Denk mal kurz drüber nach. Und dann denk nach, was wirklich wichtig ist im Leben.

Die eigene Gesundheit ist so lange unwichtig, bis es auf einmal nichts Wichtigeres mehr gibt.

Perfekte Beschreibung meines Lebens. Gesundheit war für mich immer ein Nebenschauplatz; außer in den Momenten, in denen es 24 Stunden lang um nichts anderes mehr ging. Bei Männer-Grippe oder beim Kreuzbandriss im Alter von 22 Jahren; bei Zahnweh, Hexenschuss, Kopfschmerzen. Bei mentalen Problemen wie Angstzuständen, Streit mit Freunden, Depressionen. Es nimmt einen immer dann komplett ein, wenn etwas *nicht* in Ordnung ist – und das ist völlig okay so.

Solange es einem gut geht, werden Gesundheit und Wohlbefinden an den Rand gedrängt. Klar, man versucht, sich gesund zu ernähren, aktiv zu sein, Ruhe zu finden, Stress zu vermeiden – wenn es aber hart auf hart kommt, sind andere Dinge wichtiger: Job, Besorgungen, Familie, Haushalt, Freunde. Und auch mal völlig unsinniges Zeug wie Debatten auf sozialen Medien. Ich habe wirklich mal einen Sporttermin verpasst, weil ich eine Stunde lang mit völlig Fremden auf Twitter debattiert habe.

Es ist ein wenig wie mit Beziehungen: Solange alles in Ordnung scheint, denkt man nicht darüber nach – bis es zu spät ist. Genauso im Job: Man denkt, es passt schon alles – bis es zum Anschiss vom Vorgesetzten oder gar zum Rauswurf kommt.

Wir haben bislang ein paar grundsätzliche Dinge geklärt und eine ehrliche Selbstanalyse gemacht. Wir haben darüber gesprochen, wie wichtig es ist, die eigene Bestimmung im Leben zu finden. Haben erste Erkenntnisse, erste Schritte, erste Ziele erreicht. Unser Gehirn umprogrammiert. Wissen darüber angesammelt, was und wie viel wir genau essen. Eine Ernährungsstrategie entwickelt. Vielleicht gibt es schon die ersten Erfolge. Gratulation!

Und es ist klar: Es geht hier um DEIN Leben. Es ist die Chance DEINES Lebens. Zuerst einmal musst DU dich kümmern, niemand anders. Es ist okay, sich auch mal nur um sich selbst zu kümmern. Es ist okay, egoistisch zu sein.

Weniger okay ist es, nach dem Arztbesuch zu sagen: »Wow, meine Werte sind echt nicht die besten. Ich sollte eigentlich mal mehr Vitamine essen und mich mehr bewegen, und ich sollte mich besser dehnen, weil die Muskeln und Sehnen lädiert sind – aber im Großen und Ganzen ist ja alles in Ordnung, dann lebe ich einfach mal so weiter. Muss ja alles laufen.«

Die Botschaft, die ich dir hier einzuhämmern versuche, ist, dass du ab jetzt sagen darfst: »Ab jetzt kümmere ich mich erstmal um mich! Nein, Kollege, ich kann heute nicht für dich einspringen, ich muss zum Sport. Nein, Mama, ich kann den köstlichen Schweinebraten mit dem Knödel und dieser Soße nicht essen. Nein, lieber Freund, ich kann nicht beim Umzug helfen, mein Knie ist gerade mal wieder im Arsch.«

Pass einfach auf dich auf. Und kümmere ich um dich! Pflege kleine Wehwehchen, damit sie sich nicht zu größeren auswachsen. Nimm auch kleinere Hinweise von Ärzten oder den Menschen in deinem Umfeld ernst. Sieh es nicht als Einschränkung; sondern als freundlichen Arschtritt, dich jetzt endlich mal nur um dich kümmern zu dürfen. Bis es dir wieder gut geht.

Nur: Wie misst man, ob es einem gut geht? Und wie sorgt man dafür, dass Wohlbefinden auch in scheinbar guten Zeiten eine Priorität im Leben bleibt?

Ich habe für mich zwei Methoden gefunden.

Erstens: Gesundheit als Golfball

»Sie können doch immer einen anderen Job finden!«, sagt meine Ärztin. »Sie sind wichtiger als Ihre Arbeit, schon alleine deshalb, weil es keine Arbeit mehr geben wird, wenn es Sie nicht mehr gibt. Ich verstehe immer noch nicht, wie Sie das ohne bleibende Schäden überlebt haben.«

Zum Zeitpunkt dieses Gesprächs habe ich zumindest mal die grundsätzlichen Dinge in meinem Leben geklärt und die ersten drei Monate überlebt: Die ersten zwei waren brutal, das wünsche ich niemandem. Ich musste strikteste Diät halten, nun hat sich mit dem, worüber ich weiter oben berichtet habe, meine Ernährung ganz gut eingependelt. Hat ungefähr einen Monat gedauert.

Es sind also gut drei Monate vergangen; Krise abgewendet, nun geht es darum, dass alles auch langfristig funktioniert – und ich muss bei allem, was Doktor Agharwal mir sagt, an das wunderbare Gleichnis mit Einweckglas, Golfbällen, Murmeln und Sand denken. Es passt hier einfach zu gut, um es nicht zu verwenden.

Ich sage der Ärztin, dass meine Sicht auch nach drei Monaten noch immer nicht perfekt ist; ich trage an vielen Tagen noch immer eine Brille und schwanke zwischen 0.5 Weitsicht und 0,25 Kurzsicht.

Ihre Antwort: »Jetzt passen Sie mal auf: Sie waren unter Wasser, und zwar ganz, ganz tief. Können Sie unter Wasser ordentlich sehen?«

»Nein.«

»Sie sind nicht mehr ganz so tief unter Wasser wie noch vor zwölf Wochen; aber Sie sind auch noch längst nicht an der Oberfläche angekommen. Sie denken, dass Sie nun schon wieder schwimmen können? Sorry, das stimmt nicht. Sie rudern noch immer, und zwar immer noch unter Wasser. Können Sie ordentlich sehen, wenn Sie einen Meter abtauchen?«

»Nein.«

»Eben. Wir müssen Sie noch immer an die Oberfläche kriegen – und danach müssen wir dafür sorgen, dass Sie nicht wieder abtauchen. Deshalb: Was ist Ihnen wichtig? Womit füllen Sie Ihren Tag?«

»Nun, zuerst mal: mit meinem Job. Ich muss Geld verdienen, um gemeinsam mit meiner Frau die Familie zu ernähren. Bei mir sind das oft 16-Stunden-Tage, die um drei Uhr morgens enden – ehrlich gesagt, nicht selten mit leeren Pizzaschachteln und Gummibärchentüten neben mir.«

»Aha. Warum in aller Welt sollte jemand so einen Job machen wollen?« Als ich darauf nicht antworte, sagt sie: »Sie können immer einen anderen Job finden. Aber okay: Finanzielle Sicherheit ist wichtig.«

Sie erklärt mir, was es mit dem Golfball-Gleichnis auf sich hat: Der Beruf sei wichtig, ein Golfball, den ich unbedingt zuerst ins Glas legen solle, das wahlweise einen Tag beziehungsweise das Leben repräsentiere. Ich solle das aber verbunden mit der Frage tun, wie groß ich diesen Golfball für mein Glas werden lassen möchte. Also auch, ob daneben überhaupt noch andere Golfbälle reinpassen.

Sie fragt: »Was noch?«

»Okay, ich will natürlich auch Zeit mit meiner Frau und meinem Sohn verbringen.«

»Enge soziale Kontakte – auch sehr wichtig.«

Familie: wahnsinnig wichtig, also ebenfalls ein Golfball.

»Was noch?«

Wir gehen einen typischen Tag durch: Besorgungen, Freunde treffen oder sich zumindest per SMS mit ihnen austauschen, Reparaturen im Haushalt, Nachrichten gucken, Hund ausführen.

»Ja, alles wichtig – aber nicht *überlebens*wichtig, oder?«

So langsam fällt der Groschen. Das sind also alles die Murmeln, die neben den Golfbällen auch noch in mein Glas passen müssen. Aber vorsichtig: Wer Murmeln priorisiert oder zu viele davon ins Glas kippt, hat keinen Platz mehr für die Golfbälle.

»Was tun Sie in Ihrer Freizeit?«

»Puh, wo fangen wir da an? Sport gucken, Videospiele zocken, meinem Hund durchgeknallte Tricks beibringen. Scrollen auf Social Media. Erste Folgen von Serien gucken und die Noch-zu-Ende-schauen-Liste auf eine dreistellige Zahl erhöhen. So Zeug eben.«

»Verstehe ich, geht mir oft genauso. Mann, Ihr Tag ist ganz schön voll!«

Sie erklärt mir, dass ich meinen Tag mit viel zu viel Kleinkram fülle. Das heiße nicht, dass ich daran was ändern solle; es gebe ja kaum schönere Tage als jene voller heiterer Nichtigkeiten. Aber, sie kommt zurück zu den Murmeln: Zu viel von diesem Sand (Kleinigkeiten) neben den Murmeln in meinem Glas sorge dafür, dass womöglich irgendwann meine Golfbälle nicht mehr reinpassen könnten; und weil ich den Job als meine absolute Pflicht sähe und zudem unbedingt Zeit mit der Familie verbringen wolle, bliebe bei mir das Um-Sich-Selbst-Kümmern oft auf der Strecke. Solange alles läuft. Da würden das viele nicht so wichtig nehmen.

»Sehen Sie es mal so: Die Gesundheit ist ein Golfball! Immer! Sie muss eine Priorität werden – oder noch besser: ein Hobby! Sehen Sie auf jeden Fall zu, dass Sie die möglichst bald ins Glas bekommen!«

Die Gesundheit als Hobby – das ist es!

Erinnerst du dich noch, als du ein Kind warst und es diese eine Sache gab, in die man sich reinstresste, als gäbe es nichts anderes mehr auf der Welt? Bei mir war das Tennis. Ich zeichnete Felder mit Ballwechseln, tüftelte an Saiten und trug so lange Zeitungen aus, bis ich mir eine eigene Bespannungsmaschine kaufen konnte. Ich bettelte meinen Vater so lange an, bis er mit mir zu einem Turnier, dem Grand Slam Cup in München, fuhr und ich Boris Becker live sehen durfte.

Ich war freiwillig bereit, für mein Hobby Opfer zu bringen: früher ins Bett, bessere Ernährung, Schuhe putzen. Ich war besessen, und Tennis war für mich in diesem Alter ein Golfball im Einwegglas. DER Golfball! Wichtiger als Schule. Wichtiger als Eltern, manchmal wichtiger als Freunde. Ein echtes Hobby eben, das mich aber außer einer ordentlichen Vorhand noch mehr wichtige Dinge lehrte, wie zum Beispiel, Probleme auf dem Platz allein zu lösen, trotz schlechter Leistung einen Weg zum Sieg zu finden oder den richtigen Umgang mit Niederlagen und Stressmomenten.

Ist es also möglich, auch die eigene Gesundheit zu so einem Hobby zu machen? Es ist doch ohnehin schon so viel zu tun, und der Tag hat nun mal nur 24 Stunden! Braucht man echt noch was, das man in den reinpressen muss?

Darauf die Ärztin: »Ich gebe Ihnen zwei Beispiele. Erstens: Serien gucken. Eine Patientin von mir hat sich ein stationäres Fahrrad gekauft – immer, wenn sie zwei Folgen ihrer Lieblingsserie gucken will, das dauert genau eine Stunde, setzt sie sich dafür auf dieses Fahrrad; sie klemmt sich ihr Tablet auf die Halterung. Ein anderer Patient von mir hat sich ein Laufband unter seinen Schreibtisch im Büro installiert; er schafft damit 25 000 Schritte am Tag während der Arbeit. Bei beiden kommt es dadurch also zu keinem Zeitverlust, wenn sie Sport in ihren Alltag integrieren, ohne dabei die Arbeit oder ihr Hobby zurückfahren zu müssen. Sie selbst haben mir doch erzählt, dass Sie sich freitags immer mit Ihrem besten Freund treffen, der ebenfalls gesund leben will. Warum beginnen Sie dieses Treffen nicht mit einer gemeinsamen Aktivität, Basketball oder so? Und fahren Sie Ihren Sohn nicht zwei Mal pro Woche um sechs Uhr morgens zum Eishockey? Warum gehen Sie nicht selbst mit aufs Eis, anstatt vor der Halle auf ihn zu warten und sich die Zeit mit Handyspielen zu vertreiben?«

Tja, eine wirklich schlaue Antwort fiel mir darauf auch nicht ein: Warum tat ich das eigentlich nicht?

Über meinem Kopf muss in diesem Moment so eine schwebende Glühbirne angegangen sein: Gesundheit als Hobby und dieses Hobby mit anderen Tätigkeiten verknüpfen! Ein genialer Trick, mehr Golfbälle und Murmeln ins Glas zu bekommen. Gerne auch verbunden mit Sand-Elementen, denn nochmal: Es macht Spaß, seinen Tag hin und wieder mal mit völlig unwichtigen Sachen zu füllen … Und Dinge, die keinen Spaß machen, hält niemand lange durch.

Aber, wie die Ärztin sagt: »Sie müssen den Sand auch mal Sand sein lassen, und auch Murmeln müssen manchmal draußen bleiben. Sie werden Opfer schon bringen müssen. Denken Sie einfach daran: Wohlbefinden ist ein Grundrecht, für das es sich zu kämpfen lohnt, für das man dann aber auch kämpfen muss. Ihre Gesundheit sollte Ihnen immer wichtig sein; nicht erst jetzt, weil Sie vor Kurzem fast gestorben wären. Finden Sie einen Weg, Ihre Gesundheit auch längerfristig zum Hobby zu machen!«

Das versuche ich jetzt also, und du solltest das auch.

Bleibt natürlich die Frage: Wie misst man das?

Deshalb, zweitens: Gesundheit als ganzheitlicher Ansatz

Was ich in den ersten Wochen gelernt habe: wie alles mit allem zusammenhängt und warum Wohlbefinden so viel mehr bedeutet als nur, nicht krank zu sein.

Als ich mit diesem Projekt begann, dachte ich zuerst immer an ein Dreieck für die Verbindung zwischen körperlicher, geistiger und sozialer Gesundheit, und wie sie ineinander verwoben und miteinander verbunden sind – fand dann aber ein Symbol, das ich mir mittlerweile sogar auf dem Unterarm habe tätowieren lassen, sehr viel besser:

Ein Kreis mit drei Elementen: dem Körper (hellgrau), dem Geist (dunkelgrau) und dem sozialen Umfeld (grau). Drei Aspekte, die möglichst immer in Balance sein sollten.

Ich habe meinen **Körper** vor dem Zusammenbruch wie viele Menschen wie ein Auto gesehen: Irgendwann war der zwar mal neu und modern, mit zunehmendem Alter und Kilometerstand kamen dann aber ein paar Zipperlein dazu; in regelmäßigen Abständen zum Kundendienst, bei größeren Problemen ging es in die Werkstatt. Dort wurden beschädigte Teile repariert, vielleicht sagte einer der Mechaniker, dass ich von nun an vorsichtiger fahren sollte – worauf ich leider nur selten und meist nur in den ersten Wochen nach dem Check-up hörte. Danach wieder: Vollgas.

Über lange Zeit war ich, das muss ich zu meiner Schande gestehen, sogar töricht genug, auf gut Glück weiterzufahren und weder zum Kundendienst zu gehen noch beim ersten Anzeichen von Problemen die Werkstatt aufzusuchen. Ich war im Frühjahr 2021 wirklich miserabel drauf. Ich fühlte mich deprimiert, schlapp, hatte null Motivation. Ich wusste, dass irgendwas nicht stimmte mit mir, doch ich sah mich um und dachte: »Okay, Junge, ist Pandemie gerade. Jeder ist im Moment schlecht drauf, jeder hat ein paar Kilos zugenommen, niemand ist gerade top motiviert. Wegen so was brauchst du jetzt aber wirklich nicht zum Arzt – wo die doch ohnehin alle auf Anschlag arbeiten, weil Leute um ihr Leben kämpfen. Da willst du daherkommen, weil du ein bisschen deprimiert bist?«

Wie unfassbar dumm von mir. Ich habe die deutliche Botschaft meines Körpers ignoriert.

Was ich nicht wusste: Ich war gar nicht deprimiert, sondern bereits Diabetiker, und diese lustlosen Phasen, in denen ich wirklich in Embryostellung und mit Daumen im Mund auf dem Boden lag, waren nichts anderes als Unterzucker. Ich bin aber erst zum Arzt, als es nicht mehr anders ging und die Diagnose schon lautete: Totalschaden!

Deshalb solltest du, so banal das klingen mag, sofort zum Arzt, wenn du merkst, dass mit dir was nicht stimmt! Und geh auch in regelmäßigen Abständen zur Vorsorge. Ein Auto bringt man doch auch immer pünktlich zum Kundendienst, warum dann nicht sich selbst? Ich war unfassbar dumm und hätte es beinahe mit meinem Leben bezahlt. Du musst ja nicht so dumm sein, wie ich es war! Wohlbefinden ist wirklich mehr als das Ausbleiben von Krankheit.

Ich musste erkennen: Der Körper ist keine Maschine, auch wenn wir häufig so tun. Ein paar Analogien wie zum Beispiel Energiezufuhr oder Abnutzung sind durchaus zutreffend – aber wir vergessen häufig, dass es beim Menschen noch diese beiden anderen Aspekte gibt, die ganz entscheidend dazu beitragen, ob und wie der Körper funktioniert: **der Geist** und das **soziale Umfeld**.

Das heißt: Wir müssen uns vorstellen, dass dieses runde Symbol von oben in Wirklichkeit ein Plateau ist, auf dem wir stehen – und diese Plateau wiederum balanciert auf einem Stock:

Wer sich also zum Beispiel nur auf seinen Körper konzentriert, macht schon mal was richtig, wird aber dennoch irgendwann fallen, wenn die beiden anderen Elemente vernachlässigt werden. Wie wir schon gesehen haben: Manchmal stopfen wir Zeug in uns rein, weil wir wütend oder deprimiert sind oder mit Freunden streiten. Manchmal schaffen wir es nicht zum Sport, weil wir aufgrund von Stress lustlos sind. Es hängt alles mit allem zusammen.

Der beste Zustand wäre natürlich, völlig gelassen in der Mitte dieses Plateaus zu stehen; nur funktioniert das leider eher selten, weil das Leben meist andere Pläne hat. Es kommt zu stressigen Momenten, beruflich oder privat, und schon rutscht der linke Fuß nach außen ab. Wer den rechten Fuß nicht zum Ausgleich bewegt, der wird irgendwann fallen. Es braucht also immer eine Gegenbewegung für die richtige Balance: Ruhe nach einem stressigen Arbeitstag statt einer ausufernden Party und ungesundem Essen als Belohnung. Sport nach zu viel Essen. Ein Spaziergang gegen Blockaden bei der Arbeit.

Wenn du das verstanden hast, hilft es dir, Zusammenhänge zu erkennen und damit zu spielen, wie ich es zum Beispiel weiter oben anhand meiner Ernährung beschrieben habe: Ich musste nicht einfach nur damit aufhören, Süßigkeiten in mich reinzustopfen – sondern ich musste den Grund dafür finden, warum ich überhaupt so viel aß. Es hatte nichts mit dem Körper zu tun, sondern nur mit Geist (Stress) und dem sozialen Umfeld (Menschen, die Stress auslösten). Durch die Arbeit an diesen beiden Defiziten hörte ich auf, in stressigen Momenten oder beim Gedanken an künftige Stresssituationen Süßigkeiten in mich hineinzuschaufeln. Ich fand endlich zu meiner Balance.

Überleg also mal, wie die drei Elemente Körper, Geist und soziales Umfeld in deinem Leben miteinander zusammenhängen und wie sie dein Gesamt-Wohlbefinden beeinflussen.

Ja, eine Waage kann ein hilfreiches Mittel sein, um Fortschritte zu überprüfen, sie ist jedoch keinesfalls der alleinige Indikator für Gesundheit und Wohlbefinden. Eine Waage zeigt dir nicht, ob du deine Balance gefunden hast.

Kann sein, dass man vier Kilo abgenommen hat und sich dennoch schlecht fühlt, weil der Sohn mal wieder frech war – was dazu führt, dass man über sich als Vater nachdenkt – was dazu führt, dass man was Süßes braucht – was dann wiederum dazu führt, dass man sich schlecht fühlt, weil man unbedingt was Süßes gebraucht hat und deshalb wahrscheinlich ein Kilo zunehmen wird.

Man kann also abgenommen haben, einen Sixpack im Spiegel bestaunen – und dennoch ganz und gar nicht gesund sein.

Denn zum Glück gehört für mich das soziale Umfeld zwingend dazu. Vielleicht können es andere, ich nicht: Ich kann nicht alleine glücklich sein. Zu meinem Wohlbefinden gehören andere Menschen, weshalb ich lernen muss, dass ich nur dann wirklich gesund sein kann, wenn meine Beziehungen zu Mitmenschen intakt sind.

Dennoch ist es wichtig, dass du dich erstmal um die Beziehung zu dir selbst kümmerst. Worin ich zum Beispiel noch immer grottenschlecht bin: mit mir selbst zufrieden zu sein. Ich bin süchtig nach Anerkennung von anderen, und das bereitet mir nach wie vor Sorgen. Ich lehne mich dann quasi zu stark auf die graue Fläche und komme ins Ungleichgewicht. Ich empfinde Leistungen, ob nun in der Arbeit oder beim Sport, erst dann als zufriedenstellend, wenn mir andere mitteilen, dass es so ist – obwohl ich in der Lage sein sollte, das selbst zu beurteilen und auch mal auf die Meinung anderer zu pfeifen.

Ich muss also lernen, auch ohne Bestätigung von außerhalb mit mir zufrieden zu sein und dann lockerer mit Kritik umzugehen; denn natürlich kann man nicht einfach jeden Menschen aus seinem Leben entfernen, der einen kritisiert, mit der Begründung, dass einem diese Kritik gerade nicht guttut fürs geistige Wohlbefinden. Man muss schon auch damit umgehen.

Heißt: Ich habe noch ordentlich an mir zu arbeiten.

Aber wir haben ja schon geklärt, dass der Weg zu echter Gesundheit ein Langlauf ist, kein Sprint. Rom zu erbauen hat auch gedauert, und musst du nicht gleich an Tag eins mit allem fertig sein.

Ich weiß, das klingt nun alles völlig banal und irgendwo in dir drin weißt du das vermutlich auch alles schon. Aber auch ich wusste, dass ich viel zu viel Zucker in mich reinstopfte und dass das ungesund war – und habe es trotzdem getan. Ich wusste, dass ich mich beruflich viel zu sehr stresste – und habe es trotzdem getan. Ich wusste, dass mir Beziehungen zu gewissen Leuten schadeten – und habe mich trotzdem nicht losgesagt, sondern es in manchen Fällen sogar bewusst provoziert.

Manchmal rennen wir eben sehenden Auges auf den Abgrund zu. Und obwohl wir das wissen, braucht es ein Einwirken von außen, den umgelegten Schalter im Kopf, den freundlichen Arschtritt, um endlich was daran zu ändern.

Ich glaube, dass die Einsicht, dass es eine Balance zwischen Körper, Geist und sozialem Umfeld braucht, eine der wichtigsten in meinem Leben war. Ich habe das nicht erfunden, es steht ja genau so in der Definition der WHO. Deshalb brauche ich keine Messgeräte, um meinen Fortschritt zu bewerten. Ja, ich messe zwei Mal am Tag meinen Blutzuckerwert – Befehl der Ärztin; eine gute Kontrolle. Ich wiege mich ein Mal am Tag mittags, aber eher zum Spaß. Denn auf ein Zielgewicht arbeite ich ja nicht hin. Mein Bestimmung, die mich antreibt, ist es, bereit zu sein für das Leben, dass ich mit meinem Sohn und meiner Frau noch führen möchte.

Das Problem ist, dass Blutzucker und Gewicht in konkreten Zahlen messbar sind; viele Elemente bei geistiger und sozialer Gesundheit sind es hingegen nicht. Es gibt kein Messgerät, das man an sein Gehirn anschließt und das einem mitteilt: alles okay da oben. Und es gibt auch keine App, um zu überprüfen, ob das soziale Leben gerade erfüllt ist. Man muss das letztlich für sich bestimmen, und da kommt wieder dieser Satz ins Spiel: Pass auf dich auf! Achte auf Botschaften, die dir dein Körper und Geist und vielleicht auch Mitmenschen senden. Manchmal beschweren wir uns über all die Hornochsen, die auf der Autobahn des Lebens in die falsche Richtung fahren – und kapieren nicht, dass wir selbst die Geisterfahrer sind, auch wenn uns alle anhupen.

Meine ganz persönliche Strategie: wann immer ich das Symbol auf meinem Arm sehe – das passiert aufgrund der Stelle meines Tattoos mehrmals am Tag –, mal kurz darüber nachzudenken, ob alle Bereiche in Balance sind. Ob es mir gerade wirklich gut geht.

Falls ja: prima.

Falls nein, frage ich mich, was ich tun muss, um das zu ändern. Und schon hat man eine Aufgabe für die nächsten Stunden ...

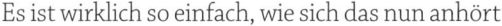

Es ist wirklich so einfach, wie sich das nun anhört. Keine Sorge, es wird noch komplizierter; viel komplizierter, denn man ist nicht nur die Person auf dem Plateau – sondern auch die, die den Stock darunter hält.

Okay, klapp jetzt das Buch noch nicht zu, sondern lies mal weiter. Könnte sich für dich lohnen.

Die sagenhafte Botschaft: *Du* bist verantwortlich dafür, dass alles in Balance bleibt. *Du* darfst dich deshalb auch um dich kümmern. Wenn es deinem Ich oben auf dem Plateau nicht gut geht und es schwankt, kannst du selbst sehr wohl von unten darauf einwirken, dass alles wieder in Balance ist, und musst nicht auf andere warten.

Was ich derzeit oft höre: »Du hast leicht reden, du *musst* das ja alles machen nach dem Koma.«

Totaler Bullshit! Ich könnte auch weiterhin ungesund leben; es war ganz allein meine Entscheidung, mein Leben radikal umzustellen. Ich kenne genügend Leute, die etwas Vergleichbares wie mein diabetisches Koma erlebt haben und sich auch für so einen Wandel entschieden haben: eine Diagnose über mangelnde Lungenfunktion bei Rauchern, Leberschaden bei Alkoholikern, Herzprobleme. Es muss nicht der Holzhammer sein wie bei mir.

Aber: Wie viele Menschen fallen dennoch zurück in alte Verhaltensmuster? Und wie viele sagen, dass sie es nicht schaffen? Wie viele geben auf?

Ist das nicht unendlich traurig, wenn jemand behauptet, es nicht schaffen zu *können*? Es bedeutet letztlich, dass diese Person nicht mehr *frei* ist, weil sie die Kontrolle über ihr Leben abgegeben hat, sodass sich diese Person komplett entmachtet fühlt.

Das war bei mir genauso, gebe ich offen zu: Einer, der sich beinahe zu Tode gefressen hätte, weil er süchtig nach Zucker gewesen ist. Der mehr als 15 Jahre seines Lebens nicht von Zigaretten weggekommen ist. Der sein Leben jahrelang auf den Beruf ausgerichtet hat, für den 20-Stunden-Schichten mit vier Stunden Schlaf dazwischen und Schnell-was-Reinstopfen während der Arbeit völlig normal waren. Der wegen seiner Furcht, irgendwas zu verpassen, überall mit dabei sein musste und deshalb vergaß, auf sich selbst zu achten.

Um bei der Zeichnung oben zu bleiben: Ich kenne diese Winde, die aus allen Richtungen wehen, zu Hurrikans werden und einen umpusten. Ich kenne Leute, die einem gehörig am Plateau wackeln – oder, besser noch, gleich ordentlich gegen den Stock treten, damit man runterfällt. Genauso kenne ich die Verlockungen, die dazu führen, dass man scheinbar freiwillig vom Plateau runterhüpft. Die Zwänge, die an einem zerren: Beruf, Familie, Haushalt. Kenne ich alles.

Und mir ist auch bewusst, dass sich viele Dinge nicht verändern lassen, über die man nur bedingt Kontrolle hat. Aber, und genau das hat mir dieser Holzhammer des Komas eingehämmert: Die Person auf dem Plateau, das bin ich. Und die Person unten, die diesen Stock hält, das bin auch ich. Es mag oft schwierig oder unmöglich erscheinen, aber darüber, ob ich falle, bestimme damit einfach mal nur ich. Das Kontrollierbare, das kontrolliere ich ab jetzt gefälligst selbst.

Wahre Freiheit bedeutet, die Dinge selbst zu kontrollieren, von denen man dachte, dass man sie nicht kontrollieren könne.

Dazu gehört, das ist wichtig, ein bisschen Egoismus. Wie ärgert man sich: »Verdammt, ich kann heute nicht zum Sport, weil ich zur Geburtstagsparty der Nachbarin muss – und vorher noch ein Geschenk kaufen sollte!« Oder: »Shit, heute hatte ich wieder keine Zeit, was Ordentliches zu essen, und habe mir nur schnell zwischen zwei Besprechungen einen Snack reingeschoben.« Oder: »Keine Zeit für Mediation, war zu stressig heute.«

Sollte es nicht, zumindest hin und wieder mal, heißen: »Schade, dass ich es nicht zur Nachbarin schaffe, aber ich muss zum Sport – gratuliere ich ihr eben per Anruf und bringe ihr morgen ein Geschenk vorbei.« Man denkt oft, dass man das nicht tun könne, was sollen denn die anderen denken? Was die anderen aber meist wirklich denken: gar nichts. Du scherst dich viel weniger darum, was andere von dir denken, wenn du dir erstmal bewusst machst, wie wenig sie es wirklich tun.

Es ist völlig okay, die eigene Gesundheit zu priorisieren. Es sollte so oft wie möglich die eigene Entscheidung sein; wenn man das schafft, wird man bemerken, wie man plötzlich auch wieder mehr Zeit für andere Dinge hat. Einfach, weil man nichts tun muss, sondern alles tun kann.

Deshalb: Nein, ich tue das alles, was ich hier beschreibe, nicht, weil ich es *muss*; sondern weil ich es *kann,* und vor allem: weil ich es *will.* Waage und Messgerät sind deshalb für mich keine Damoklesschwerter, die über mir schweben – sondern nur Straßenschilder, die mir zeigen, ob ich auf dem richtigen Weg bin oder kleine Korrekturen vornehmen muss. Mehr mehr nicht.

Das bedeutet aber: Eine gewisse Zeit am Tag gehört mir – und zwar nur mir, und ich kann damit tun, was immer ich will. Ich bin dann aber auch verantwortlich dafür, was ich damit tue! Kann schon mal passieren, dass ich sage: »Ich will auf der Couch liegen und bei Pizza und Bier Fußball gucken!« Das ist dann aber meine eigene Entscheidung, zu der ich voll und ganz stehe. Da gibt es keine Entschuldigung, und ich kann später auch nicht sagen: »Och, hatte ich mal wieder keine Zeit für Sport.«

Hör auf mit diesen Ausreden! Gönn dir eine Stunde am Tag, oder gerne auch mehr. Du entscheidest, was du damit anfangen willst! Wenn du sie mit Fressen und Social-Media-Scrollen verbringst: prima, deine Entscheidung. Komm mir dann aber nicht mit Rumgejammere.

Klappt nicht immer, klar, deshalb setze dir als langfristiges Ziel – und schreib dir das gerne auf –, dein »Ich-Zeit-Konto« innerhalb von zwölf Monaten aufzufüllen.

Eine Stunde am Tag, macht 365 im Jahr. Eineinhalb: 547,5 Stunden. Zwei: 730 Stunden.

Sag mir nicht, dass das nicht reicht, um gesund zu werden – denn ich bin der lebende Beweis, selbst zwei Jahre nach Totalschaden: Das reicht, und es kann jeder! Keine Ausreden.

Die einzige Frage, die wirklich zählt: Geht es dir gut?

Nur ein Mensch kann die Frage beantworten: du selbst.

> »Wer immer tut, was er schon kann,
> bleibt immer der, der er schon ist.«
>
> *Henry Ford*

Eins Erfinde dein eigenes Fitnessprogramm!

Ich will ja nicht angeben, aber ich habe in den sieben Monaten seit dem diabetischen Koma diese sportlichen Erfolge gefeiert:

- Einzel-Sieger bei einem *Pickleball-Turnier*
- Rx-Absolvent aller Prüfungen der *Crossfit Games*
- Finisher des *Hermosa Beach Ironman*
- Torschütze in einem Spiel der *Beer Ice Hockey League*

Und das Allerbeste, kein Witz: Platz neun beim Wettbewerb des Magazins *Health & Fitness* bei der Wahl zum »Mr. Health & Fitness«.

Klingt ein bisschen verrückt, willkürlich, durchgeknallt? Danke schön, genau so soll es sein.

Willkommen am Institut für angewandten Blödsinn.

Denn es war genau mein Ziel, nicht zu zielstrebig nur eine Sache zu verfolgen, sondern eben möglichst unterschiedliche Herausforderungen miteinander zu kombinieren. Ich habe das nicht erfunden;

das war Holger Geschwindner, der aus Dirk Nowitzki einen der besten Basketballspieler der Geschichte gemacht hat. Er hat in seinen Trainingsplänen Fechten mit Saxofon kombiniert, Dribbeln mit Jazz, Physikbücher mit Klavier. Er hat Nowitzki Pirouetten und Froschhüpfer machen lassen, bevor es ans Körbewerfen ging. Es gab: Liegestütze auf Fingerspitzen, danach wieder Klavierspielen. Gedichte aufsagen und gleichzeitig auf einem Bein stehend auf den Korb werfen.

Der Fokus war definiert: Basketball. Nur war Geschwindners Ansatz kontraintuitiv und nicht darauf ausgerichtet, seinen Spieler möglichst viel Zeit in dieser einen Disziplin verbringen zu lassen. Ganz im Gegenteil: Zwar kann man den perfekten Winkel beim Wurf von Nowitzki berechnen, die für diesen Wurf benötigten Fähigkeiten aber ließ er ihn auf andere Weise trainieren.

Was das mit ganz normalen Leuten zu tun hat, die einfach nur gesünder leben wollen? Alles. Wirklich: alles.

Ich war in meinem Leben schon vieles: ein brauchbarer Fußballspieler, ordentlicher Tennisspieler, guter Basketballspieler.

Nur: Ich habe überhaupt keine Lust auf Altherren-Fußball, Tennis ist mir zu knöchel- und kniebelastend – und nach jedem ordentlichen Basketballtraining verlangen sowohl beide Knie als auch der Rücken kartoffelsackgroße Kühlpacks. Die Sportarten, in denen ich mal gut war und die ich wirklich geliebt habe, sind heute nichts mehr für mich. Es ist nicht leicht, das einzusehen und es sich auch einzugestehen; aber ich musste es tun. Vorlieben ändern sich, der Körper ändert sich, Lebensumstände ändern sich.

Wenn ich mich umsehe unter Freunden, Bekannten und Nachbarn, merke ich, dass es vielen Leuten so geht; und dass diese Veränderungen für viele der Grund sind, weniger oder gar keinen Sport mehr zu treiben. Es fehlen sowohl die Verpflichtung, es ein paar Mal pro Woche ins Training und am Wochenende zum Spiel zu schaffen, als auch der Ehrgeiz, etwas erreichen zu wollen und genau deshalb ein klein wenig härter an sich zu arbeiten. Wie man das bei einem Hobby eben tut – und schon sind wir wieder bei diesem Thema: Wohlbefinden als Hobby, für das man bereit ist, Zeit und Geld zu investieren und Opfer zu bringen.

In meinem Umfeld sind manche verletzt, manchen fehlt die Zeit, manche haben ganz einfach keine Lust. Das ist völlig okay, das geht vielen so. Ich kenne den Reflex, die Suche nach Gesundheit im Fitnessstudio zu beginnen. Und ebenso den Reflex, auf irgendeinen In-drei-Wochen-zur-Traumfigur-Blödsinn reinzufallen. Nur: Bei wem hat das eigentlich *jemals* funktioniert?

Ich habe in meinem Leben nicht nur 119 Sportarten und 70 Abnehm-Workouts ausprobiert, ich habe mich auch in 47 Studios an- und wieder abgemeldet. Ich kenne die Versuchung, auf den neuen Fitness-Trend-Zug aufzuspringen: *Jazzerzize, Tae Bo, Zumba, Spinning, Crossfit, Peloton, HIIT*. Ich kenne die Furcht davor, etwas auszuprobieren, das man nie zuvor gemacht hat – und bei dem alle anderen immer gleich irre professionell wirken.

Es gibt auch Leute, die einfach keinen Sport mögen. Meine Frau kann mit Wettkampf, Training und Ehrgeiz überhaupt nichts anfangen. Sie tanzt, gerne stundenlang. Sie geht jeden Tag eine Stunde lang mit dem Hund spazieren, sie dehnt sich täglich, sie mag Yoga und die sogenannte *Bar Method*, eine gewollt wenig intensive Art des Trainierens am Barren. Unsere Zugänge zu Bewegung sind also komplett verschieden, und das ist völlig okay so. Wichtig ist nur, *dass* man sich im Rahmen der eigenen Möglichkeiten bewegt.

Das hat freilich wieder mit unser aller individuellem Startpunkt und Ziel zu tun: Mein Freund Christian freut sich gerade tierisch, dass er jeden Tag mindestens 10 000 Spaziergang-Schritte schafft, und schickt mir jeden Tag ein Beweisfoto. Erika will viermal statt wie bislang ein- bis zweimal pro Woche Sport treiben, Noelle hat sich die 365-in-365-Challenge aus dem Kapitel weiter oben vorgenommen und ist mittlerweile bei 270-in-268 angelangt – sie hat sich also bereits zwei Ruhetage erarbeitet. Mein Bruder will an seinem 60. Geburtstag im Jahr 2030 den Santa Clara Trail wandern. Jeder ist anders.

Wie aber findet man eine Tätigkeit, die zu einem passt, die Spaß macht und einen gesünder werden lässt? Willkommen am Institut für angewandten Blödsinn.

Es gibt nur vier Regeln, die sind aber nicht verhandelbar:

- Hobby
- Zweckmäßigkeit
- Spaß
- Deine Bestimmung

Ich werde nun meine persönliche Geschichte davon erzählen, wie ich zu einem gesunden Verhältnis zum Sport und zur körperlichen Aktivität gefunden habe – und dich dadurch hoffentlich ermuntern, deine persönliche Story zu schreiben, deine für dich perfekte Aktivität zu finden und sie bitte dann in unserem kleinen Netzwerk zu teilen (Link im QR-Code am Ende des Kapitels), um damit womöglich auch noch andere zu ihrer eigenen Erfolgsgeschichte zu ermuntern, und so weiter und so fort. Gerne mit kleinen Challenges wie Etappenzielen, 365-in-365 oder Jeden-Tag-einen-Liegestütz-mehr.

1. Hobby: Finde eine Aktivität, auf die du ein paar Mal pro Woche wirklich Lust hast!

Ich bin im Sportler-Sternzeichen *Junger Hund* geboren – ich bewege mich nur, wenn ein Ball in der Nähe ist. Waldläufe oder Fahrradfahren (im schlimmsten Fall auch noch einen Berg hinauf) sind nicht mein Ding, Wandern auch nicht. Ich mag Bälle; ich mag Rückschlagspiele, also Tennis, Federball, Ping Pong. Über einen Freund kam ich zu Pickleball, einem Tennis-Ping-Pong-Hybrid, der sich in den USA immer größerer Begeisterung erfreut – im Jahr 2023 war es die am rasantesten wachsende Sportart auf der Welt.

Pickleball enthält ein paar wie für mich gemachte Anforderungen: eine gute Mischung aus Kraft, Ausdauer und Technik ebenso wie eine anspruchsvolle mentale Komponente. Außerdem mittelfristige Ziele, wie Turniere in der Gegend, die einen härter trainieren, durch das Lernen einer neuen Tätigkeit geistig fit und durch den Kontakt mit dem Trainingspartner sozial engagiert werden lassen. Das Ziel ist also, bei einem dieser Turniere möglichst gut zu spielen, in einer möglichst hohen Leistungsklasse. Hätte für mich, ganz ehrlich, auch Tischtennis sein können, Squash oder Badminton. Völlig egal!

Dabei bekam ich doppelt Hilfe: Einerseits von drei Freunden, die diese Sportart ebenfalls lernen wollten und ungefähr auf meinem Niveau damit anfingen – ich kann nicht oft genug sagen, wie wichtig dieser soziale Aspekt gerade beim Sport ist. Heißt für dich: Hol endlich die Tischtennisplatte auf dem Keller und lade deine Freunde ein! Gehe zum Fußball-Zocken mit dem Nachbarn! Gehe im Wald joggen mit der Freundin! Finde etwas, das du freiwillig und wirklich gerne tust, am besten gleich ein paar Mal pro Woche. Umso besser, wenn auch noch Freunde mit dabei sind.

Was mir andererseits half, und deshalb ist die Tischtennisplatte daheim so wichtig: Ich kann den Platz mit dem Fahrrad oder sogar zu Fuß erreichen, in weniger als fünf Minuten! Was bringt einem die tollste Aktivität, wenn keiner mitmacht und man eine Stunde braucht, um überhaupt dort hinzukommen, wo man sie ausübt? Gar nichts, und damit sind wir schon beim nächsten Punkt.

2. Zweckmäßigkeit: Melde dich bei der am einfachsten zu erreichenden Aktivität an!

Wer mehr als 15 Minuten zu seinem Fitnessstudio braucht, das zeigen Studien, geht pro Woche knapp einmal seltener hin. Die Entfernung zu meinem: 220 Schritte; einfach die Straße rüber. Ich bin nicht dort, weil es das tollste Gym der Welt wäre, es ist im Gegenteil sogar ein wenig heruntergekommen. Ich gehe einzig und allein wegen der kurzen Entfernung dorthin. Sagt übrigens auch der Besitzer: In der Zeit, in der man nach dem perfekten Studio sucht, könnte man auch Sport treiben.

Während der Covid-Pandemie hatte dieses Studio trotz Ausgangssperre durchgehend geöffnet, weil der Eigentümer jeden Morgen alle Geräte auf den Parkplatz schleppte und dort einfach ein Open-Air-Studio betrieb. Dieses Studio war mein Lebensretter, weil ich trotz Ausgangssperre eine Stunde lang am Tag unter Leute kam, die dann zu Freunden wurden (denk dran: Freunde = soziale Gesundheit), weil ich frische Luft bekam und mich bewegte.

Und: Ja, es ist ein Crossfit-Gym, aber ich absolviere nur hin und wieder das vorgeschlagene Workout. 80 Prozent der Zeit mache ich mein eigenes Ding: auf dem Fahrrad; Krafttraining; vielleicht auch mal nur Dehnen. Ich bin dort, weil es mir einfach Spaß macht und nur eben die Straße rüber ist – und dort angekommen mache ich dann, was immer gerade angeboten wird und ich gut finde.

Damit ist die Frage für dich also nicht: *Was soll ich tun?* Sondern erstmal: *Wo?* In meinem Fall ist es ein Crossfit-Gym, es kann für dich aber auch ebenso gut ein Tanzstudio sein, ein Tischtennisverein – was weiß ich. Du kannst heutzutage doch einfach im Internet suchen: Geh auf *Google Maps* und check mal den Umkreis zu deinem Haus oder deiner Wohnung aus. Kann Fitness sein, Yoga-Club, Fußballverein – was immer du bevorzugst. Wichtig ist nur: Bewegst du dich? Verbrennst du Kalorien? Macht es dir Spaß? Hat es den erwünschten Effekt? Wirklich: Mach, was du tun *willst* – und nicht, was du vermeintlich *musst*.

Zweckmäßigkeit bedeutet: Schnell ein kleines Workout in der Mittagspause? Kein Problem! Zwischen Arbeitsende und Abendessen? Kein Problem! Die Nähe ist entscheidend, und es passiert mir manchmal sogar, dass ich auf dem Weg von der Arbeit nach Hause allein durchs Vorbeifahren am Nachbar-Gym daran erinnert werde, vielleicht doch noch eine Einheit zu absolvieren. Die Möglichkeit, jederzeit trainieren zu können an einem Ort, der nur eine Minute zu Fuß entfernt liegt, ist wichtiger als jedes Programm.

Das Interessante: Ein paar meiner Crossfit-Freunde sind mittlerweile auch zu Pickleball-Freunden geworden, und eine Fitnesstrainerin half mir durch Übungen, die Schulter nicht zu sehr zu belasten. Alles hängt mit allem zusammen, und damit sind wir schon bei Punkt drei.

3. Spaß: Es muss nicht immer alles aufs große Ziel ausgelegt sein!

Ja, krass, dass man das extra sagen muss, aber: Sport sollte Spaß machen! Auch dir! Und bevor ich dir davon erzähle, welchen Spaß ich beim Sport habe, hier eine kleine Anekdote: Mein Freund Andrew hat 13 Kilogramm durch Virtual-Reality-Boxen abgenommen! Kein Witz, er hat sich so eine Brille gekauft, und dann hat er versucht, in einer Box-Simulation so gut wie möglich zu werden. Er schwitzt dabei, ich habe es selbst erlebt, wie ein echter Boxer, und ich sollte noch erwähnen, dass Andrew die unsportlichste Person ist, die man sich vorstellen kann, und er hat kein Problem damit, wenn man ihm das sagt. Er würde nie in ein Fitnessstudio gehen, niemals auf eine Fahrradtour. Er würde lieber eine Wurzelbehandlung über sich ergehen lassen, als an einem Fußballspiel oder Tennismatch teilzunehmen. Was ihm aber gefiel: VR-Boxing. Dafür kaufte er sich sogar Gewichte für die Handgelenke, weil es ihm damit noch mehr Spaß machte.

Deshalb: Suche auch du dir etwas, worauf du wirklich Lust hast!

In meinem Dorf, südlich von LA, gibt es eine verrückte Tradition: Den »Hermosa Beach Ironman«. Eine Meile, also 1,6 Kilometer, mit einem Surfboard im Pazifik paddeln, danach eine Meile am Strand laufen – und dann ein Sixpack Bier leeren. Wer das zuerst schafft, gewinnt. Annie Seawright hat 16 Mal gewonnen. Die Frau ist eine Legende, Queen of Hermosa Beach. 57 Jahre alt, Ultra-Langstreckenläuferin, Olympia-Qualifikantin im Hindernislauf und sechzehnfache Hermosa-Beach-Ironwoman. Wenn die sich nicht zu schade ist für so einen Blödsinn, warum sollte ich das sein?

Seit fünfzig Jahren machen die das an jedem 4. Juli, dem amerikanischen »Independence Day«. Jawohl, es ist totaler Blödsinn – na und? Vielleicht gibt es bei dir einen Fünf-Kilometer-Firmenlauf. Ein Hobby-Fußballturnier. Einen Gaudi-Fitnesscontest. Benefiz-Tennis. 24-Stunden-Schwimm-Extravaganza. Eisstockturnier. Irgendwas, das Laune macht, bei dem man Leute trifft und quasi nebenbei fit wird. Ganz egal, was es ist: Es wird sich für dich lohnen.

Für den »Ironman« in meinem Heimatort habe mich angemeldet, ich habe trainiert – und ich habe teilgenommen. Das war's. Nächstes Ziel: der Fünf-Kilometer-Benefizlauf des Eishockeyvereins Los Angeles Kings. Ich will mich nicht blamieren, weil mein Sohn da auch mitlaufen wird, also trainiere ich nun diese Strecke. Und damit sind wir schon beim letzten Punkt.

4. *Deine* Bestimmung: Finde etwas, das zu deinem Grund dafür passt, gesund sein zu wollen!

Ich habe in meinem Leben noch nie wirklich Eishockey gespielt. Ja, ich war als kleiner Bub immer mal wieder auf einem Teich unterwegs und habe mit meinen Freunden gezockt, aber ich war nicht besonders gut in Sportarten, bei denen ich die Beine nicht unter Kontrolle hatte, also habe ich mich als Kind geweigert gegen: Schlittschuhfahren, Skifahren, Snowboarden.

Ich bin erst, seit ich 42 bin, überhaupt in der Lage, mich auf Schlittschuhen vorwärts zu bewegen. Mehr nicht, keine Kurven, kein Rückwärtsfahren. Wenn mich jemand schubst, falle ich einfach um. Ich kann Linkskurven, aber nicht nach rechts fahren. Ja, es ist echt so peinlich – na und?

Irgendwann war es aber so, dass mein Bub unbedingt mehr trainieren wollte, und eine der Gelegenheiten dafür war: *Stick Time* um sechs Uhr morgens, vor der Schule. Dabei können die Kinder aufs Eis und entweder allein oder auch miteinander an ihren Fähigkeiten feilen, und hin und wieder gibt es auch Trainingsspielchen der *Beer Ice Hockey League* – so nennt man die Amateur-Ligen der Erwachsenen.

Irgendwer musste unseren Sohn also zwei Mal pro Woche um halb sechs zur Eishalle bringen, von sechs bis sieben Uhr dort herumsitzen und ihn nach dem Duschen in der Schule abliefern. Wer macht so was freiwillig?

Nun, es war natürlich auch die einmalige Gelegenheit, mir zu beweisen, dass ich das mit meinem Ziel auch ernst meine: Dass ich Zeit verbringen will mit meinem Sohn, dass ich bereit sein will für Abenteuer und dass ich dabei auch auf seine Wünsche eingehe. Ich kaufte mir also Schlittschuhe, einen Schläger und die komplette Panzerung inklusive Helm und Handschuhe. So weit, so gut.

Ich muss schrecklich ausgesehen haben, als ich das erste Mal auf dem Eis neben all diesen richtig guten Cracks auftauchte. Na und? Mein Sohn klatschte alle zehn Minuten mit mir ab, weil er einen Heidenspaß hatte und es ziemlich toll fand, dass sein Vater wegen ihm was Neues lernt – und das tue ich immer noch: Ich lerne, wie man nach rechts fährt. Wie man übersteigt, wie man sich dreht, wie man mit dem Puck umgeht, wie man gezielter schießt und wie man Bodychecks eines 13-Jährigen überlebt.

Mach du das auch: Finde eine Aktivität, die perfekt zu deiner Bestimmung passt – dann ist es möglich, dass eine der tollsten Erfahrungen deines Lebens auf dich wartet.

Es dauert ein paar Monate, dann kommt dieser Moment, auf den jeder Anfänger wartet: wenn man gefragt wird, ob man mitspielen will. Auf dem Bolzplatz beim Fußball, beim Beachvolleyball, beim Eishockey. So gut ich das im ersten Moment fand, wurde mir ziemlich schnell klar: »Nein, ich bin eigentlich nicht gut genug, es sind ganz einfach nur neun Leute inklusive Torhüter da und sie brauchen einen, damit ein Spiel zusammengeht – und das bin ich.«

Ich war wohl mehr Hindernis als Mitspieler, aber das war völlig egal. Ich hatte eine Riesengaudi. Das Wichtigste jedoch: dieser Blick von meinem Sohn, wenn er an mir vorbeifuhr und mir seine Augen sagten, dass er das so richtig toll fand, dass der Papa nun ein bisschen mitzockte. Ich weiß nicht, ob es mir in meinem Leben schon mal so gut ging wie bei diesem Spiel, bei dem ich richtig abgezogen wurde. Ich, der immer gewinnen *muss*, hatte nun einen Megaspaß beim Sich-blamieren – und dann kam dieser Moment.

Ich kriege einen Pass von einem, der mal Profi in einer osteuropäischen Liga gewesen ist; es verteidigt sowieso keiner gegen mich Lusche, also gibt es nur meinen Sohn, der diese Gelegenheit nutzen will, mich gepflegt per Bodycheck vom Eis zu substrahieren. Ich weiß, dass das passieren wird, hole trotzdem aus und schieße.

In meiner Erinnerung lief es so: Ich treffe das Ding perfekt, wie es Leon Draisaitl, das deutsche Wunderkind in der amerikanischen Eishockeyliga, täte, der Puck segelt ins rechte obere Eck; den Check vom Sohn danach stecke ich locker weg.

In Wirklichkeit habe ich keine Ahnung mehr, was da genau passiert ist, weil mich dieser Check derart durchschüttelte, dass ich mir danach zwei, drei Knochen auf dem Eis wieder zusammensuchen musste. Der Torwart, Finns Freund Jake, sagte, er hätte einen schlimmen Aussetzer gehabt und den Puck durch die Beine gelassen. »Five Hole« nennen sie das beim Eishockey.

Erstens: Ich bin über 40, da werden Sport-Erinnerungen nun mal zu Heldengeschichten. Punkt. Bei der nächsten Erzählung bin ich noch ein paar Meter weiter weg vom Tor, und der Schuss ist noch härter und genauer.

Zweitens: Es war tatsächlich ein Tor.

Drittens: Ist es nicht völlig egal, was da genau passiert ist? Ich hatte das Ziel doch längst erreicht: Ich war bereit für das Abenteuer mit meinem Sohn, habe was Neues probiert und dabei trainiert – alles hängt mit allem zusammen. Das Allerwichtigste: Mein Sohn war davon begeistert. Es sind Momente wie jene, wenn wir nach dem Training zusammen die Halle verlassen, uns den Sonnenaufgang ansehen und uns vor Schulbeginn noch einen Kaffee und eine Heiße Schokolade gönnen und ein bisschen über das Leben plaudern, die der Kern dessen sind, was ich als meine Bestimmung empfinde.

Besser geht's nicht.

Nur so viel: Mittlerweile sind vier andere Väter mit dabei, wenn wir morgens zur *Stick Time* kommen, und das ist der zweite Moment, der mich derart glücklich werden lässt, dass ich es kaum beschreiben kann: Wenn man merkt, dass man nicht verlacht wird als Anfänger, sondern anderen als Inspiration dient, die sagen: »Wenn der das macht, dann will ich das auch!«

Ist das nicht die perfekte Zusammenfassung dieses Buches? Wenn ich das kann, kannst du das auch!

Vielleicht wirst du Tischtennismeister beim Nachbarschaftsturnier. Vielleicht lernst du mit deinem Partner tanzen. Vielleicht ist es dein Ziel, den Santa Clara Trail zu laufen, also schaffst du vorher ein paar tolle Wanderungen in deiner Gegend. Vielleicht schaffst du einen persönlichen Rekord beim Bankdrücken. Vielleicht nimmst du an einer Virtual-Reality-Fitnessstunde teil. Vielleicht nimmt dich dein Kind mit zu seiner Sportart. Sei einfach offen, und wenn du was erreichst: Sei stolz darauf, und schick mir gerne die Berichte von deinen Aktivitäten und Rekorden.

Hoffentlich geht es dir wirklich wie mir: völlig normaler Typ, dem es elendiglich ging, der sich gaudihalber bei diesem Fitnessmagazin-Wettbewerb anmeldet – und inmitten von Hunderten von Fitnessgurus, Influencern und Ernährungshelden tatsächlich auf Platz neun gewählt wird. Auch 'ne Story: vom schlimmsten Zustand in die Top Ten des »Mr. Health & Fitness«. Und wieder: Wenn *ich* das schaffe, dann kann das jeder.

Ja, ich bin wirklich unfassbar stolz darauf, wohin mich mein Weg bislang gebracht hat, und das solltest du auch sein, wenn du auf deinem eigenen Weg bist und eines deiner Ziele erreichst – dazu kommen wir gleich.

Zuerst aber das letzte Zauberwort, die Kombination aus den vier Regeln oben: *Freiheit*.

Ich bestimme, was ich tun will. Wenn keiner meiner Freunde Zeit für Pickleball hat, gehe ich eben die Straße rüber zum Crossfit – und weiß, dass das Training mir auch für Pickleball hilft. Wenn der Sohn morgens kein Eishockeytraining hat, laufe ich mit dem Hund zum Strand. Wenn es regnet, setze ich mich zu Hause auf den Heimtrainer und gucke Draisaitl beim Eishockey zu oder mache Übungen auf der Couch mit Widerstandsbändern. Oder ich versuche was komplett Neues; ein Freund schlug kürzlich »Strand-Rugby« vor. Warum denn nicht? Meine Frau sagt seit Jahren, dass sie Rugby-Spieler für die Krone der Schöpfung halte, warum also nicht wenigstens so tun, als wäre ich einer?

Der einzige Zwang, den ich mir auferlegt habe: 365 Einheiten in 365 Tagen. Das war mein Ziel, meine Challenge, und die habe ich geschafft. Aber der Weg dahin: völlige Freiheit. Ich kann überall dabei sein, weil ich mittlerweile fit genug dafür bin, und das gibt mir ein tolles Gefühl von Selbstbestimmung. Ich kann alles tun, was ich will, wann ich will, wie ich es will.

Wer feste Trainingszeiten wählt, weil er Gewohnheit und Strukturen braucht: gern – das ist mir auch wichtig, Dienstagabend und Samstagmorgen sind etwa fest eingeplant, und das sage ich nur selten ab. Es sollte lediglich die eigene Entscheidung sein und nicht aufgezwungen, denn das ist letztlich der Grund, warum man sich am 1. Januar im Fitnessstudio anmeldet und spätestens am 30. Juni wieder kündigt: Man geht nicht freiwillig hin und irgendwann lässt man es bleiben.

Genauso läuft es mit angeblich todsicheren Programmen, die in Magazinen und von Instagram-Influencern beworben werden. Ist irgendwer schon mal länger als ein Jahr an so was drangeblieben und hatte tatsächlich Spaß und Erfolg damit? Ich wette, es sind weniger als fünf Prozent. Und wo wir schon dabei sind: Es gibt einen Unterschied zwischen »Influencern« (wollen einem was verkaufen) und Leuten, die einem wirklich Tipps geben auf sozialen Medien. Meide die einen und folge den anderen, den Unterschied findest du schnell raus.

Okay, hier also der goldene Weg, dein eigenes Institut für angewandten Blödsinn ins Leben zu rufen!

- Finde eine Tätigkeit, die dir wirklich Spaß macht. Ein Hobby, in das du gerne Zeit und Geld investierst. Das du betreiben *willst* und nicht *musst*.
- Finde kurz- und mittelfristige Ziele. Das kann ein Sieg gegen Bekannte sein, Erlernen eines Tanzstils, das Wandern auf einen Berg – oder 10 000 Schritte am Tag.
- Was Freunden Spaß macht, muss nicht Deins sein. Du könntest es aber probieren und dann eine Entscheidung treffen.
- Finden eine Tätigkeit, die du leicht erreichen kannst. Was bringt es, Mitglied im tollsten Studio der Welt zu sein, wenn es eine Autostunde weit weg ist? Ich habe dieses Crossfit-Studio nur probiert, weil es die Straße rüber war. Das Zauberwort: leicht zu erreichen. Also: Zweckmäßigkeit.

- Niemand muss einen Sport sein Leben lang lieben. Du warst mal ein toller Tennisspieler? Wunderbar. Es gibt aber keine Verpflichtung, das jetzt auch noch zu sein. Manchmal macht es mehr Spaß, etwas Neues zu lernen und dabei auf niedrigem Niveau was zu erreichen, als sich jahrelang aus Angst vor einem Absturz an einen Berg zu klammern, den man schon erklommen hat.
- Sei aufgeschlossen für Neues! Ja, kann sein, dass man mit Crossfit nicht besonders viel anfangen kann – aber man kann es probieren. Plötzlich merkt man: Ist vielleicht doch was! Bonus: Neue Dinge lernen fordert dich auch geistig heraus.
- Suche dir eine Tätigkeit, die du gemeinsam mit anderen ausüben kannst. Ich weiß, dass es Leute gibt, die gern allein mit ihren Gedanken durch den Wald joggen. Gerne, nur zu! Es hilft den meisten aber, jemanden dabeizuhaben, der sie anspornt, regelmäßig und intensiver zu üben. Da komme ich zurück zu Crossfit: Ich dachte, dass ich mit dem Vibe in einer Crossfit-Bay nicht viel anfangen könne – und habe festgestellt, dass ich genau das ein paar Mal die Woche brauche. Und war überrascht, dass ich dort tatsächlich richtig gute Freunde gefunden habe.
- Lege kleine und mittlere Ziele fest. In meinem Fall: der Spaß-Triathlon. Es kann eine Wanderung mit Freunden sein, eine Benefiz-Sportveranstaltung, ein Tanzwettbewerb. Wieder: Es sollte sich nach einem Hobby anfühlen; nach etwas, das man tun *will* und nicht *muss*.
- Suche nach Verbindungen, tüftele rum! Die gibt es beim Sport immer; alles ist mit allem verbunden! Plötzlich tut der Oberschenkel beim Pickleball nicht mehr weh, weil man im Crossfit bestimmte Übungen macht, Schlittschuh läuft oder Fahrrad fährt. Oder: Hüftbewegungen beim Eishockey sind idealer Ausgleich für die beim Pickleball und ergänzen sich mit Core-Übungen bei Crossfit – aus einem ehemaligen Bandscheibenvorfall-Patienten ist ein Mensch geworden, der seit vier Jahren keine Rückenprobleme mehr hat.

- Bewegung muss nicht immer das primäre Ziel sein. Du fährst Ski, um danach mit Freunden zu feiern? Super! Du wanderst, weil es auf der Hütte diese tolle Fleischplatte gibt? Gerne! Du bist nur in der Gymnastik, weil danach ein Gruppen-Wein auf dich wartet und du dringend so einen Abend brauchst? Toll! Mache, was immer dich dazu verführt, dich zu bewegen.
- Verliere bei all den kleinen Zielen (und den größeren, zu denen man vom eigenen Ehrgeiz ja hin und wieder getrieben wird) nicht das ganz große Ziel aus den Augen, für das du wirklich gesund sein willst. Deine Bestimmung. In meinem Fall: das Eishockeytraining mit meinem Sohn. Dafür lasse ich alle anderen Workouts sausen.

Solltest du keinen dieser Ratschläge befolgen wollen – das Institut für angewandten Blödsinn ist nicht für jede Person –, dann bitte wenigstens diesen: Beginne möglichst früh im Leben mit Stretching. Es wird einen Moment geben, ab dem es zu spät dafür ist. Wer sich ordentlich dehnt, körperlich wie geistig übrigens, wird diesen Moment nie erleben. Dafür aber wunderbare Augenblicke wie den, in dem ein Puck durch die Beine eines 13 Jahre alten Hüters ins Tor kullert – und so was Unbedeutendes zu einem der Höhepunkte wird, weil einen der Sohn dafür lobt.

Checkliste:

- *Finde eine Aktivität, die dir wirklich Spaß macht. Drei Mal pro Woche.*
- *Finde dafür einen Ort, der leicht zu erreichen ist; gerne die Tischtennisplatte im Garten oder das Laufband vor dem Fernseher.*
- *Finde Gleichgesinnte, mit denen du gerne trainierst und die dich motivieren und niemals runterziehen.*
- *Auch ein bisschen freundschaftliche Rivalität mit dem »besten Feind« kann eine tolle Motivation sein, um etwas ehrgeiziger zu trainieren.*

- *Setze dir immer wieder kleine Ziele, die du erreichen willst – und gerne auch ein größeres.*
- *Verbinde deine Aktivität mit deinem individuellen Grund, warum du gesund sein willst.*

Hier geht's weiter!

»Gewohnheiten sind wie ein bequemes Bett:
Es ist leicht, sich hineinzulegen –
und schwer, wieder aufzustehen.«

Koreanisches Sprichwort

Zwei Schaffe Gewohnheiten!

6081.

Das ist das Level, das ich beim Handyspiel *Toy Blast* erreicht habe, und mein Sohn findet, das müsse ein Rekord fürs Guinnessbuch sein. Ich finde, er hat vollkommen recht. Meine Kategorie: »Größte Zeitverschwendung«. Es dauert durchschnittlich 63 Sekunden, ein Level zu schaffen, ich brauche im Schnitt 2,3 Versuche.

Ich habe mit *Toy Blast* insgesamt 881 137 Sekunden verbracht. 14 686 Minuten. 245 Stunden. Mehr als zehn Tage. Bin ich komplett verrückt? Wer so viel Zeit verplempert, darf nie wieder behaupten, keine Zeit für irgendwas zu haben.

Nein, jetzt kommt kein Handyspiel-Bashing. Der Mensch ist zum Spielen geboren, er ist ein *Homo ludens*, und man entspannt sich durch diese kleinen Zockereien enorm, man schärft die Sinne; ob das nun ein echtes Puzzle ist oder Handy-Puzzelei. Worum es geht: Zeit. Haben wir nicht alle viel zu wenig davon? Und vor allem:

Hatten wir nicht früher, als wir jünger waren, viel mehr davon? Warum haben wir jetzt plötzlich keine mehr?

Als Teenager konnte man so viele Erlebnisse in eine Woche packen, dass es für ein ganzes Leben reichte. Doch heute denkt man häufig: Wieder nichts geschafft! Und wieder nicht zum Sport oder zum Wochenmarkt gekommen.

Und dann sitzt man mit einer Tüte Chips auf der Couch – und spielt *Toy Blast*. Level 6082.

Klar, gibt immer was zu tun: Arbeit, Haushalt, Kinder; mit Freunden sollte man auch mal wieder telefonieren. Keller aufräumen. Balkon reparieren. Küche renovieren. Irgendwas ist immer. Haben wir schon debattiert, die Murmeln im Lebensglas, wegen denen die Golfbälle, also die wichtigen Sachen, manchmal nicht mehr reinpassen.

Der dümmste Spruch, den ich jemals gehört habe: »Auch der Tag von Beyoncé und Elon Musk hat nur 24 Stunden.« Stimmt, aber Beyoncé wartet nicht am Flughafen aufs Einchecken oder im Supermarkt an der Kasse. Elon Musk muss nicht die Formulare für die Einschulung seiner Kinder ausfüllen oder den Elternabend planen, und keiner der beiden hat jemals versucht, einen Handyvertrag zu kündigen oder am Telefon einer Fluglinie mit einem echten Menschen zu sprechen. Deshalb: Ja, ich verstehe, dass viele Leute sehr wenig Zeit haben, weil der Tag einfach schon voll ist mit solchen Aufgaben.

Toy Blast ist kein Hobby, keine Aufgabe. Es ist Sand im Glas, und wer zu viel Sand ins Glas schüttet, hat keinen Platz mehr für irgendwas anderes. Nochmal: Leg mich bitte nicht darauf fest, dass es ein Handyspiel ist. Jeder Mensch hat so eine Tätigkeit – etwas, mit dem man sich beschäftigt, wenn man gerade mal ein paar Minuten Zerstreuung braucht.

Bei mir: Am Flughafen-Gate. Wenn ich nach dem Training des Sohnes auf ihn warte. Während der Werbepausen beim Sportgucken. Auf dem Klo. Es ist ein pawlowscher Reflex: Wann immer ich ein paar Minuten Zeit habe – zu viel zum Einfach-nur-Rumsitzen, zu wenig, um was Sinnvolles zu tun –, klingelt ein Glöckchen und lässt mich die App öffnen. Wobei es natürlich angenehm ist, dass ich diese Zerstreuung immer in der Hosentasche mit dabeihabe.

Es ist Zeit*vertreib* – kein Zeit*nutzen*. Der englische Begriff trifft es noch besser: killing time – man tötet wortwörtlich Zeit, in der man was Besseres tun könnte.

Ist *Toy Blast* wirklich ein Grund dafür, es nicht zum Sport zu schaffen? Oder am Ende doch eine Ausrede?

- Wenn man sich, meist unbewusst, so konditioniert hat, kann man sich auch umprogrammieren; wie beim Essen, und zwar einfacher, als man vielleicht denken mag. Es erfordert ein wenig Vorbereitung und dauert ungefähr einen Monat. So lange braucht es, bis das Gehirn eine Tätigkeit zur Gewohnheit werden lässt, und wenn mein Hund tanzen lernen kann (er dreht sich auf den Hinterbeinen um sich selbst, manchmal inklusive Headbangen), dann sollte ich es auch schaffen, mein Hirn neu zu verschalten.

Die Vorbereitung:

- Eine kostenlose Fitness-App aufs Handy laden und dort das personifizierte Workout »Pawlow« kreieren. Das bedeutet nichts anderes als: Wenn das Zeitvertreib-Glöckchen klingelt, nicht zum Handy-Spiel greifen, sondern was tun, das einen gesünder werden lässt. Das kann eine Fitness-Session sein, das Pflegen einer Beziehung oder eine Mental-Health-Übung. Ja, letztlich ist es ein Mini-Tagebuch, und es ist kein Zufall, dass ich diese App auf dem Telefon dort ablege, wo davor *Toy Blast* gewesen ist. Das wandert nach hinten auf Screen drei.
- Direkt neben der Fitness-App: Eine App für Meditation und geistige Entspannung und mein Nachrichtendienst für die Kommunikation

mit Freunden mit Erinnerungsfunktion, wem ich schon länger nicht mehr geschrieben habe.
- Widerstandsbänder, die ich schon nach sieben Tagen wie selbstverständlich mit mir herumtrage wie Handy und Geldbeutel. Passt in jede Hosentasche, so ein Band.

An Tag eins bin ich hochmotiviert und ich greife ganz bewusst nicht zu *Toy Blast*, sondern zu den Alternativen, die ich vorbereitet habe: Die 15 Minuten Wartezeit auf meinen Sohn verbringe ich mit Widerstandsband-Übungen vor der Halle, das Interessante daran: Niemand, wirklich niemand sieht mich dabei schief an mit diesem Was-in-aller-Welt-macht-dieser-Tölpel-da?-Blick, ganz im Gegenteil: Ein paar Leute nicken, zwei sprechen mich an. Eine Frau sagt: »Super Idee, sollte ich mir auch zulegen.« Ein Mann: »Hast du noch so'n Band dabei?«

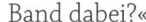

15 Minuten entsprechen sechs *Toy-Blast*-Levels, und genau das schreibt die Fitness-App auf: sechs Pawlow-Level.

Mittags, beim Warten auf eine Kollegin: drei Textnachrichten an gute Freunde, ein Anruf bei der Mama; sechs Minuten – zwei Pawlow-Level. Abends auf der Couch: zehn Minuten Entspannungsübung, geistiges Dehnen – vier Pawlow-Level.

Insgesamt schaffe ich an diesem Tag 27 Level. Und zudem vier *Toy-Blast*-Level, weil ich dazwischen bewusst auch mal einfach nur zocken will.

Die erste Woche läuft gut, insgesamt werden es 183 Level. Ich könnte aber nicht sagen, dass ich eine Veränderung spüre: Ich werde nicht fitter oder fühle mich entspannter. Was mir jedoch auffällt: Ich träume nicht mehr von *Toy Blast*. Ja, man träumt von solchen Spielen, in meinem Fall: *Minesweeper* als Teenager, *Siedler von Catan* (das Brettspiel) während der Studienzeit sowie *Schafskopf* und *Poker* mein komplettes Leben lang.

In der zweiten Woche muss ich mich zwingen; es ist die härteste Zeit der Konditionierung. Das Gehirn ist vom *Toy-Blast*-Teufelchen besessen. Es fühlt sich an wie Entzug. Der Teufel will mir einreden, dass ich mit Widerstandsband komisch aussehe und bei Entspannungsübungen in der Öffentlichkeit lächerlich – und dass mich Leute, die ich aus scheinbar heiterem Himmel anrufe, für einen Spinner oder Stalker halten.

Es ist Arbeit – aber eine, die sich lohnt: Die Mental-Health-App lobt mich, »wirklich engagiert«; für die Bänder suche ich nach neuen Übungen, weil ich damit tatsächlich spürbar beweglicher und kräftiger werde:

- am Po, wenn man sich das Band um die Knöchel spannt und einfach ein bisschen wie ein Krebs seitlich hin und her geht – den trainiert man ja sonst kaum
- an den Schultern, wenn man das Band an den Handgelenken spannt und einfach die Arme ausgestreckt über den Kopf hält
- an Bizeps und Trizeps, wenn man es um den Fuß legt und vor dem Körper oder hinter dem Kopf nach oben zieht
- an den Waden, wenn man es mit der Hand festhält und den Fuß nach unter drückt

Eine Liste mit weiteren Übungen und Anleitungen findest du unter dem QR-Code am Ende des Kapitels.

Ich bin während der dritten Woche versucht, eine Walnuss zwischen den Pobacken zu knacken, lasse es dann aber lieber mal.

Dafür starte ich während eines Drei-Stunden-Flugs ein Gemeinschafts-Workout, weil sich insgesamt 15 Leute die Bänder borgen und im Bereich vor dem Klo damit Übungen machen – übrigens auch zwei Flugbegleiter.

Level am Ende von Woche drei: 588. *Toy-Blast*-Level in der gleichen Zeit: 27.

Und plötzlich geht es weiter: Könnte ich nicht das Spiel des Sohnes auf einem Streamingportal gucken und nebenher in dieser Stunde auf dem Heimtrainer 700 Kalorien verbrennen? Eine Stunde lang, zwei Tätigkeiten, für die man sonst zwei Stunden brauchen würde. Eine Stunde gewonnen. Ist es möglich, 45 Minuten lang auf einem Rudergerät zu sitzen und nebenher E-Mails zu lesen oder auf sozialen Medien zu scrollen? Und ist es möglich, ein Laufband unter dem Arbeitstisch zu installieren und beim Beantworten von Mails 15 000 Schritte abzurocken?

Ja, das geht, und plötzlich hat der Tag nicht mehr 24, sondern scheinbar 28 Stunden, weil man durch Multitasking einfacher Tätigkeiten tatsächlich Stunden gewinnt. Hier ein paar weitere Beispiele:

- Warten aufs Boarden am Gate oder die Ankunft des Zuges: Dehnübungen
- E-Mails beantworten: Laufband oder Heimtrainer
- 20 Minuten in der U-Bahn oder eine Stunde Schafskopf mit Freunden: Kraftübungen mit Bändern

Irgendwann bemerkst du gar nicht mehr, dass du nebenher ein bisschen was tust; es passiert automatisch. Das Gehirn ist wirklich so einfach neu zu programmieren, es dauert meist nicht mal einen Monat.

Es gibt zahlreiche sinnvolle Gewohnheiten, die man sich einfach antrainieren kann:

- Output morgens (also Arbeit, Fitness, Besorgungen), Input abends (Lesen, Lernen, Social Media)
- Morgens erstmal spazieren, Lunge und Hirn belüften und Herz ankurbeln. Könnte man kombinieren, ich telefoniere dabei mittlerweile liebend gerne – wieder zwei Dinge auf einmal erledigt.
- Oder die Show-Up-Methode: Es Gewohnheit werden zu lassen, etwas zu erledigen. Wer keine Stunde Fitness schafft, sollte dennoch für jene zwanzig Minuten gehen, die möglich sind, statt an diesem Tag komplett daheim zu bleiben; zwanzig Minuten sind zwanzig Minuten, auf manchen Geräten verbrennt man in dieser Zeit 250/300 Kalorien.

Das Wunderbare an der Konditionierung: Plötzlich hat man abends wirklich eine Stunde nur für sich – und die darf man dann ganz bewusst verplempern: Jetzt ist Me-Time, und ich *will* jetzt ein bisschen zocken. Oder auf sozialen Medien rumlungern. Meinen besten Freunden Blödsinn schreiben. Meine Frau ärgern. Es ist ein riesiger Unterschied, ob es Zeitvertreib (und damit oft: Zeitverplempern) ist oder die bewusste Entscheidung, sich Zeit zu nehmen für Muße, Spielerei und Unfug.

Die Frage, die man sich stellen sollte: Gab es wirklich *Gründe*, warum man an diesem Tag nicht zum Sport kam? Falls ja: runterfahren, nicht aufregen, solche Tage gibt es. Falls nein, weil es keine *Gründe*, sondern *Ausreden* waren: Gehirn umprogrammieren und die wenige Zeit, die man im Leben hat, effektiv nutzen.

Ich will nicht angeben, aber: Ich habe einen Fulltime-Job. Ich schreibe nebenher dieses Buch. Es gibt in meinem Freundeskreis niemanden, der mehr Zeit mit seiner Familie verbringt. Ich habe *immer* Zeit für Freunde. Und trotzdem habe ich es in den vergangenen 365 Tagen geschafft, im Durchschnitt 365 Mal jeweils eine Stunde lang aktiv zu sein. An manchen Tagen ging es nicht, dafür klappte es an manchen zweimal, und an anderen Tagen waren es einfach viermal 15 Minuten zwischendurch. 365 Mal eine Stunde, ein Jahr lang. Keine Ausreden. Zum Arschtritt ins Glück gehört dann schon auch: Arsch hochkriegen.

Es ist tatsächlich witzig, was da passiert – obwohl man es hätte wissen müssen: Das Gehirn gibt die eine Gewohnheit auf und akzeptiert die neue. Einfach so. Zur Abwechslung ersetze ich die Bänder am Ende des ersten Monats durch einen Knetball fürs Unterarm-Training; danach einen Lacrosseball, den man sich beim Sitzen zwischen Rücken und Stuhl klemmt. Gewichte für Handgelenke und Knöchel; »Fitness-Würfel«, die einem Übungen anzeigen, die zufällig gewürfelt werden; einen »Stretch-Out-Strap« zum Dehnen.

Ach ja: Nach vier Monaten erreiche ich bei der Mental-Health-App übrigens das Level »erleuchtet«. Und ein Freund, den ich davor sechs Jahre lang nicht mehr persönlich getroffen hatte, besucht mich spontan, weil es ihn derart freut, dass ich mich wieder regelmäßig bei ihm gemeldet habe.

Nach sieben Monaten: *Toy-Blast*-Level 6202, Pavlov-Level 6203. Bämm! Und das Interessante daran: Ich ärgere mich jetzt mehr übers Vergessen von Bändern und anderen Fitnessutensilien als über einen leeren Handy-Akku. Schon interessant, wie ein Gehirn so funktioniert – und wie einfach es sich neu konditionieren lässt.

Nach zwölf Monaten: Pavlov-Level 10 000! Und gleichzeitig die 365 Stunden Aktivität. Das sind entweder 1,31 Millionen Sekunden oder 15,2 Tage, die ich aktiv war. Darauf darf ich verdammt stolz sein und jetzt eine Stunde lang einfach rumblödeln. Was tun? Oh, meine Frau sieht aus, als könnte man sie jetzt wunderbar ärgern.

Checkliste:

- Schaffe Gewohnheiten, die dir Spaß machen und die dich deinem Ziel näher bringen.
- Erkenne Synergien – wann kann man kurz zwei Dinge gleichzeitig erledigen?
- Erkenne den Unterschied zwischen »Grund« und »Ausrede«.
- Wähle Pausen bewusst – und genieße jede Minute davon.

Hier geht's weiter!

»Das ist sehr ungesund.«

Hugh Jackman

Drei Good bye, Superhelden!

Wir müssen jetzt mal über Hugh Jackman reden: Sieht der fantastisch aus, oder was?

Der Mann spielt Wolverine – beim letzten Auftritt mit 48 Jahren! Spätestens wenn sich der Lebenspartner, in meinem Fall meine Ehefrau, mit Freunden oder Freundinnen darüber unterhält, dass sie mit diesem Typen Sachen anstellen würden, die in vielen Ländern verboten oder zumindest moralisch fragwürdig sind, ist der Entschluss gefasst: Okay, so will ich auch aussehen!

Das ist möglich, weil sämtliche Ernährungs- und Fitnesspläne, die Hugh Jackman auch in seinen späten Vierzigern nochmal zu Wolverine werden ließen, im Internet verfügbar sind. Gut, man kennt das: Als Basketballspieler LeBron James 2023 den NBA-Punkterekord brach, waren schon am nächsten Tag mehrere Mails im Postfach: »Das ist LeBrons Workout-Routine!« Oder: »So ernährt sich der G.O.A.T.!« Oder: »So wirst du auch so fit wie der Basketball-Gott.«

Die Männerzeitschriften-Industrie lebt vom Versprechen, dass jeder nach ein paar Wochen so aussehen könne. Das Ergebnis einer kurzen Internetsuche: »Deine Gott-Transformation. Ganz einfach daheim zum Thor-Body!« Die Titelseite des Magazins *Us*: »So einfach ist das Training für den Superhelden-Körper!« *Men's Health*: »Wie Chris Pine von *Star Trek* in Warp-Geschwindigkeit muskulös wurde.« *GQ*: »Wie man Superhelden-fit wird.«

Die beliebtesten Workouts: Wolverine und Thor, Hugh Jackman und Chris Hemsworth.

Also dann: in drei Monaten zum Superhero. Ich will das jetzt versuchen, egal wie bescheuert es klingt, entscheide mich aber gegen Wolverine. Es ist nun Ende Juli, bald ist Halloween, das amerikanische Gruselfest – mein Kostüm: Thor; in der *Love-and-Thunder*-Version mit Chris Hemsworth.

Okay, bevor du jetzt denkst: »Was für ein Spinner!«, zwei Dinge vorab. Erstens: Seit Beginn des Projekts sind nun sieben Monate vergangen. Das bedeutet, dass ich nicht bei *null* beginne; niemand sollte so ein Männermagazin-Workout bei null beginnen. Ich bin mittlerweile recht fit, habe mehr als 15 Kilo abgenommen und von meiner Ärztin die Erlaubnis, das mal zu probieren.

Das ist wichtig, denn die zweite Sache ist: Es ist unfassbarer Blödsinn, so etwas zu tun, das ist mir schon klar. Ich mache es trotzdem, aus reiner Eitelkeit. Und keine Sorge. Die Geschichte, die jetzt kommt, ist kein dröger Aufguss der Männermagazine, sondern hat schon eine aufschlussreiche Ebene. Denn: So krank wie bei diesem Versuch habe ich mich in meinem Leben vielleicht zweimal gefühlt. Bei meinem diabetischen Schock und bei einer ausgewachsenen Männergrippe mit zwanzig, wegen der ich tatsächlich ins Krankenhaus musste.

Also: Lass mich dir zeigen, was passiert, wenn einer mal wirklich nachmacht, was diese Filmstars sich antun, um für eine Rolle so auszusehen, wie sie es müssen – um dann ganz ehrlich sagen zu können: Fall bloß nicht darauf rein, was dir Männermagazine und Fitnessgurus manchmal versprechen!

Wir haben bereits geklärt, wie wichtig mittelfristige Ziele sind, und es muss nicht immer das Gewicht sein. Es ist völlig in Ordnung zu sagen: Ich will an diesem Termin so und so aussehen. In meinem Fall ist es Halloween; es kann aber auch die Geburtstagsparty der Freundin sein, Hochzeit, Klassentreffen. Wirkt bei meiner Frau: Jede Einladung hängt am Kühlschrank als Mahnung. Daran ist nichts auszusetzen.

Mein Termin: der 31. Oktober.

Ich kann mir weder Promi-Trainer noch Privatkoch leisten – wer kann das schon? –, aber das soll keine Ausrede sein, es nicht wenigstens zu versuchen. Es ist ja alles im Internet verfügbar.

Hier also zum Beispiel die Wolverine-Diät:

5 Uhr morgens: 75 Gramm Hafer in Apfelsaft, dazu zwei Teelöffel Kürbiskerne, zwei Teelöffel Sonnenblumenkerne und eine Handvoll Beeren

6–7 Uhr, direkt vor dem Workout: Proteine und Aminosäuren, gerne als Shake

7.30 Uhr: Regenerierender Shake und ein Energieriegel nach dem Ausdauertraining

Ja, richtig gelesen: Es gab zwischen diesen beiden Mahlzeiten ein Ausdauertraining. Am Morgen.

7.45 Uhr: Proteinshake, zum Beispiel mit einer halben Banane, 15 Gramm Cashewnüssen, ein bisschen Zimt, 300 Millilitern fettarmer Milch und Proteinpulver

10 Uhr: Truthahnpfanne mit Spinat, Brokkoli, Blumenkohl und Champignons. Dazu 40 Gramm braunen Reis

13 Uhr: 200 Gramm Rosmarinhühnchen mit Zuckererbsen und Spargel. Dazu 40 Gramm braunen Reis

16 Uhr: Nuss-Mix. Dazu 150 Gramm Walnüsse für zehn Minuten im Ofen rösten, danach mit 75 Gramm Sonnenblumenkernen, 75 Gramm zerkleinerten Aprikosen, 50 Gramm Kürbiskernen und 50 Gramm Goji-Beeren mischen

18 Uhr: Thunfischsteak mit so viel Gemüse, wie man möchte
22 Uhr: Proteinshake, zum Beispiel mit zwei Teelöffeln Joghurt, ein wenig Honig und 15 Gramm Mandeln mit Proteinpulver

Ganz ehrlich: Klingt nicht so schlimm, und mit ein bisschen Vorbereitung kann man es ein paar Wochen durchziehen.

Dazu kommt das Trainingsprogramm. Jackman gehört dem 1000-Pfund-Klub an. Das bedeutet in seinem Fall: Er schafft 235 Pfund (117,5 Kilo) beim Bankdrücken, 420 Pfund (210 Kilo) beim Kreuzheben und 345 Pfund (172,5 Kilo) bei Kniebeugen – alles an einem Tag. Würde ich auch gerne schaffen. Es gibt also neben dem Foto als Thor noch ein zweites Ziel.

»Der Tag beginnt mit Training«, sagt Jackmans Trainer Michael Ryan: »Wenn Hugh um sechs Uhr bei Dreharbeiten sein muss, sind wir um vier Uhr im Studio. Wissenschaftliche Studien zeigen, dass Workouts von Leuten, die nachmittags trainieren, weniger intensiv sind.«

Ein typisches Workout dauert zwischen sechzig und neunzig Minuten, inklusive zehn Minuten Cardio vor dem Krafttraining und zwanzig Minuten Laufen, Radeln oder Schwimmen danach.

Also, zum Beispiel am Freitag – Schultern und Bauchmuskeln:

- Mindestens zehn Minuten Aufwärmen
- *Dumbbell Shoulder Press* und sofort danach *Dumbbell Lateral Raise*, je 10–12 Wiederholungen. Vier Sets insgesamt, dazwischen je zwei Minuten Pause – beim letzten Set so viele Wiederholungen, bis es nicht mehr geht
- *Weighted Crunch* und sofort danach *Gym Ball Jacknife*, je 10–12 Wiederholungen. Vier Sets insgesamt, dazwischen je zwei Minuten Pause – beim letzten Set so viele Wiederholungen, bis es nicht mehr geht
- *Bicycle-Bauchmuskeln*, zwei Mal so lange, bis es nicht mehr geht; dazwischen eine Minute Pause

- Laufband-Sprints mit zwei Prozent Steigung: jeweils 30 Sekunden Vollsprint und 30 Sekunden Pause, insgesamt zehn Wiederholungen
- Mindestens 15 Minuten Cooldown

Klingt einfach, nur: Wer mal seine Muskeln bis zur Aufgabe belastet hat, der weiß, das ist ganz und gar nicht einfach. Ich habe Diät und Fitnessprogramm zwei Monate lang durchgehalten – also: um fünf Uhr morgens erst Hafer-Beeren-Mix und dann ins Crossfit-Gym fürs Schulter-Bauchmuskel-Workout. Dazwischen alle Mahlzeiten einhalten und den Tag mit Proteinshake beenden.

Man fühlt sich tatsächlich besser, wenn man das Fitnessprogramm gleich morgens hinter sich bringt; aber es ist ein Vollzeitjob. Zwischendurch ist so gut wie nichts anderes möglich, vor allem, wenn man sich um alle Mahlzeiten selbst kümmert. Das bedeutet: Es ist zwar möglich, gleichzeitig noch zu arbeiten; viel mehr geht allerdings nicht.

Es gibt einem ein euphorisierendes Gefühl, wenn man abends auf die Waage steigt oder in den Spiegel schaut, ja. Aber auf der anderen Seite leiden Privatleben und soziale Kontakte doch arg – an den meisten Tagen redet man mehr (und intimer) mit Trainingspartnern als mit der Ehefrau.

Und: Es ist eine unfassbare Qual. Ich war davor einigermaßen fit, aber selbst nach zwölf Wochen Training bin ich noch immer nicht da, wo ich gerne wäre. In Fitnessmagazinen heißt es: »In vier Wochen zum Wolverine-Body!« Das ist ein Versprechen, für das jeder, der es abgibt, mit lapprigem Trizeps bestraft werden sollte. Wirklich, das ist einfach nur Quatsch.

Jetzt aber kommt das Hundsgemeine: Nach drei Monaten Training und asketischer Ernährung geht es erst so richtig los.

Ich habe Jackman mal getroffen, bei einem Termin mit Journalisten. Ja, der Mann sieht unanständig gesund aus und man will moralisch verwerfliche Dinge mit ihm anstellen. Aber: Er sieht in echt nicht aus wie Wolverine. Er sieht aus wie ein wahnsinnig gut trainierter Endvierziger.

Als ich ihn nach seiner Vorbereitung für seine Rolle frage, antwortet er: »Um eine Oben-Ohne-Szene zu drehen, brauche ich ein halbes Jahr Vorbereitung, wobei wir in den letzten drei Monaten nichts dem Zufall überlassen. Es geht dann um jedes Gramm Essen und jeden einzelnen Muskel, den man trainiert. Den Produzenten ist klar, dass ich ganz konkret auf diesen einen Tag hinarbeiten muss und dass es keine Verschiebung geben darf. Einmal war das der 16. Mai. Alles, wirklich alles kreiste um dieses Datum, man ist besessen davon. Eine Woche vorher hieß es dann, dass der Dreh verschoben werden müsse. Ich sagte: ›Tut, was immer ihr wollt – ich werde am 16. Mai nackt sein.‹«

Das bedeutet: Der ohnehin fitte Hugh Jackman braucht für eine einzige Nacktszene ein halbes Jahr Vorbereitung! Es geht dabei nicht um Gesundheit, Wohlbefinden oder ein längeres und besseres Leben, sondern einzig darum, an diesem Tag so auszusehen, dass die Kinobesucher ihm die Rolle als Wolverine abnehmen.

Jackman sagt deshalb: »Das ist sehr ungesund.«

Merk dir das und ruf es dir ins Gedächtnis, wenn du das nächste Mal am Regal mit den Männerzeitschriften vorbeigehst: Das ist sehr ungesund.

Was er sich nämlich auf der Zielgeraden antut, nennt sich extreme Dehydration. »Vieles von dem, was man unter der Haut hat, ist Wasser. Wenn man dehydriert, sieht man daher gestählter aus. Ich trinke also vierzig Stunden vor dem Shoot nichts mehr – und das ist nun mal sehr ungesund.«

Klingt gruselig? Dann pass mal auf, hier meine letzten beiden Wochen:

Tag 14 bis zum Thor-Tag: Es beginnt die sogenannte Sodium-Auflade-Phase. Um 4000 Milligramm pro Tag zu schaffen, esse ich

Sardinen, Sardellen, Ramen-Suppe mit frischem Thunfisch, Gemüse aus der Dose und so wenig Kohlenhydrate wie möglich. Dazu kommt ein knüppelhartes Crossfit-Workout.

Thor-Level 3: Nicht viel passiert, außer dass man sich irgendwann fühlt wie ein vollgesaugter Schwamm. Die Lebensqualität sinkt gegen null.

Tag 12 bis zum Thor-Tag: Es heißt, man solle Kreatin-Hydrochloride nehmen, um auch ohne Kohlenhydrate-Zufuhr trainieren zu können. Ich habe noch nie davor Kreatin genommen, deshalb habe ich keine Ahnung, was passieren wird, aber ich fühle mich fit und energiegeladen. Scheint also zu wirken.

Thor-Level 5: Die Muskeln scheinen ein wenig schneller zu wachsen. Ich nehme ein Kilo zu.

Tag 10 bis zum Thor-Tag: Es beginnt die Auffüllphase. Das bedeutet: So viel Wasser wie möglich in sich reinkippen, bis zu zwölf Liter am Tag, man trinkt und trinkt und trinkt. Was man dabei immer bedenken sollte: Das muss alles irgendwann wieder raus. Beziehungsweise: Es muss dauernd raus! Plane keine Autofahrt, die länger als 15 Minuten dauert und bei der du auf dem Weg nicht jede öffentliche Toilette kennst.

Ich muss heute zu einem Termin, der 35 Minuten Autofahrt entfernt ist. Ich halte zwischendurch an drei Fast-Food-Filialen und pinkle einmal an einen Baum. Zum Termin erscheine ich sprintend und brülle meinen Gesprächspartner an, mir den Weg zur Toilette zu weisen, weil sonst ein Unglück geschehe.

Zurück auf Thor-Level 1: Ich sehe aus, als wären die letzten drei Monate völlig umsonst gewesen. Mein Leben besteht nur noch aus Trinken und Toilette. Es MUSS ungesund sein. Ich fühle mich schrecklich.

Tag 7 bis zum Thor-Tag: Weg mit dem Sodium. Das ist gar nicht mal so einfach, weil man nun wirklich jedes Label lesen muss. Ja, Hühnchen ist erlaubt, aber nur das mit so wenig Salz wie möglich. Ungewürztes Hühnchen könnte alles sein. Ich will jetzt irgendwas essen – nur kein Hühnchen, keinen Truthahn und um Gottes willen keinen Thunfisch mehr.

Thor-Level 4: Man gewöhnt sich daran, aufgedunsen zu sein und dennoch dauernd hungrig.

Tag 5 bis zum Thor-Tag: Generalprobe. Wir gehen auf eine Halloween-Party, ich probiere das Kostüm an. Passt, fühlt sich alles gut an. Den Leuten scheint das Kostüm zu gefallen.

Thor-Level 7: Es ist tatsächlich ein Motivationsschub, wenn man sieht: Es klappt.

Tag 4 bis zum Thor-Tag: Der schwierigste Tag. Ich will kein Wasser trinken, ich habe permanent Hunger und ich habe überhaupt keine Lust, mich auch nur einen Schritt zu bewegen. Ich verzichte auf ein Workout, sondern gehe stattdessen mit dem Hund spazieren. Ich habe Lust auf eine Vier-Käse-Pizza mit extra Käse, aber es hilft alles nichts: Ich mixe mir einen Salat, der einen Stegosaurus sättigen würde, als Belohnung gibt es ein klein wenig Obst. Ich frage mich: Warum tue ich das alles?

Thor-Level 2: Ich bin völlig am Ende, körperlich und geistig.

Tag 3 bis zum Thor-Tag: Die letzten 24 Stunden, in denen ich Unmengen an Wasser trinke. Es gibt beinahe eine Tragödie, denn: Wer zwölf Liter Wasser trinkt, muss ungefähr alle 94 Sekunden auf die Toilette. Und das will geplant sein. Es wird unangenehm, wenn es nur eine Toilette gibt und die Person vor einem so lange braucht, dass es sich wie eineinhalb Stunden anfühlt. Dafür schaffe ich zwei Trainingseinheiten, weil man dieses Wasser tatsächlich auch rausschwitzen kann.

Thor-Level 7: Ich bin bereit und ich will endlich sehen, wie es ist, das Licht am Ende des Tunnels. Das ist auch ein guter Motivator.

Tag 2 bis zum Thor-Tag: Der Wasserentzug beginnt, und der fühlt sich erst einmal grandios an. Ich erlaube mir 1,7 Liter. Ich bin zweieinhalb Stunden lang beim Training, dann gehe ich mit dem besten Freund in die Sauna und jogge später noch eine halbe Stunde lang in Winterklamotten. Abkochen macht Spaß.

Thor-Level 7: Es wirkt; vor allem deshalb, weil man weiß, dass es nicht mehr allzu lange dauern wird.

Tag 1 bis zum Thor-Tag: Sagte ich, dass das Spaß macht? Alles Quatsch! Ich fühle mich, als hätte mir jemand den Stecker gezogen, mir Grippeviren verabreicht und mir den Thor-Hammer über den Kopf gezogen. Ich habe Schmerzen beim Pinkeln. Der Kopf dröhnt, ich kann mich nicht konzentrieren; jeder Muskel verkrampft zwei Sekunden, nachdem er aktiviert wird; selbst Spazierengehen ist eine Qual.

Ich trinke weniger als einen halben Liter. Es ist der Tag, über den Jackman sagt, dass das sehr ungesund sei. Und dann wird meine Frau, die am nächsten Tag die Fotos machen soll, plötzlich auch noch krank. Statt Mitgefühl kriegt sie von mir aber nur die Ansage: »›Mach, was immer du willst, aber ich werde am 27. Oktober nackt sein.‹« Ja, man wird ekelhaft-aggressiv.

Thor-Level 0: Ich bin körperlich, geistig und sozial das absolute Gegenteil eines Superhelden.

Thor-Tag: Ich hatte in der Nacht solche Kopfschmerzen und Krämpfe, dass ich 300 Milliliter Wasser getrunken habe und am Morgen was essen musste: Nüsse, Apfel, zwei Rühreier, sonst wäre ich nicht aus dem Bett gekommen. Es ist eine Enttäuschung, auf der anderen Seite aber auch die Bestätigung, wie schwierig es ist, das tatsächlich so hinzubekommen wie ein Hollywood-Schauspieler.

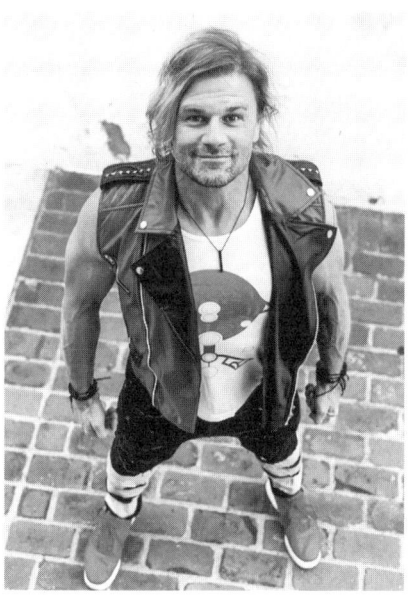

Aber: Ich glaube, dass ich Thor-Level 9 erreiche, und darauf bin ich stolz – so wie ich glücklich bin über das Foto, das meine kranke Frau an diesem Tag von mir macht.

Die Frage ist natürlich: War es das wert? Ja und nein.
Wie bei allen Dingen, für die man sich ein klein wenig schämt: Hätte ich das tun sollen? Nein!
Werde ich es jemals wieder tun? Auf gar keinen Fall!
Bin ich froh, es getan zu haben, und sogar ein klein wenig stolz darauf? Ja!
Meine Werte am Thor-Tag, beim Workout vor dem Shooting:
Bankdrücken: 255 Pfund (127,5 Kilo)
Kreuzheben: 355 Pfund (177,5 Kilo)
Kniebeugen: 325 Pfund (162,5 Kilo)
Insgesamt, an einem Tag: 935 Pfund.
Nein, keine Mitgliedschaft im 1000-Pfund-Klub. Stolz bin ich trotzdem, mehr als 900 ist völlig okay.
Vorbilder sind wichtig, sie bieten Inspiration, liefern Ziele. Wenn Leute Wohlbefinden erreichen, indem sie wie besessen trainieren, um einen Marathon zu laufen, die Vereinsmeisterschaft in der Altersgruppe zu gewinnen oder einfach nur endlich einen Handstand zu schaffen – nur zu! Denn auch Ziele sind wichtig, und wenn einem Profis, ob als Vorbild oder persönliche Trainer, dabei helfen: umso besser. Wer dem 1000-Pfund-Klub angehört, der darf verdammt nochmal stolz darauf sein. Ich bin stolz darauf, es versucht zu haben.
Aber: Ich würde es in meinem Leben nie wieder tun – und genau das hat Hemsworth nach dem letzten Film auch gesagt: »Das war's!« Seine Frau sei nicht begeistert gewesen, die Muskeln seien zu groß: »Die sollen jetzt ein Spezial-Kostüm entwerfen, in das sie mich stecken!« Brendan Fraser sagt über seine Rolle in *George, der aus dem Dschungel kam*: »Ich habe so gehungert, dass ich nicht mehr klar denken konnte.«

Ich würde mittlerweile sagen: So ein Filmkörper ist ein viel zu kurzfristiges Ziel, dann doch lieber in die Top Ten der Weltrangliste der Kategorie Ü50 im Pickleball, Sieg bei der Tischtennis-Bezirksmeisterschaft, 1000-Pfund-Klub. Ein ganz eigenes, längerfristiges, vielleicht auch utopisches Ziel. Warum denn nicht?

So grausam manche Tage auch waren, war es eine wertvolle Erfahrung, es versucht zu haben. Woran man aber immer denken sollte: Nicht einmal Hugh Jackman sieht normalerweise aus wie Wolverine, nicht einmal Chris Hemsworth wie Thor. Das wollen die auch gar nicht – sie machen ihre Jobs. Auch Profisportler wie Rafael Nadal schinden sich nicht, um möglichst gesund zu sein, sondern um Turniere zu gewinnen. Models sehen nicht so aus, wie wir es leider immer noch gewohnt sind, weil sie gesund sein wollen, sondern um in dieses verdammte Kleid zu passen, von dem Designer behaupten, dass das eine Größe sei, die Menschen tragen sollten.

Jameela Jamil, einst Model, jetzt Schauspielerin und Body-Positivity-Aktivistin, sagt: »Ich war der Teenager, der jahrelang gehungert und einen Haufen Geld für Wunderkuren, Abführmittel und Tipps von Promis ausgegeben hat, um ein Gewicht zu halten, das niedriger war, als es mein Körper wollte. Ich war krank.«

Jeder, der einem verspricht, man könne das auch erreichen, was Promis da tun, und das auch noch ohne ärztliche Betreuung und in einem Sechstel der Zeit, ist bösartig und gar nicht so selten auch böswillig. Ja, es gibt einen Unterschied: Bösartig *ist* man, böswillig *will* man bewusst sein. Wer Blödsinn verspricht, ist beides.

Und die Moral von der Geschichte? Am Abend des Fotoshootings geht es steil bergab mit mir. Um 21 Uhr übergebe ich mich mehrmals, ich fühle ich mich so schrecklich wie noch nie zuvor in meinem Leben. Es ist eine Männergrippe hoch vier; ich liege insgesamt länger als eine Woche im Bett mit Krämpfen, an manchen Tagen kann ich mich nicht einmal zwei Stunden lang wach halten. Es ist die schlimmste Grippe meines Lebens – und ich habe das selbst zu verantworten.

Meine Ärztin sagt, dass die Grippe, es ist Ende Oktober, derzeit ohnehin Höchstsaison habe in unserer Gegend und dass ein Mensch ziemlich bescheuert sein müsse, sein Immunsystem für so ein paar Fotos derart zu schwächen. Es sei keine Überraschung, dass ich krank sei; es wäre eher ein Wunder, wenn ich jetzt noch gesund wäre. Ich könne mich also nicht selbst bemitleiden, wie Männer das nur allzu gerne tun – ich solle lieber sagen: Das habe ich mir selbst eingebrockt!

Na, danke! Aber ich habe es echt nicht besser verdient.

Deshalb, noch einmal, unmissverständlich: Es ist nicht *gesund*, was Schauspieler, Models und Sportler tun. Es ist vielmehr hundsgemein, dass es eine Industrie gibt, die uns einredet, dass dies ein Ideal sei und wir das nachahmen sollten. Das ist Quatsch! Ein Schauspieler will eine Rolle verkörpern, ein Sportler Titel gewinnen, ein Model in Klamotten passen – und alle, wirklich alle sagen einem, dass das nicht gesund sei, was sie da tun.

Vergesse bei allen Zielen und Vorbildern also nie, *warum* du das tust. Was *du* davon haben wirst. Was *du* erreichen willst. In meinem Fall: Ich wollte trainieren. Ja, ich wollte ein bisschen wie ein Superheld aussehen. Ja, ich wollte Thor sein an Halloween. Das nahm ich als Motivation fürs Training. Das ist völlig okay. Was nicht okay war: das Übertreiben und die Illusion, dass es irgendwie gesund sein könnte. Behalte das im Auge – und pass immer auf dich auf!

Klar sehen Jackman und Hemsworth als Wolverine und Thor unfassbar gut aus. Sieht man sich gerne an. Muss man aber nicht unbedingt nachmachen.

Kostüm nächstes Halloween: Surfer-Dude.

Checkliste:

- *Kurzfristige Ziele sind okay, solange sie zum langfristigen Ziel passen. Sei vorsichtig, wenn ein kurzfristiges Ziel Schaden anrichten kann.*
- *Falle bloß nicht auf Lockvogelangebote wie »In 40 Tagen zum Thor-Body« oder »In zwei Wochen zum Wunschgewicht« herein!*
- *Profisportler wollen gewinnen; Schauspieler so aussehen, wie es eine Rolle verlangt. Beides schadet häufig der Gesundheit.*
- *Überlege dir genau, was du dir als Normalsterblicher von Profisportlern abschauen möchtest – und was nicht.*

> »Ich sage nicht, dass es leicht wird.
> Ich sage, dass es sich lohnen wird.«
>
> *Art Williams*

Vier Lass dich nicht unterkriegen!

»Was bist du nur für ein unfassbarer Versager?! War ja klar, dass das passieren würde; und war auch klar, dass es keinen Plan B gibt. Da sitzt du nun, nachts um zwei, in einem Hotel in Las Vegas und starrst auf dein Blutzucker-Messgerät: 288! Mehr als neun Monate warst du kein einziges Mal über 180. Und jetzt? Nach den ersten vier Tagen dieser Dienstreise? 288!

Außerdem zeigt die Waage vier Kilo mehr an als noch vor zwei Tagen, die Gründe dafür kennst du genau. Schau dich nur um: leere Packungen von Mandelbutter und Nüssen, das Einwickelpapier eines Burgers, die leere Flasche Tonic Water. Tonic Water, nicht Zero Tonic Water, weil du Idiot vier Flaschen gekauft hast und bei der letzten nicht aufs Etikett geschaut hast. Jetzt hast du einen halben Liter getrunken – fünfzig Gramm Zucker! Zeit für Panik!«

Als wäre mein schlechtes Gewissen nicht schlimm genug, zeigt die Waage außerdem zwei Kilo mehr an, als zu Beginn des Thor-Projekts. Nein, nicht etwa zwei Kilo mehr als beim Fotoshooting – denn das wäre ein Unterschied von sechseinhalb Kilo. Zwei Kilo

Unterschied zur Anzeige jetzt waren es bereits wenige Stunden nach dem Shooting, als ich endlich wieder etwas getrunken hatte. Der Jojo-Effekt ist also eingetreten und nun kommt auch noch diese Dienstreise dazu, die mit einem »Cheat Day« begonnen hat: 24 Stunden ohne Fitness und Diät, in denen man sich mal was gönnt. Ist gut fürs Seelenheil, wirklich.

Die Waage wäre mir egal, viel schlimmer sind zwei andere Dinge: der Blutzuckerwert und die Tatsache, wie einfach es war, wieder in alte Gewohnheiten zu verfallen. Dazu kommt die Wut auf mich selbst, einen Burger verdrückt und beim Getränkekauf nicht aufgepasst zu haben.

»Du hast seit zwei Tagen keinen Sport getrieben, überhaupt in den letzten drei Wochen wegen Grippe, Stress und Dienstreise nur dreimal.«

»Ging nun mal nicht öfter! Wegen der Konferenz: morgens um neun Uhr hin und erst um zwei Uhr nachts wieder heim. Wie soll man denn da Sport treiben?«

»Jetzt heul nicht rum, das wusstest du doch vorher und hast dir deshalb dieses Hotel mit 24-Stunden-Gym gebucht. Und warum gehst du jetzt nicht hin, du super Typ? Es ist zwei Uhr nachts, aber das sollte dich nicht abhalten, oder? Aber du drückst dich, weil du völlig vollgefressen bist, weil der Burgerladen auf dem Weg zum Hotel noch auf hatte und du danach noch Nüsse und Mandelbutter essen musstest. Plus Tonic Water! Du Wurst!«

Dann das Telefonat mit dem Kollegen, der mir freundlich mitteilt, dass er nun doch noch einen weiteren Text bräuchte – was Kurzes, schafft man innerhalb einer Stunde. Klar, das geht, aber dann ist es drei, vielleicht halb vier; der Wecker wird um spätestens acht Uhr klingeln, und das wird noch die nächsten acht Tage so weitergehen. Ich bin grandios schlecht vorbereitet auf diese Konferenz, an der ich teilnehme, das mitgebrachte Proviant ist bereits alle, der Stress dürfte auf keinen Fall weniger werden. Wie soll das gehen?

So fühlt sich also eine gepflegte Panikattacke an.

Ich hatte mich vor dem Blutzuckermessen gefragt: »Wie schlimm kann es werden?«

Und mir danach, als ich mich beruhigen wollte, gesagt: »Ach komm, was soll schon schiefgehen?«

Und dann ging es los: Ich dachte an alles, was schiefgehen kann.

Und jetzt sitze ich in diesem Hotelzimmer, zitternd, klitschnass geschwitzt, und ich denke daran, dass alle Mühen bislang umsonst gewesen sein könnten.

Ich bin, fast ein Jahr nach dem Start, in der ersten richtigen Rückschlag-Phase.

Es begann vor ein paar Wochen, mit dem Besuch bei meiner Ärztin: Sie war sehr zufrieden mit mir und überlegte, mein Metformin, das einzige Medikament, das ich noch nahm, künftig abzusetzen, weil es ja so gut lief. Es war alles bestens, und man könnte tatsächlich sagen, dass ich mein Ziel erreicht hatte: Ich hatte knapp zwanzig Kilo abgenommen, die Werte passten, alles war wunderbar. Ich war immer noch stolz auf das Thor-Foto, obwohl ich deswegen drei Wochen lang im Bett gelegen hatte.

Ich gehöre leider zu den Menschen, die bei allem Optimismus, vor allem in guten Zeiten, immer auf diesen Moment warten, in dem was Schlechtes passiert, und dann sagen: »Ach, da ist er ja – und von nun an geht es bergab!«

Ich hatte auch bemerkt, dass sich meine Mitmenschen nicht mehr wirklich für mich freuen konnten – ach was, es interessierte sie ganz einfach nicht mehr. Sie hatten mich anfangs wirklich wunderbar angefeuert und gelobt. Nun aber wirkte ich kerngesund und fit – und wurde deshalb zu einem, den man nicht mehr anfeuern musste. Der verlorene Sohn war nicht mehr verloren.

Gesund sein war nun: normal. Und wollte ich nicht genau das: Gesundheit als Normalzustand? Warum habe ich nun also eine Panikattacke?

Ich glaube, dass jeder Mensch, der sein Leben umkrempeln will, früher oder später genau diese drei Phasen durchleben wird:

1. Das Ziel ist erreicht, was immer es sein mag. Die einen wollen 15 Kilo abnehmen, andere wollen Muskeln aufbauen, wieder andere einen Marathon laufen oder bei der Hochzeit der Schwester in den Anzug passen. Was immer das Ziel sein mag – man erreicht es und fragt sich: Und nun?
2. Man ist keine Besonderheit mehr. In den ersten Wochen und Monaten eines Projekts versucht so ziemlich jeder, einem zu helfen. In meinem Fall war es besonders krass, denn ich hatte ja diesen diabetischen Schock erlebt, weshalb fast alle Leute entschlossen waren, mich am Leben zu halten. Sie kümmerten sich nur um mich, was sich wirklich toll anfühlte. Nun war ich gesund, die Schmieder-Sau war durchs Dorf getrieben, statt aufmunternder Motivation gab es hin und wieder sogar Augenrollen, weil ich allen tierisch auf die Nerven ging mit meinem Gesundheitsegoismus.
3. Es gibt erste Rückschläge. Meistens, weil einem das Leben nun mal in den Weg kommt, so wie es vorher auch schon war, und man den Sport und die gesunden Gewohnheiten dafür wieder vernachlässigt. Genau deshalb hatte man sich ja derart an den ungesunden Lebenswandel gewöhnt. Man fällt zurück in alte Verhaltensmuster. Oft passiert das, wenn man das Umfeld, das man sich eingerichtet hatte, zum Beispiel aufgrund beruflicher Verpflichtungen verlassen muss. Es kann auch eine Verletzung sein, die einen ein paar Wochen zum Aussetzen zwingt. Eine Geschäftsreise. Urlaub.

Gut möglich, dass alle drei Phasen zusammentreffen, sie haben ja miteinander zu tun, und das führt zu diesem perfekten Paniksturm, der bei mir schon am Morgen beginnt. Ich konnte die ganze Nacht nicht schlafen; ich schreibe den Kollegen, dass ich abbrechen und nach Hause will. Ich torkle wie benommen zum Messegelände. Dort geht es um das Zusammenspiel zwischen Sport und Technik, *Health Tech* ist gerade extrem en vogue und an einem Stand zeigen sie gerade die ersten Folgen von *Break Point*, einer Netflix-Tennis-Doku.

Es geht um den italienischen Profi Matteo Berrettini im Halbfinale der Australian Open gegen Rafael Nadal. Er spielt schrecklich, gegen einen der Besten der Geschichte, und sagt: »Ich habe nicht die richtige Geisteshaltung; ich bin zu glücklich darüber, das hier erleben zu dürfen. Ich fühle nicht genug Druck.«

Der Kommentator sagt aus dem Off, dass Berrettini womöglich zu nervös sei, dass er nicht an Erfolg glaube, dass er geistig nicht frisch genug sei. Das Gegenteil ist der Fall, Berrettini fühlt sich viel zu wohl: Halbfinale beim Grand Slam, nichts zu verlieren gegen den legendären Nadal, null Druck. Er hat erreicht, was er sich vor dem Turnier vorgenommen hatte, die Freundin war abgereist, er fiel in bequeme Muster zurück. Wie ich, auf niedrigerem Niveau natürlich.

Berrettini sagt: »Ich fange an, mich zu verfluchen. Ich denke an meine Eltern daheim, die das mitansehen müssen. Ich sollte ganz bestimmt nicht glücklich sein darüber, was da passiert. Es sollte mir eher peinlich sein. Und auf einmal, da spüre ich die Angst in mir aufsteigen.« Er lächelt, als würde er sich über diese Angst freuen. Und genau das tut er: Er freut sich über die Panikattacke. Ist der verrückt?

Berrettini beschreibt diese Furcht vor der Blamage als Rettung. Er lässt sie zu, weil sie ihm hilft, besser zu spielen: »Jetzt zeige ich, was ich wirklich kann.« Heißt: Er führt diese Panikattacke auf dem Platz bewusst herbei, um sich in eine mentale Lage zu versetzen, in der er das Beste aus sich rauszuholen imstande ist: »Es führt zu Ruhe und ich lerne mich in diesen Momenten selbst besser kennen. Ich bin dann ein anderer Spieler.«

Er konditioniert sich mental so, dass der Körper besser funktioniert.

Es ist der Unterschied zwischen Mental Health und Mental Strength. Kann schon sein, dass es ihm nicht gut geht während der Panikattacke – aber er spielt dadurch besser und sorgt damit am Ende für längerfristig bessere Laune. So wie man sich durch einen Wadenkrampf kämpft – die alte Weisheit, dass ein angeschlagener Boxer der gefährlichste ist –, kämpft man sich durch diese Attacke, weil man weiß: Sie hilft mir, besser zu sein – und ich werde damit umgehen können.

Berrettini gewinnt diese Partie nicht – aber er verliert sie auch nicht. Er holt einen Satz gegen Nadal und er hat das Gefühl, mithalten zu können mit dem spanischen Stier. Nadal muss alles geben, um Berrettini zu besiegen.

Kann es sein, dass diese Panikattacken manchmal nötig sind? Weil man sich durch sie wieder auf das Ziel konzentriert, weil das Ego alles andere ausblendet und wieder den kompletten Fokus erfordert?

Es besteht tatsächlich die Gefahr, nach dem Erreichen großer Ziele am Gipfel innezuhalten – und auf der anderen Seite runterzufallen, weil man nicht darauf vorbereitet ist, was man tun sollte, wenn man erstmal oben ist. Der Boxer James »Buster« Douglas wurde berühmt dafür, dass er Mike Tyson besiegt hat. Was viele nicht wissen: Er verlor gleich den nächsten Kampf gegen Evander Holyfield, und dann futterte er sich in ein diabetisches Koma.

Das ist ein Extrembeispiel – aber wahrscheinlich kennt jeder, der auf ein Ziel hingearbeitet hat, dieses Gefühl. Es ist, als wäre man monatelang stromaufwärts geschwommen, also darf man beim Erreichen des Ziels auch mal die eigene Leistung genießen, kurz durchschnaufen. Nur: Man ist nun mal weiterhin im Wasser und Stillstand bedeutet Rückschritt. Wenn dann noch andere Aspekte und unvorhergesehene Ereignisse – in meinem Fall: Krankheit und Dienstreise – dazukommen, gerät man schnell in den Strudel zurück in Richtung Wasserfall.

Die Panikattacke zeigt einem: Vorsicht, mein Lieber, sonst wird es gefährlich.

Heißt: Diese Panikattacke im Hotelzimmer brauche ich jetzt wohl und sollte dankbar dafür sein, dass mir mein Gehirn dieses Signal schickt.

Bitte nicht falsch verstehen: Wer an permanenten Angstzuständen oder chronischer Panik leidet, möge sich Hilfe suchen. Das sind ernsthafte Erkrankungen, die man keinesfalls unterschätzen sollte – und die, das zeigen Studien, gerade in Deutschland zu häufig als Kleinigkeiten oder gar Schwäche abgetan werden. Es ist noch immer ein Tabuthema.

In meinem Fall ist es, wie in vielen anderen Fällen, ein Weckruf.

Deshalb: Es ist völlig okay, auf dem Gipfel kurz innezuhalten und die Aussicht zu genießen oder an den Blumen zu schnuppern – gleichzeitig sollte man sich aber bewusst sein, dass dieser Gipfel auch Gefahren birgt. Und sich überlegen, wie man wieder sicher runterkommt.

Es ist auch völlig normal, dass es Rückschläge gibt. Nur die wenigsten Menschen sind derart diszipliniert, dass sie sich keine freien Tage gönnen. Verletzungen und Krankheiten passieren, manchmal brauchen Körper und Geist auch ein paar Tage Pause. Das sollte man akzeptieren, wie man akzeptieren muss, dass das Leben bisweilen andere Pläne hat als man selbst. Man will um 19 Uhr ins Fitnessstudio und hat sich schon innerlich darauf eingestellt, aber dann sagt einem der Kollege, dass kurzfristig ein Termin zu diesem Zeitpunkt anberaumt ist und dass man den keinesfalls verschieben könne. Es gibt eben noch andere Golfbälle im Lebensglas als nur das mit der Gesundheit.

Und es gibt Tage, an denen man sich sagt: »Ich habe heute einfach keine Lust!« Auch das ist okay, bitte genieße solche Tage ohne schlechtes Gewissen und ohne den Pfad der Selbstgeißelung. Von wegen: »Ich mache später noch Sport!« – »Ich sollte wirklich noch Sport machen!« – »Warum nur mache ich heute keinen Sport?« – »Ich Versager habe heute keinen Sport gemacht!«

Lass das bleiben! Genieße den freien Tag und sei morgen wieder bereit! Entspann dich, sonst kommt zur Unlust auch noch ein Knoten im Gehirn, eine geistige Verspannung. Kann niemand brauchen, wirklich nicht.

Betrachte es wie Pokern: Es gibt Hände, mit denen kann man nicht gewinnen, da geht es nur darum, die Verluste so gering wie möglich zu halten. Vielleicht klappen zehn Minuten Stretching. Ein paar Liegestütze und Sit-Ups. Ein paar Übungen mit Widerstandsbändern. Den Weg hoch ins Büro nicht per Lift, sondern per Treppe zurücklegen. Beim Mittagessen doch die gesündere Variante bestellen. Abends Wasser statt Limo trinken. Selbst wenn sie noch so klein sind: Erfolge sind Erfolge.

Werte diese Erfolg nicht als Niederlage, nicht so viel geschafft zu haben wie geplant; sondern wirklich als: Erfolg. Noch eine Weisheit aus dem Tennis, diesmal von US-Open-Sieger Daniil Medwedew: »Jeder hat tolle Tage, an denen einem alles gelingt – das ist aber nicht der einzige Maßstab: Wie gut bist du am besten Tag? Ein anderer: Wie oft kann ich so gut sein, dass ich zufrieden bin? Und noch ein ganz anderer: Wie gut kann ich sein, obwohl an diesem Tag *nichts* läuft?« Betrachte es so wie Medwedew, und du wirst sehen: Funktioniert, diese Strategie.

Aktiv musst du nur werden, wenn dein Gehirn dir eine Panikattacke sendet, weil es dann unmöglich ist, sich zu entspannen. Das ist das Signal deines Gehirns: »Aua! Mach was!«

Ich genieße die Panikattacke, weil sie mir einerseits die Fehler vor Augen führt: das Thor-Projekt aus reiner Eitelkeit; die mangelnde Vorbereitung auf die Reise; die fehlende Kraft, am Burgerladen vorbeizugehen und stattdessen im 24-Stunden-Laden daneben einen gesunden Snack zu kaufen; die Unachtsamkeit beim Getränkekauf.

Es ist doch gut, dass einem das Gehirn diese Botschaft schickt, so wie es einem etwa mit Schmerzen das Signal sendet, dass irgendwo am Körper etwas nicht stimmt. Nun sagt mir mein Gehirn: »Jetzt reiß dich mal wieder zusammen, Jürgen. Du weißt doch, wie das geht!« So wie jeder, der sich um seine Gesundheit kümmert, ganz genau weiß, wie es geht. Man muss dem Gehirn zuhören, wenn es einem sagt, dass es gerade nicht gut läuft. Das ist das ganze Geheimnis – es einfach nicht wegschieben. Es ist wie bei der Analyse am Anfang: Manchmal muss einem jemand ehrlich mitteilen, wie es um einen steht. Das können Blutwerte sein. Ein Freund, der einen beobachtet. Das eigene Ego mit gepflegter Panikattacke. Nur zuhören: Das müssen wir wollen.

Ich telefoniere mit meiner Frau, die mir sagt: »Nein, du bist kein Versager – du musst nur wieder anfangen, gegen diesen Strom zu strampeln. Zeig dir selbst, was in dir steckt!«

Und schon sitze ich, nachts um kurz nach zwei, auf einem Heimtrainer im Fitnesscenter des Hotels und ich strample mir die Seele aus dem Leib. 720 Kalorien in 60 Minuten. Ich falle danach sofort ins Bett und schlafe wie ein Baby. Bis 7 Uhr 30, dann klingelt der Wecker, weil ich noch diesen Extra-Text schreiben muss. Schaffe ich. Nach der Dusche messe ich meinen Blutzucker: 113. Alles wieder perfekt. Geht doch.

Nein, ich bin kein Versager, sondern nur einer, dem sein Gehirn gesagt hat, dass er sich nun besser mal wieder zusammenreißen möge.

Checkliste:

- *Akzeptiere Rückschläge und Umwege als Teil der Reise. Niemand ist jeden Tag perfekt; keine Straße verläuft immer geradeaus.*
- *Verlasse dich nicht darauf, immer angefeuert zu werden. Manchmal musst du das selbst tun.*
- *Nimm Panikattacken als Signal deines Gehirns an – die können dich zurück auf deinen Weg bringen.*

IV Dein Kopf

Die CHANCE deines Lebens

Wie viele Menschen habe ich mir während der Covid-Pandemie ein paar Hobbys zugelegt. Eines davon: Kunsthandwerk, also Bilder und Zeichen in Holz brennen oder Mini-Blumen zu Kunstharzornamenten verarbeiten.

Das auf dem Bild ist der erste, stümperhafte Versuch: Ich wollte das Symbol meiner Universität in eine Holzscheibe aus Michigan brennen. Mein erster Schritt. Mein erster Liegestütz.

Ich habe überlegt, was das eigentlich sein soll, das ich hier tue: also zu versuchen, so gesund wie möglich zu werden und dabei andere Leute dazu einzuladen, es ebenfalls zu versuchen. Was ist das?

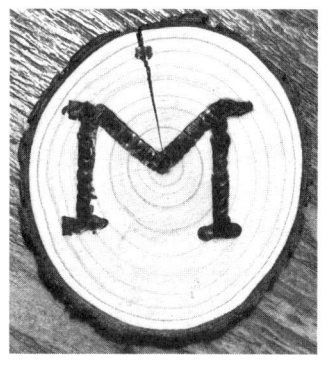

Meine Antwort: Es ist mein Hobby.

Nein, es ist kein *Lifestyle*.

Lifestyle, das klingt für mich nach Leuten, die jedem Trend folgen, wie ein Hund, der jeder Schneeflocke hinterherjagt. Die Fitness- oder Diättrends aufschnappen und dann als Instagram-Influencer bewerben. Oder nach Mittvierzigern, die jetzt gesünder leben und das jedem mitteilen müssen, der sich nicht ins Ausland absetzt. Und es klingt oft nach pseudospiritueller Geldmacherei: »Hier ist der neue Lifestyle, den Sie gegen Abschluss eines Abos für sich entdecken dürfen!«

Das hier ist was anderes: Es ist die CHANCE deines Lebens!

Manche sagen: Du bist Diabetiker, du *musst* das tun! Für dich *ist* das Lifestyle, erzwungen. Es stimmt und es stimmt nicht. Mein Vater zum Beispiel hat mir gezeigt, dass man nicht unbedingt gesund leben *muss*, leider mit verheerenden Konsequenzen. Es ist immer eine Entscheidung. Man kann sich immer entschließen, *nichts* zu tun.

Deshalb ist es ja die CHANCE deines Lebens! Du *musst* nicht. Du *kannst*. Und du *darfst*.

Wer bis hierher gelesen hat, dürfte bemerkt haben: Das hier ist keine neue Diät, kein hippes Workout. Das sind meiner Meinung nach Dinge, die bewusst nur kurz- oder mittelfristig funktionieren, aus drei Gründen: FOMO (also die Angst, etwas zu verpassen), Bequemlichkeit und die Faszination des Neuen.

Ein Beispiel: Man nimmt sich zum Jahreswechsel vor, ein wenig gesünder zu leben, einige Pfunde zu verlieren oder sich für den Sommer in Form zu bringen – was auch immer. Das tut man freilich nicht mit Jane-Fonda-Aerobic und Atkins-Diät, dem Zeug aus den 70ern und 80ern also, sondern mit einem Programm auf dem neuesten Stand der Forschung. Man ist also nicht zwingend auf der Suche nach Altbewährtem. Was grundsätzlich zur Erkenntnis führt: Gäbe es eine Diät oder ein Fitnessprogramm, das erwiesenermaßen bei jedem Menschen gleichermaßen zum Erfolg führt, gäbe es nur noch *diese* Diät oder *dieses* Workout, weil es allen anderen überlegen ist.

Gibt es aber nicht, also muss immer was Neues her – oder etwas, das so alt ist, dass sich keiner mehr daran erinnert, wie zum Beispiel an *Intuitive Ernährung*, die Elyse Resch und Evelyn Tribole schon im vergangenen Jahrhundert begründeten und bei der sie im Grunde nichts anderes fordern als das, was Menschen davor jahrhundertelang getan haben: das zu essen, von dem sie dachten, dass es ihnen guttun würde. Alter Wein in hippen Schläuchen also.

Das Neue hat diesen verlockenden Reiz, auf der Höhe der Zeit zu sein. Und es hat zugleich den Vorteil, dass Leute denken, sie würden was verpassen, wenn sie nicht schleunigst auf den Zug aufspringen

(FOMO = fear of missing out). Wenn der Nachbar oder Lieblingsfeind plötzlich rank und schlank daherkommt und sagt, dass er das nur *dieser* Diät oder *diesem* Workout zu verdanken habe. Es sei ganz einfach, und das ist der dritte Köder: Es wird einem mundgerecht vorgesetzt, was zu tun ist, man muss nicht nachdenken, sondern nur den Anweisungen folgen.

Natürlich gibt es dann kurzfristig Erfolge, weil man es ja unbedingt schaffen will – es ist doch in den ersten Wochen völlig egal, was man tut: Man ist so ehrgeizig, dass es quasi automatisch funktioniert.

Aber seien wir ehrlich: Die meisten geben Diäten oder Fitnessprogramme nach drei bis neun Monaten auf. Und ich bin mir sicher, dass dies für die Erfinder von Diäten und Workouts völlig okay ist, denn die restlichen drei bis neun Monate des Jahres sollen die Leute gefälligst wieder ungesund leben, damit sie zum Jahreswechsel wieder für was Neues bezahlen. Oft hat das mit Bodyshaming zu tun, was alles noch viel schlimmer macht.

Heißt: Es ist ein Spiel mit der Unzufriedenheit, mit dem schlechten Gewissen, das schamlos ausgenutzt wird, um was zu verkaufen, das ganz bewusst langfristig nichts bringt – weil man im nächsten Jahr das nächste große Ding verkaufen will.

Ich will aber genau das Gegenteil erreichen: langfristige Zufriedenheit und Bereitschaft für das, was das Leben so bringt.

Es geht nicht darum, vor dem Spiegel oder auf der Waage gut daherzukommen. Es geht darum, gesünder zu sein – was immer das für jede einzelne Person bedeuten mag.

Ich versuche, wegzukommen von diesem Treppenhaus der Gesundheitsindustrie, das mir vorkommt wie ein Gemälde von M. C. Escher: Man steigt andauernd eine Treppe rauf und kommt am Ende doch wieder ganz unten an. Ich will weg von Diät- und Workout-Wahn – und stattdessen einen Punkt erreichen, an dem Wut aufs Nicht-Haben-Können zu Stolz aufs Nicht-Brauchen wird und jedes »nicht« in meinem Leben auf ein »Ich will« folgt anstatt auch ein »Ich darf«.

Es ist ein Hobby, und das wurde mir erst nach fast einem Jahr bewusst. Eines, das mir ungemein hilft, es als eben solches zu betrachten. Denn vergleiche es mal mit anderen Hobbys, ob das nun eine neue Sportart ist, Brotbacken oder Gartenarbeit. Mein Pandemiehobby waren wie erwähnt Anhänger aus Kunstharz und die Parallelen zu meinem Versuch, die gesündeste Version meiner selbst zu werden, sind nicht zu übersehen:

- Es ist nichts, das ich tun *muss* – es ist was, das ich tun *will*.
- Es ist etwas, das mir Freude bereitet. Das bedeutet natürlich nicht, dass es weder Opfer von mir fordert noch Rückschläge oder Frustmomente gibt. Jeder, der zum Beispiel mit Tennis anfängt, muss hart trainieren und sich hin und wieder auch schinden; man wird hin und wieder eine Rückhand auf den Rübenacker neben dem Platz dreschen und diese verdammten Tage erleben, an denen aber mal überhaupt nichts klappt. Grundsätzlich aber macht es einem Spaß. Niemand tut was, das keinen Spaß macht, länger als ein paar Monate.
- Mein Verzicht ist kein Verlust, sondern Teil des Fortschritts, und irgendwann sorgte er nicht mehr für Entzugserscheinungen, sondern wurde zur Gewohnheit. Das dauert wie bei jedem Hobby etwa eineinhalb Monate. Aber wieder: Ich *will* das. Ich *will* auf die Riesenpizza und die fünf Biere am Samstagabend verzichten, weil ich am Sonntagfrüh gerne beim Match mit Freunden was taugen *will*. Ich verzichte auf so was *gerne*, weil mein Blick auf größere Ziele gerichtet ist.
- Überhaupt werden Herausforderungen zur Gewohnheit. Irgendwann muss man beim Brotbacken den Teig nicht mehr penibel wiegen – man weiß intuitiv, was die richtige Menge ist. Ich muss als Diabetiker inzwischen bei den meisten Nahrungsmitteln nicht mehr die Nährwertangaben ablesen; ich weiß zum Beispiel auswendig, wie viele Kohlenhydrate in meinem Lieblings-Nussriegel drin sind (16 Gramm) Und ich weiß auch, was eine gesunde Por-

tion für mich ist. Ist mir längst in Fleisch und Blut übergegangen, keine große Sache mehr.
- Es ist etwas, in dem ich besser werden will. Irgendwann ertappte ich mich dabei, wie ich Videos von Profis geschaut habe und Social-Media-Foren beigetreten bin. Man beginnt zu tüfteln, fuchst sich in Details rein, recherchiert Equipment; vielleicht kauft man sich sogar ein Buch wie dieses hier.
- Ich investiere Zeit und Geld in mein Hobby. Ja, es ist eine Investition, gesünder leben zu wollen, und das kostet dich was – wie jedes andere Hobby auch. Mal ehrlich: Wie viel Geld hast du schon in irgendwelche Hobbys investiert? In Trainerstunden? In Geräte? Oder, wie in meinem Fall mit den Anhängern, in Kunstharz in Fassgröße? Okay, darin investieren die wenigsten. Aber: Auch wenn es dich Zeit und Geld kosten wird – es lohnt sich! Hab kein schlechtes Gewissen dabei.
- Leute, die das gleiche Hobby haben, wurden zu Freunden, mit denen ich stundenlang fachsimpeln kann; ein schöner Nebeneffekt.
- Ich freue mich über noch so kleine Fortschritte und setze mir durchaus auch Ziele, so wie andere das mit ihren Hobbys auch tun: einen Marathon; das perfekte Brot; dieser tolle Pulli; die tolle Hose, die einem wieder passen soll auf der Hochzeit des besten Freundes. Eine Vorhand wie Federer. Ich für meinen Teil freue mich über einen perfekten HbA1c-Wert, weil ich damit ein Zeil erreicht habe. Ist das nicht bei jedem Hobby so?

Ich will dich einladen: Betrachte den Versuch, gesünder leben zu wollen – und nochmal: nicht, es zu *müssen* –, als Hobby. Du wirst sehen, es ist ein Unterschied wie Tag und Nacht: Es bestimmt nicht über dein Leben wie ein *Lifestyle*; weshalb ein *Lifestyle* für Außenstehende schnell so nervig und für einen selbst so einnehmend, manchmal erdrückend wird.

Ein Hobby ist was, das man gerne tut; für das man sich Termine im Kalender markiert. Ja, schreib deine gesundheitlichen Termine in einen Kalender! Warum sollte irgendwas anderes wichtiger in deinem Leben sein als deine Gesundheit? Ja, man darf, man *muss* auch egoistisch sein, wenn es um die eigene Gesundheit geht.

Ein Mensch, der den Spaziergang liebt, wird weiter gehen als einer, der ein Ziel erreichen will. Wer Reisen liebt, wird an Stationen, vielleicht auch an Zielen, wie zufällig vorbeikommen – und die tollsten Reisegeschichten sind doch die, bei denen man sich verfährt und an einen tollen Ort gelangt, den man sonst nie gesehen hätte. Wo man die Nacht durchtanzt und verrückte Leute kennenlernt. An den geplanten Ort kommt man schon noch.

Meilensteine sind positive Nebeneffekte eines spannenden Projekts. Diese Reise ist aufregender: Man lernt, versagt, wird besser, trainiert weiter. Man erlebt Überraschungen, diesen Thrill zwischen Versagen und Erfolg, der Aufregung vorm Einschlafen in der Nacht vor Prüfungen oder Turnieren. Was es garantiert nie wird: langweilig.

Das Beste daran: Wenn es ein Hobby ist, ist es nie vorbei. Du schaffst 50 Liegestütze und könntest 51 schaffen. Du kreierst einen

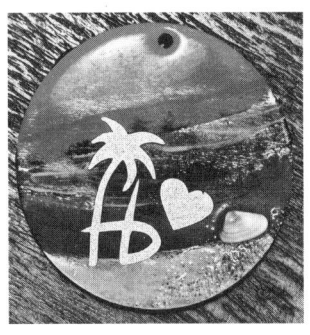

Kunstharz-Holz-Anhänger, mit dem du zufrieden bist (eine Medaille für meine Fitness-Freunde zum Beispiel). Arbeitest an deiner Vorhand, weißt aber, dass sie nicht so elegant wie die von Roger Federer ist. Backst ein Brot und bist dir im Klaren darüber, dass es nicht das beste Brot der Welt sein muss.

Was du tust, ist das Beste, das du nach ein paar Monaten Übung schaffst, und hoffentlich werden die nächsten Versuche in ein paar Wochen noch besser. Das ist ja das Wunderbare am Hobby: Die beste Version deiner selbst bist du hoffentlich heute, und die Version morgen, die ist noch ein klein wenig besser – und so weiter und so weiter.

Es ist die CHANCE deines Lebens!

Ich weiß: Ich *darf* immer weitermachen, keiner hindert mich. Und ist das nicht eine ganz wunderbare Nachricht, dass es nie vorbei ist, sondern ich bis an mein Lebensende daran feilen darf? Gibt es was Schöneres als ein Hobby, eine Leidenschaft fürs Leben – vor allem, wenn es auch noch eine ist, die dieses Leben verschönert und verlängert?

Also dann: Weiter geht's!

»Erst wenn wir verloren sind,
beginnen wir, uns zu verstehen.«

Henry David Thoreau

Eins Pass auf dich auf – auch geistig!

Naveen ist ein klein wenig verblüfft, als ich ihm sage, warum ich heute nicht mit ihm Tennis spielen kann. »Ich bin leider verletzt«, schreibe ich: »Es geht mir nicht besonders gut heute, ich bin einfach down, nicht in der Stimmung. Bis Sonntag sollte ich wieder fit sein. Sorry für die späte Absage.«

Ja, es sind die 2020er; wir reden gerade sehr viel über *Mental Health*, besonders beim Sport. Ich habe Naomi Osaka bei den US Open 2021 erlebt, aus zwei Metern Entfernung, wie sie erklärte, dass es ihr mental gerade nicht gut gehe. Es waren bewegende Worte, die Osaka wählte. Was muss passiert sein, dass eine 23-Jährige, die Geld mit einem *Spiel* verdient und darin zu den Besten der Welt gehört, keine Freude mehr daran hat?

Ich bin mittendrin in dieser Debatte, zumal ich fünf Minuten, nachdem Osaka ihr Innenleben für alle offengelegt hatte, den folgenden Satz von einem Journalistenkollegen höre: »Soll sich nicht so anstellen, egomanische Kuh! Die verdient doch Millionen im Jahr.«

Frage an den Kollegen: »Und wenn sie gesagt hätte, dass sie Rückenprobleme hat und sie das nun erst einmal auskurieren muss?«

Seine Antwort: »Klar, bei echten Verletzungen ist das ja keine Frage. Aber dieses Rumgeheule ist doch nur peinlich.«

Keine Sorge, das wird nun keine Mental-Health-Debatte im Profisport.

Ich erwähne das mit dem Rücken und Rumgeheule aus zweierlei Gründen. Erstens: Ich bin in einem Alter angelangt, in dem sich jede Verletzung wie Rumgeheule anhört. Ja, wir waren alle mal zwanzig, und wenn wir verletzt waren, dann ordentlich. Also: Kreuzbandriss, Gehirnerschütterung, Handbruch. Das gute Zeug, bei dem jeder wusste: Okay, der fällt erstmal aus.

Ab einem gewissen Alter ist man dann eher nur noch selten schlimm verletzt, weil man einfach nicht mehr ganz so dumm ist wie früher und sich auch nicht mehr für unverwundbar hält. Die Kehrseite: Man ist quasi permanent angeschlagen. Zwicken im Rücken, Oberschenkelzerrung, Schambeinköpfchenreizung. Es tut immer irgendwas weh. Aber weil jedem immer irgendwas wehtut, ist einem das Gebrechen des anderen völlig gleichgültig.

Ab einem gewissen Alter wird es dann unter Freunden üblich, kurz Interesse zu heucheln, gerne begleitet von der fiesen Beleidigung: »In deinem Alter!« Die Antwort von Naveen auf meine Absage, kein Witz: »Kein Problem! Damit musst du echt aufpassen. *In deinem Alter!*«

Naveen ist 28, offenbar ist geistige Gesundheit ab vierzig für ihn so was wie Rücken: zwickt ab und zu, wird immer schlechter, muss man mit umgehen.

Ich bin im Bayern der 1980er-Jahre aufgewachsen; ich weiß gar nicht, ob ich auch nur ein Wort mehr darüber sagen muss, wie damals dort mit mentaler Gesundheit umgegangen worden ist. Muss ich doch? Okay.

Wer beim Tennis eine Zitterhand kriegte: »Nervenbündel.« Wer den entscheidenden Elfmeter verschoss: »Kann man nicht brauchen, wenn's drauf ankommt.« Wer gegen jemanden verlor, gegen den er vom Talent hätte gewinnen müssen: »Der hat's im Kopf nicht drauf.« Es kam stets rüber, als wäre das nun mal so, als könnte man nichts daran ändern. Wer es gleich ein paar Mal erlebte, galt wahlweise als Psycho, Verlierer, Versager oder ewiger Zweiter.

Kaum jemand fragte: »Und wie ändern wir das?«

Wichtiger Unterschied, gleich zu Beginn: Es gibt »Mental Health« und »Mental Strength« – das wird oft vermischt, dabei erkennt man den Unterschied, wenn man einfach *Mental* durch *Physical* ersetzt. Jemand kann bestens austrainiert sein und sich doch schwer verletzen. Aufs Mentale übertragen: Jemand kann derart willensstark sein, in wichtigen Momenten verlässlich abzuliefern, und nervenstark für große Siege. Das bedeutet aber nicht, dass die gleiche Person auch klar im Kopf, zufrieden und glücklich ist. Oft hängt es miteinander zusammen, so wie ein fitter Mensch durchschnittlich weniger oft verletzt ist als jemand weniger Fittes, aber es ist nicht immer garantiert.

Vielleicht sollte man deshalb auch noch den Begriff »Mental Fitness« einführen, denn:

Bei körperlichen Verletzungen wussten damals in Bayern alle Bescheid, da hatte jeder einen Rat, das nahm jeder ernst.

Wer hin und wieder aber Gefühle zeigte: »Schizzo«. Wer seine Wut rausließ und vielleicht mal ausrastete: »hysterisch«. Wer melancholisch war: »Depri«.

Ich erkläre das deshalb ein wenig ausführlicher, weil im Bayern der 1980er-Jahre der Körper wie ein Auto behandelt worden ist: Solange alles rund lief, war alles gut, musste man nichts unternehmen – und wenn was kaputt war, also verletzt, dann reparierte man das eben. Und dann lief die Maschine wieder.

Das konnte man alles überprüfen: Beinbruch, Bänderriss, Bauchmuskelzerrung. Das gute Zeug. Das konnte man auf dem Röntgenbild sehen, so wie jeder einen geplatzten Reifen sehen kann.

Nur Gehirnerschütterungen waren damals schon heikel: Mein bester Freund wurde beim Hallenturnier von zwei Gegnern mit dem Kopf voraus gegen die Wand gegrätscht; er sah danach aus, als hätte ihm Mike Tyson eine gezimmert. Der Trainer sah ihn kurz an und schickte ihn, kein Witz, mit diesen Worten zurück aufs Spielfeld: »Lauf es raus!« Ich glaube, er hat es bis heute nicht ganz rausgelaufen.

Mir ist das Thema deshalb so wichtig, weil ich am eigenen Leib erfahren habe, dass der Körper eben kein Auto ist und dass auch heute noch einige ihr Auto besser pflegen als ihren Körper, geschweige denn ihren Geist – und in vielen Bereichen, über die wir bereits geredet haben, ein Um*denken* nötig ist, ein Um*programmieren* des Kopfes, damit es mit dem Körper klappt.

Mir ist klar geworden, wie wichtig alle drei Mental-Bereiche *Health*, *Strength* und *Fitness* im Zusammenspiel mit dem Körper sind. Ich habe seit meinem neunzehnten Lebensjahr immer wieder Hexenschüsse, mit 29 hatte ich meinen ersten Bandscheibenvorfall.

Auch die Geschichte war nicht gerade spaßig; die Situation aber, in der ich gefunden wurde, war zu köstlich, um sie hier nicht zu erzählen. Ich hatte Grippe, nahm ein heißes Bad und wackelte gerade in zwei Badetücher gehüllt zur Couch – und kippte dort einfach nach vorne um. Nichts ging mehr. Knie auf dem Boden, Brust auf der Couch, Arme seitlich ausgestreckt, splitternackt und schwitzend. Genau in dieser Position fanden mich die Sanitäter, die meine Frau gerufen hatte: nackt, klitschnass, in der Downward-Dog-Position.

Das alles ist wichtig, denn über mehr als 15 Jahre lang habe auch ich diese Hexenschüsse so behandelt wie einen geplatzten Reifen am Auto: passiert hin und wieder, dann muss man das eben »reparieren« mit Muskel-Relaxern, Schmerzmitteln und Krankengymnastik. Prävention danach: mehr Dehnübungen, Kräftigung der Rückenmuskulatur, ein Schreibtisch, dessen Höhe elektrisch verstellbar ist, um auch im Stehen arbeiten zu können, mehr Flüssigkeit und ein Abo beim Chiropraktiker. Garniert mit dem Rat des Arztes, dass ich mich nicht ganz so hart stressen sollte die ganze Zeit. Als würde einem der Mechaniker sagen, dass man mit diesen Reifen gefälligst vorsichtiger fahren solle. An den Gründen für meine Hexenschüsse hat sich dadurch natürlich gar nichts geändert.

Heute weiß ich: Niemand, bei dem ich damals Hilfe suchte, beschäftigte sich wirklich damit, *warum* mein Rücken derart regelmäßig verkrampfte. Ja, ich dehnte mich nicht ordentlich, hatte eine schlechte Sitzhaltung und ich trank viel zu wenig Wasser.

Noch ein Hinweis: Ich hatte immer dann einen Hexenschuss, wenn es mir so richtig beschissen ging. Stress, Ärger, Ängste, Panikattacken.

Mein bislang letzter Hexenschuss kam nach unfassbarem Stress in der Arbeit, gepaart mit Sorgen daheim, weil wir überlegten, ob wir umziehen sollten, und zu allem Überfluss noch einem kleinen Zoff mit meinem Sohn. Ich dachte viel zu viel über mich selbst und mein Leben nach und ich konnte nachts nur sehr schlecht schlafen. Zack!, war der Rücken verkrampft.

Nun ist mir natürlich auch bewusst, dass es manchmal unfassbar guttut, gerade bei Sorgen und Stress ordentlich zu trainieren. Es wäre deshalb eine tolle Idee gewesen, eine Stunde lang zu schwimmen. Stattdessen machte ich richtig intensives Krafttraining. Das ist für einen verkrampften Rücken in etwa so, als würde man einen Autoreifen mit dem Küchenmesser malträtieren und dann sagen: »Puh, weiß ich jetzt aber auch nicht, warum der platt ist.«

Nach 45 Minuten war mein Rücken derart verspannt, dass ich in Embryostellung auf dem Boden lag und am Ende von zwei erwachsenen Männern auf den Rücksitz eines Autos gelegt wurde – wo ich weitere zwanzig Minuten lang in Embryostellung lag, bis wir endlich daheim waren und die Reparatur beginnen konnte: Muskel-Relaxer, Schmerzmittel, Dehnübungen.

Was ich einfach mal hätte tun sollen: mich entspannen. Die Ursachen bekämpfen statt der Symptome.

»Mens Sana in Corpore Sano«, heißt es doch immer: gesunder Geist in gesundem Körper. Es ist die Aufforderung, sich um seinen Körper zu kümmern, um auch geistig fit zu sein. Nur: Der Spruch funktioniert auch andersrum! Braucht es für einen gesunden Körper nicht auch einen gesunden Geist? »Corpus Sanus in Mens Sana«?

Ich will mich nicht in die Profisport-Debatte einmischen, da gibt es klügere Leute als mich. Ich finde aber Profisport eine tolle Analogie fürs Leben, weil mittlerweile klar ist, dass nicht mal beim 100-Meter-Lauf die Person gewinnt, die am schnellsten laufen kann.

Es gewinnt, wer zuerst die Ziellinie überquert, und jeder weiß, dass neben der Fähigkeit, schnell laufen zu können, noch viele andere Faktoren eine Rolle spielen. Es beginnt damit, dass eine Person nur so schnell laufen kann, wie sie durch Training und Ernährung in der Lage ist. Also: Begabung plus der Bereitschaft, hart zu arbeiten. Das ist übrigens nicht nur im Sport so, sondern auch in jedem anderen Beruf.

Es geht weiter: Kann jemand abliefern, wenn es darauf ankommt? Also zum Beispiel den Startschuss nicht verpassen, nicht bei Meter 50 verkrampfen, beim Blick auf die Gegner und den Gedanken an Millionen von Zuschauern nicht durchdrehen. Was muss das für ein Druck sein, wenn alle nichts anderes erwarten als Erfolg, wenn alles außer Gold eine Enttäuschung ist?

Wer das verstehen will, sollte den Doku-Film *Miracle On Ice* über den Erfolg der US-Eishockeyspieler gegen Russland bei Olympia 1980 gucken – und zwar mit Fokus auf die Russen, die gewinnen sollten.

Es ist der Wahnsinn, man kann sich mit diesen jungen Männern und Frauen im Profisport wirklich identifizieren, schließlich verbringt der Mensch viel Zeit damit, Fehler zu machen oder zu scheitern.

Profis sind Ausnahmetalente, keine Frage, aber am Ende eben auch nur Menschen. In vielen Berufen ist die Fähigkeit, im richtigen Moment die beste Leistung abzurufen, nicht weniger bedeutsam. In jedem Beruf gibt es Druck; jeder erlebt Situationen, in denen alles außer Erfolg eine Enttäuschung ist. Jeder Mensch hatte schon mal so einem Moment, in dem es darum ging abzuliefern, in genau diesem Augenblick. Manchmal funktioniert es, manchmal nicht. Das gehört zum Menschsein dazu.

Und manchmal ist man verletzt, und zwar mental. Man ist nicht glücklich mit dem, womit man den Großteil seiner Zeit verbringt. Osaka wollte damals kein Mitgefühl oder gar Mitleid; sie teilte der Welt mit, wie es ihr ging. Nicht mehr und nicht weniger.

Wenn man mal darüber nachdenkt, erzählen Sportler eigentlich recht häufig, dass es ihnen nicht gut geht. Aber meistens nach dem Spiel oder Wettkampf, und dann folgt gleich noch die Heldengeschichte darüber, wie das Problem gelöst wurde: Michael Jordan und der Umgang mit dem Tod seines Vaters. Angelique Kerber, wie sie an sich verzweifelte – und dann doch drei Grand-Slam-Turniere gewann. Das Happy End war nötig, um über die Sorgen davor reden zu können.

Es gab aber auch den Torwart Robert Enke, der sich tragischerweise das Leben genommen hat. Es hieß danach immer wieder, dass man daraus lernen müsse.

Was ich deshalb für mich ganz persönlich gelernt habe: Ich muss den Geist behandeln wie den Körper – also möglichst gut pflegen, damit es erst gar nicht zu Verletzungen kommt. Und mentale Verletzungen ähnlich behandeln wie die am Körper.

Also: Ist es nach Streit mit dem Partner förderlich, beim Fußballtraining gegen den Typen zu spielen, den man schon immer mal abgrätschen wollte? Kurzfristig kann einen so was befreien, aber langfristig? Oder ein Tennismatch, wenn der Rücken aufgrund von Stress zwickt? Im Ozean schwimmen, wenn man sich traurig fühlt? Keine besonders guten Ideen.

Ich bin an diesem Freitag einfach megaschlecht gelaunt. Ich hatte mich beim Training am Tag davor übernommen, der Rücken ist angeschlagen.

410 E-Mails warten darauf, beantwortet zu werden. Das müsste ich auf den Abend verschieben, würde ich jetzt spielen. Da habe ich aber geplant, mit meiner Frau auf eine Party zu gehen. Weshalb die Alternative wäre, die Mails am Samstagmorgen zu beantworten und dafür dann entweder das Eishockeyspiel meines Sohnes zu verpassen oder um sechs Uhr morgens aufzustehen. Das schwebt wie ein Damoklesschwert über mir. Ich verkrampfe mich, körperlich wie geistig.

Das alles wird durchs Tennis nicht besser werden, so wie auch eine Wadenzerrung durchs Tennis nicht besser würde, die mich seit gestern ebenso plagt. Ich würde wahrscheinlich letztlich so oder so absagen, die Wade mit Schmerzsalbe massieren und dann vielleicht bandagiert 45 Minuten aufs Fahrrad hüpfen. Und vergessen wir nicht das größere Risiko: Hexenschuss in unfassbar peinlicher Pose (es gibt keine vorteilhafte Pose bei einem Hexenschuss); vier Wochen Pause und dazu das Genöle der Freunde, dass ich verdammt nochmal auf mich aufpassen solle – *in dem Alter!*

Genau das tue ich also jetzt: Ich sage ab mit Verweis auf meine geistige Gesundheit, setze ich mich 30 Minuten aufs Sitzfahrrad und dehne danach 15 Minuten lang den Rücken. Dann beantworte ich 410 Mails und werde rechtzeitig fertig, um mich rauszuputzen für den Abend mit meiner Frau. Ich merke, wie gut es mir tut, die Arbeit zu beenden und mich ohne Eile für eine Party herzurichten.

Ich kann ausschlafen, ich bin bestens gelaunt beim Eishockeyspiel meines Sohnes. Alles richtig gemacht, und das Tennis-Workout hole ich auf der Tanzfläche nach. Bewegung ist Bewegung.

Erstens: Ich hatte seit mehr als vier Jahren keinen Hexenschuss mehr.

Zweitens: Das abgesagte Match findet am Sonntagfrüh statt. Ich verliere, so wie ich gegen Naveen immer verliere – aber ich gewinne zum ersten Mal in einem Best-of-five-Match zwei Sätze. Den entscheidenden Durchgang gewinnt er 6:4 und sagt danach: »Wow, so gut warst du noch nie!« Weil zu geistiger Gesundheit auch ein klein bisschen Arroganz gehört, dazu später mehr, antworte ich mit den Worten, die Han Solo in *Das Imperium schlägt zurück* zu Leia sagt, nachdem sie ihm ihre Liebe gestanden hat: »Ich weiß!« Naveen grinst.

Abends dann: Epsom-Salz-Bad, Dehnübungen, Schmerzsalbe. Denn auch wenn geistig an diesem Tag alles wunderbar gelaufen ist, fühlt sich mein Körper nach fünf Sätzen gegen Naveen wie ein Auto ohne Benzin, mit platten Reifen und überfälligem Ölwechsel an. Also jammere ich ungefähr vier Stunden lang jedem, der sich nicht rechtzeitig ins Ausland absetzt, meine Wehwehchen vor – und fühle mich grandios dabei. Habe ich mir verdient, das Jammern.

Nein, ich bin kein Schizzo, Psycho oder Depri. Ich konnte am Freitag nicht spielen, weil mich persönliche Gründe davon abgehalten haben, so wie ein anderer wegen der Wade nicht kann.

Es ist eine Verletzung oder vielleicht auch nur ein Wehwehchen, aber man sollte das genauso ernst nehmen wie eine Verletzung am, nun ja, Schambeinköpfchen.

Jetzt noch zwei kleine Anleitungen zum Heilen geistiger Verletzungen.

1. Konditionieren

Der Satz, der größtmögliche geistige Gesundheit und Freiheit in sich trägt, ist der hier:

»Ich werde am Freitagnachmittag nicht arbeiten, sondern mir das Eishockeyspiel meines Sohnes ansehen.«

Klingt unspektakulär, klar. Es ist allerdings ein wunderbarer Satz, wenn man mal genauer betrachtet, wie viele tolle Informationen drinstecken: Man hat offenbar ein Kind, das derart gesund ist, dass es Sport treiben kann, sogar gemeinsam in einem Team, mit Kameraden – ist nicht allein das schon eines der größten Geschenke, die es gibt? Wünschen sich nicht genau das alle Eltern: dass das Kind gesund ist und dass es Freunde hat?

Ob es einen Partner gibt, wird nicht verraten; anscheinend ist es nicht so wichtig, dass man sich darum Sorgen machen müsste. Es klingt aber so, als wolle man wirklich zu diesem Spiel. Das bedeutet: Es interessiert einen ehrlich, was das eigene Kind so treibt – ja, sollte immer so sein. Wer aber noch nie bei der Schulvorführung des eigenen Kindes eingeschlafen ist, werfe den ersten Stein.

Wie glücklich ist einer, der gerne Zeit mit seinen Kindern verbringt und es auch tun kann?

Man ist offenbar selbst fit genug, um sowohl arbeiten (und offenbar gäbe es genug Arbeit) als es auch zum Eishockeyspiel des Sohnes schaffen zu können. Klingt ziemlich gut.

Man ist finanziell in der Lage, aufs Arbeiten zu verzichten und lieber das zu tun, was man tun will. Also: Das Leben leben, und nicht für den Lebensunterhalt sorgen müssen, zumindest an diesem Tag.

Man ist so frei, dass einem an diesem Nachmittag niemand befehlen kann, was man tun muss. Und wenn man bedenkt, dass es ein Freitagnachmittag ist, beginnt damit vielleicht schon das Wochenende.

Das ist die persönliche Ebene, es geht aber weiter. Der Satz besagt, dass man es sich leisten kann, zu diesem Spiel zu gelangen. Dass man auf einer sicheren Straße fahren oder laufen wird; dass man keine Angst haben muss, am Freitagabend zurück zur eigenen Wohnstätte zu gelangen. Man ist sicher, weil es Menschen gibt, die diese Sicherheit und damit die eigene Freiheit garantieren.

Klar gelingt es einem nicht immer, sich so einzurichten wie in diesem Beispiel. Genau deshalb sind Momente, in denen es doch klappt, ja so wertvoll. Und vielleicht sollte man sich das hin und wieder klarmachen, sich darüber bewusst werden, dass dieser Satz mit dem Eishockeyspiel wie keine große Sache wirkt. Es aber am Ende allemal ist.

2. Verletzungspause

Du musst auf dich aufpassen, und dazu gehören: Pausen.

Klar, sagt sich leicht, aber es gibt ja immer was zu tun, was, woran man noch denken müsste und was einen von Pausen abhält. Man muss sich deshalb regelrecht dazu zwingen. Ich erinnere mich noch an diese Knieverletzung in der dritten Klasse, als der Arzt zu meiner Mutter sagte: »Der hört doch eh nicht darauf, wenn ich dem jetzt sage, dass er eine Woche lang nicht rumlaufen soll.« Also packte er das komplette linke Bein in Gips, von Hüfte bis Knöchel. Nichts ging mehr, eineinhalb Wochen lang.

Genau so was sollten wir auch jetzt ab und zu mal wieder tun: Gehirn in Gips.

Es ist doch wirklich so, dass man 24 Stunden am Tag an irgendwas denkt, und häufig geht es dabei um scheinbar Unaufschiebbares: hier noch was zu tun, dort noch eine Krise, zu der man eine Haltung entwickeln und dann drüber streiten muss. Noch ein Social-Media-Eintrag, der einen dazu provoziert, sich aufzuregen. Noch jemand, der irgendwas von einem will. Es sind schon 15 Tabs im Kopf offen, da will das Gehirn plötzlich wissen, wo man denn eigentlich den Geldbeutel hingelegt hat.

Puff.

Es ist überhitzt, das Gehirn, und irgendwann muss man es kurz mal ausschalten. Weg von dem ganzen Zeug. Raus. Nur für sich sein.

Nein, kein Mega-Urlaub auf den Malediven – schon allein deshalb, weil man sich dann von jemandem über Sinn und Unsinn von Flugreisen belehren lassen müsste, der nächste Tab also.

Es reicht, sich einfach mal rauszunehmen. Für ein paar Stunden, für einen Tag. Handy weg, Computer weg, nicht erreichbar sein. Das ist keine besondere Sache, und man muss das auch nicht groß ankündigen – das Leben ist kein Flughafen, es muss nicht per Lautsprecher verkündet werden, wenn man abreist.

Eine Stunde Spaziergang im Wald. Eine Nacht in einer Hütte. Wenn man schon immer mal an den See wollte: spontan hinfahren, reinhüpfen, wieder heim.

Es geht nicht darum, eine große Erkenntnis zu gewinnen oder danach eine wichtige Entscheidung zu treffen. Ganz im Gegenteil: Es geht darum, genau das nicht zu tun. Unser Kopf braucht das hin und wieder.

Wir machen das in unsere Familie ganz bewusst ein paar Mal im Jahr, und damit du siehst, wie sehr wir dabei unsere Tabs schließen: Einmal fuhren wir in die Wüste, einfach so, in einen sogenannten *Stargazing Park*: Im Umkreis von 16 Kilometern ist dort nachts kein elektrisches Licht erlaubt, also gibt es einen wahnwitzigen Sternenhimmel. Man sieht die Milchstraße und ungefähr alle drei Minuten eine Sternschnuppe.

Worüber mein Sohn und ich dort debattierten: ob es mehr Sterne gibt oder Haare am Körper unseres Hundes (seine Rasse: Coton de Tulear; er hat Haare und kein Fell) und sie zu zählen begannen, die Sterne und die Haare, bis wir uns darüber kaputtlachten. Es war die reinigende Kraft des Blödsinns.

Also: Zwing dich ab und zu, sämtliche Tabs im Gehirn zu schließen und zu sagen: Pause! Ich muss mich jetzt mal ganz kurz nur um mich selbst kümmern ...

Checkliste:

- *Behandle Verletzungen am Geist wie Verletzungen am Körper.*
- *Für einen gesunden Körper braucht es einen gesunden Geist.*
- *Frage dich regelmäßig und ehrlich selbst: Geht es mir geistig gut?*
- *Pass auf dich auf – auch geistig. Frage dich: Fühle ich mich mental fit, gesund, stark?*

>»Warum angeben – vor allem,
wenn man es nicht nötig hat?«

Schwedische Lebenseinstellung

Zwei Feier dich doch mal selbst!

»Ach, Menno!«

»Oh, was ist denn los?«

»Ach, hier: meine Lieblingshose!«

»Ach, herrje, was ist denn damit? Dreckig? Kaputt?«

»Nö – zu groß. Ich habe so viel abgenommen, jetzt passt sie nicht mehr. So 'ne Scheiße!«

»Ach, hör doch auf!«

Kennst du dieses Gespräch? Und warst vielleicht wie ich bereits auf beiden Seiten dieser Konversation? Oder vielleicht bei einem vergleichbaren Thema, das auch unter die Kategorie »Luxusprobleme« fällt? Bei Männern geht es dabei oft um Sex: »Ja, das ist jetzt voll doof – diese attraktive, intelligente und nette Frau ist total verliebt in mich; aber ich will nichts Festes. Total unangenehm.«

Oder beim sprichwörtlichen Schwanzvergleich: »Diese Nebenkosten fürs neue Haus regen mich total auf: achttausend im Monat. Sei du mal froh, dass du mietest und dann auch noch so eine kleine Wohnung. Clever von dir.«

Keine Sorge, das gibt es auch bei Frauen:

»Ich kann essen, was ich will – und nehme einfach nicht zu. Jetzt muss ich das Hochzeitskleid enger machen lassen, was für ein Ärger.«

Bragplaining nennt sich das, wenn man sich über die eigene Situation beschwert, jedoch in Wirklichkeit den anderen nur mitteilen will, wie unfassbar gut es das Leben gerade mit einem meint. Also: »Puaaaah, Party im Glockenbachviertel. Scheiß-Verkehr, und ich habe wirklich null Lust, am Freitagabend auszugehen. Aber okay, da muss ich wohl kurz vorbeischauen.«

»Menschenskinder, jetzt wollte der Türsteher doch wirklich meinen Ausweis sehen, ob ich tatsächlich schon 21 bin. Voll nervig! Ich bin 35, und als ob *ich* jünger aussehen würde. Aber okay, wenn der das glaubt.«

Ist recht einfach zu durchschauen, dieses *Bragplaining*. Die Mischung aus »to brag« und »to complain«, angeben und sich beschweren. Aber: Was soll man dagegen tun? Man kann einem Jammernden ja nicht sagen, dass er gefälligst die Schnauze halten soll – wobei, meine Frau tut das. Als ich mich darüber beschwere, dass ich acht Kleidersäcke voll mit viel zu großen Klamotten an Bedürftige spenden, sie nun ins Auto schleppen und zur Sammelstelle fahren müsse, sagte sie: »Ach, jetzt halt aber mal die Luft an – wir alle wissen, dass du abgenommen hast.«

Alle anderen stehen da und heucheln Mitgefühl, meist mit Kopfnicken und Fake-Ja-Ja in der Art: »Ja, du Armer!« Was sie wirklich denken: »Ach, verpiss dich doch, du Affe!«

Echte Zwickmühle: Da hat man gerade zehn Kilo abgenommen, man sieht endlich so aus, wie man immer dachte, dass man eigentlich aussehen würde (ja, denk mal drüber nach: Man sieht nun so aus, wie man davor dachte, dass man aussehen würde). Man fühlt sich besser, vielleicht zum ersten Mal seit langer Zeit wortwörtlich wohl in seiner Haut. Die Werte sind in Ordnung, weshalb man wieder so was wie Selbstbewusstsein entwickelt; geht ja auch um die geistige Gesundheit. Man will sich freuen, am liebsten in der Art, wie es Sportstars wie Cristiano Ronaldo tun. Also: Shirt vom Leib, Luftsprung, Posen für die Kameras.

Verdammt, bin ich wirklich so oberflächlich? Ist mir Aussehen wirklich so wichtig?

Es sind sechs Monate vergangen seit dem diabetischen Koma, die Fortschritte sind nicht zu übersehen, und ja: Ich mag mich. Ich finde mich gerade ziemlich attraktiv.

Wow, wie komisch sich das anfühlt, so was überhaupt zu schreiben.

Was muss Oscar Wilde gefühlt haben, als er in *Das Bildnis des Dorian Gray* schrieb: »Die Menschen sagen manchmal, Schönheit sei nur auf der Oberfläche. Das mag sein. Aber zum mindesten ist sie nicht so oberflächlich wie das Denken. Für mich ist Schönheit das Wunder aller Wunder. Nur hohle Menschen urteilen nicht nach dem Schein. Das wahre Geheimnis der Welt ist das Sichtbare, nicht das Unsichtbare.«

In meinem bayrischen Heimatdorf wurde einem eingetrichtert, dass man das mit dem Sich-selbst-okay-Finden mal ganz schnell bleiben lassen sollte – und bei jedem Anflug von Selbstbewusstsein ganz schnell eine Sache an sich selbst zu finden habe, die nicht so toll ist. Vor allem durfte man öffentlich niemals sagen, dass man sich selbst ganz in Ordnung findet; dann nämlich war es die Aufgabe des Dorfes, so einen arroganten Sack möglichst schnell wieder auf den Boden der Tatsachen zurückzuholen.

Das ist heute noch so. Auf meinen Social-Media-Eintrag zu meinem Thor-Projekt schrieb ein Freund aus München: »Papst Franziskus hat Christen vor übertriebener Selbstdarstellung und Narzissmus gewarnt. ›Wo es zu viel *Ich* gibt, gibt es zu wenig Gott‹, erklärte der Papst am Sonntag auf dem Petersplatz. Die andauernde Suche nach Komplimenten, das Aufzählen der eigenen Verdienste und guten Taten, führten zur Verachtung anderer. Franziskus rief dazu auf, ›zu sein‹ anstatt sich um den Schein zu sorgen. ›Hüten wir uns vor

Narzissmus und Selbstdarstellung, die sich auf Geltungssucht gründen‹, sagte der Papst. Schreib dir das mal hinter die Ohren!«

Was für 'ne Ansage!

Ich wollte dann das Foto schon löschen, kein Witz – lasse es aber bis heute online, weil andere es durchgehend nett kommentieren.

Ich freue mich sehr über Komplimente. Einige der glücklichsten Momente meines Lebens haben damit zu tun, dass ich von anderen bewundert werde, und das beschäftigt mich. Die Auslöser haben oft damit zu tun, dass ich irgendwas geleistet habe, und auch das beschäftigt mich. Das entscheidende Tor in einem wichtigen Spiel. Das Lob für einen Text. Die Anerkennung dafür, meine Diabetes in den Griff bekommen zu haben.

Ich habe wirklich lange darüber nachgedacht, was da genau mit einem passiert, wenn man sein Leben umstellt und es zu dem Moment kommt, in dem man mit sich selbst zufrieden ist. Denn irgendwas verschiebt sich da spürbar auch im größeren Kontext.

Das hat natürlich auch damit zu tun, dass ich auf einer Dienstreise kürzlich an der Hotelbar von zwei Frauen zu einem Drink eingeladen wurde. Nein, das soll absolut keine Prahlerei sein – na ja, vielleicht ein bisschen –, es ist vielmehr der Ausdruck absoluter Verblüffung, weil mich davor fünf Jahre lang niemand angesprochen hat, auch keine Männer (ja, passierte früher häufiger). Ich war in den letzten Jahren ganz einfach: unsichtbar.

Männer ab 35 kennen das; ich glaube, dass es einer der wichtigsten Auslöser für eine ordentliche Midlife-Crisis ist: Man wird unsichtbar. Sicher sind mindestens neunzig Prozent aller Merkmale einer ordentlichen Midlife-Crisis verzweifelte Schreie nach Aufmerksamkeit. Das ist in Ordnung, niemand will unsichtbar sein. Es ist eines der schlimmsten Gefühle, nicht gesehen oder gehört zu werden.

Ich habe mich lange mit der Frage beschäftigt, ob Menschen wirklich so oberflächlich sind, dass ich für manche erst wieder existiere, seit ich gesünder aussehe – oder, seien wir doch mal ehrlich: dünner bin. Ich kenne beide Seiten, dick und dünn, und meine Frau kann bestätigen: Der Umgang der Leute damit ist ein Unterschied wie Tag und Nacht.

Was mich deshalb noch viel mehr beschäftigt: Bin *ich* so oberflächlich, dass es mir was ausmacht, ob Leute mich ansprechen oder ich den Typen im Spiegel mag? Wie schäbig wäre das denn?

Bis mir klar wird, was da wirklich passiert: *Mens Sana in Corpore Sano*. Schon wieder.

Ich merke, wie sehr es mich früher belastet hat, nicht gesund zu sein und, ja, auch, mich selbst nicht besonders attraktiv zu finden. Das geht weit übers Äußerliche hinaus. Ich wünschte, mein Selbstbewusstsein würde anders funktionieren.

Dieses Gefühl, im Schrank nach diesem einen Pulli zu wühlen, weil man eine Heidenangst davor hat, sich in allen anderen Kleidungsstücken zu blamieren; weil man sich fett fühlt und das von anderen auch mitgeteilt kriegt. Die Suche nach diesem einen Kleidungsstück, das einem einigermaßen steht, für das man den Gegenwert eines Kleinwagens hinblättern musste.

Klingt es für dich vielleicht vertraut, dass ich mir vor ein paar Jahren einen Vollbart gegönnt habe, nur um damit mein Doppelkinn zu verbergen – und diesen Bart an den Seiten gestutzt habe, damit mein Luftballon-Kopf ein bisschen schmaler wirkt? Und mir meine Frisur nur deshalb habe wachsen lassen, damit mein Kopf in Verbindung mit dem an den Seiten gestutzten Bart schmaler wirkte? Habe ich alles getan.

Klingelt bei dir was, wenn ich dir von meinen immer öfter auftretenden Knie- und Rückenschmerzen erzähle, von denen ich wusste, dass sie vom Übergewicht und zu wenig Bewegung kamen? Von meiner Akne und Hämorrhoiden wegen der schlechten Ernährung?

Dieses Gefühl, wenn einem jemand sagt, dass man fett sei, es ist scheiße. Glaub mir, das passierte mir häufig. Sehr häufig. Ich merke erst jetzt, wie weit Bodyshaming verbreitet ist, auch unter Männern. Wie einem immer und überall ein schlechtes Gewissen eingeredet wird. Manchmal unterbewusst mit dem Gegenteil von *Bragplaining*, wenn einem jemand sagt: »Du bist aber ganz schön flink; also, na ja, für dein Gewicht.«

Bodyshaming begegnet einem überall, und es belastet einen.

Ich erinnere mich noch sehr gut an das Im-Stuhl-nach-unten-Rutschen, damit nach dem Essen die Food-Baby-Plauze nicht gar so groß wirkt – was wiederum zu Rückenschmerzen führte.

An die Wut auf mich selbst, weil ich beim Sport nicht mehr so gut war wie früher – und es aufs Alter schob, obwohl ich genau wusste: Es lag schlicht an mangelnder Fitness.

An den Blick der Freunde meines Sohnes, wenn er ihnen sagte, dass ich mal ein toller Fußballer gewesen sei. Der Blick, der in Worten nichts anders hieß als: »Was, der fette Sack da?«

Und ja: An den Blick in den Spiegel und das Sich-selbst-nicht-attraktiv-Finden.

Das alles hat mich belastet. Sehr sogar. Es nimmt einen mit, brutal, und irgendwann findet man sich selbst einfach nur beschissen. Man existiert, aber lebt nicht mehr.

Die Freude über die äußerliche Veränderung mag oberflächlich wirken, aber es führte nun mal auch dazu:

Ich kann endlich anziehen, was ich wirklich will – und mich damit selbst verwirklichen. Die Flecken-Cordhose zum Beispiel. Das enge T-Shirt. Das bunte Stirnband. Habe ich alles gerade an.

Was ich, während ich das hier schreibe, am Körper trage, hat weniger als vierzig Euro gekostet – und ich fühle mich gut darin. Doppelt gutes Gewissen.

Frisur? Ich war seit sechs Monaten nicht mehr beim Friseur; wird schon passen. Bart? Egal – wenn ich mich mal ein paar Tage nicht rasiere, ist es okay. Ansonsten: glatt. Muss ja kein Doppelkinn mehr verborgen werden.

Ich sitze, wie ich sitzen sollte. Ich habe derzeit weder Knie- noch Rückenschmerzen, und ich habe weder Akne noch Hämorrhoiden.

Dieses Gefühl, im Sport was zu taugen – und sich danach nicht fünf Tage lang zu fühlen, als wäre man erst von einem Lastwagen überrollt worden und danach in eine Schlägerei mit Conor McGregor verwickelt gewesen.

Die Freude, als der beste Freund des Sohnes sagt: »Wow, ganz schön fit, dein Dad!« Die noch größere Freude, als einem der Sohn mitteilt: »Echt cool. Du bist der Fitteste von all den Vätern.«

Diese Gelassenheit darüber, wenn jemand auf sozialen Medien was Gemeines schreibt.

Nein, ich bin gewiss nicht der fitteste Mensch der Welt. Ich bin auch nicht so dünn, dass ich als Model durchgehen würde. Ich habe ordentlich Falten im Gesicht, gerade um meine Augen rum – weil die eben auch schon ein bisschen was gesehen haben und ich viel lache. Deshalb: Ich sehe mit Sicherheit nicht jünger aus, als ich bin.

Was ich bin: zufrieden mit mir selbst. Scheißegal, was jemand anders darüber denkt. Zum ersten Mal seit vielen Jahren geht mir das so.

Mens Sana in Corpore Sano.

Der römische Satiriker Juvenal hat diesen Satz zum ersten Mal geschrieben – und es war ein Hinweis, die Götter nicht um irgendwelche belanglosen Dinge zu bitten, sondern nur um geistige und körperliche Gesundheit. Der komplette Satz geht so: »Orandum est ut sit mens sana in corpore sano.« Man soll für nichts anderes beten als einen gesunden Geist in einem gesunden Körper.

Für mich bedeutet es noch viel mehr: Der gesunde Körper sorgt für Zufriedenheit, Gelassenheit, Freude – und vor allem dafür, dass ich mich mag. Es steckt wirklich ein gesunder Geist in einem gesunden Körper, und das ist schön.

Es geht mir nun endlich so wie der Protagonistin im wunderbaren Kinderbuch *I Like Myself* von Karen Beaumont. Der erste Satz des Gedichts: »Ich mag mich, weil ich *ich* bin.«

Ich finde, man darf anderen zeigen, dass man sich gerade mag. Warum denn nicht?

Und jetzt kommt der Clou: Hol ab und zu mal das Foto raus, das du zu Beginn von dir gemacht hast – erinnerst du dich? Und dann sei verdammt nochmal stolz auf jede kleine Verbesserung! Zeig es deinen Freunden, und vielleicht schickst du ihnen obendrauf noch ein aktuelles Bild. Du hast hoffentlich genug Freunde, die dich dafür aber mal so richtig feiern werden. Muss keine Selbstbeweihräucherung sein; und kann man auch mit einer Einladung zu einem gemeinsamen Bierchen oder Mocktail anlässlich eines erreichten Meilensteins machen. So kommt man mal wieder mit Freunden zusammen, die sich ehrlich mit einem freuen.

Keine Sorge: Leute schaffen es trotzdem, einen runterzuziehen, weil sie einen nur ja nicht »abheben« lassen wollen: »Ist doch alles nur witzig gemeint, nun sei doch nicht so!« Als wäre man der Depp, der den Witz nicht kapiert.

Und plötzlich wird klar: Es ist völlig egal, was man tut, *Haters gonna hate*. Es gilt heute noch dasselbe, wie in der Münchner Schickeria der 1980er: Jeder spielt die Hauptrolle in seinem eigenen Film!

Das bedeutet aber auch: Als Drehbuchautor seines eigenen Lebens kann man diesen Film so schreiben, wie man will, und man bestimmt selbst, wer welche Rolle kriegt. Gibt man Leuten, die einen runterziehen, eine Hauptrolle, wird man irgendwann zum Hofnarren des eigenen Films. Macht man sie zu Nebenfiguren, werden sie zu grotesken Knalltüten.

Nicht vergessen: Man ist selbst auch nur Nebenfigur in den Filmen anderer. Heute reden sie über einen, morgen ist es ihnen schon wieder völlig egal.

Heißt: Es ist völlig okay, stolz auf dich und deine Fortschritte zu sein – du spielst die Hauptrolle! Veröffentliche von mir aus Fotos von dir, auf denen du nackt durchs Zimmer hüpfst. Wenn du das tust, dann werden anderen darunter schreiben, was immer sie wollen; es ist deine Entscheidung, wie du damit umgehst.

Was man auf keinen Fall mit sich rumschleppen sollte, ist das Gewicht von Leuten, die einen runterziehen. Wohlbefinden heißt auch: Ballast abwerfen.

Und jetzt muss ich dieses Kapitel beenden. Klamotten kaufen. Die alten sind schon wieder zu klein. Ich Ärmster!

Checkliste:

- *Du musst einen Zustand finden, in dem du zufrieden mit dir selbst bist.*
- *Es ist völlig okay, dich selbst gut zu finden – und das auch zu zeigen.*
- *Feiere auch kleine Erfolge – gerne mit Gleichgesinnten.*
- *Freue dich über Leute, die dich hochziehen. Ärgere dich nicht über die, die dich runterziehen wollen.*

> »Stress dich nicht über das Was-wäre-wenn –
> wenn es hätte sein sollen, wäre es gewesen.«
>
> *Unbekannt*

Drei Entspann dich!

Und jetzt, verdammt nochmal: Entspann dich!

Jawohl, das ist ein Befehl, denn: Entspannung ist kein Zuckerschlecken. Entspannung ist harte Arbeit!

Glaub mir, ich musste das auch erst lernen. Work-Life-Balance bedeutete für mich lange Zeit, dass ich die Life-Phasen mit ganz besonders viel Leben füllte, und ich hatte dafür eine ausgebuffte Strategie: Ich arbeitete von 9 bis 14 Uhr, dann war Leben angesagt: Surfen mit dem Sohn; Sex mit der Frau, die auch im Homeoffice arbeitete und sich nachmittags freinahm; vielleicht Treffen mit Freunden, Fitnessstudio, auswärts Abendessen.

Gegen 20 Uhr begann die zweite Schicht; sie dauerte mindestens bis Mitternacht, oft länger. Danach: Feierabendbier, Serie gucken, mit Freunden chatten – und alles essen, was der Snack-Schrank hergab. Irgendwann: Torkeln zum Bett und beim Einschlafen den Food-Baby-Bauch streicheln. Diese Zeit zwischen Mitternacht und Zu-Bett-Gehen, das war die einzige »Me Time« in meinem Tag. Was es aber wirklich war: »Food & Drink Time«.

Ich dachte, dass mein Leben ausbalanciert sei, wie das Symbol auf der Stange mit den drei Aspekten. Und dass ich darauf vielleicht nervös tippelte, mir letztlich aber keine Gefahr drohte runterzufallen. In Wirklichkeit aber glich mein Leben einer Kerze, die von beiden Seiten abbrennt und an die von unten auch noch ein Bunsenbrenner rangehalten wird.

Wir hatten bereits geklärt, dass ich nach 18 Uhr Tausende von Kalorien in mich reinschob: wegen des Stresses, Trigger-Personen und Trigger-Momenten, wegen des pawlowschen Reflexes, nach Dienstschluss erstmal ein Bierchen zu trinken und danach noch eins bis fünf weitere, dazu Gummibärchen und andere Snacks.

Es führte dazu, dass ich schlecht schlief und am Morgen ohne eine Kanne Kaffee nicht lebensfähig war. Dafür verzichtete ich gern aufs Frühstück, ich war ja vollgefressen von der Nacht davor, aß erst wieder zur Mittagspause, und ich redete mir ein, dass das ja auch irgendwie eine Form von Intervallfasten und intuitiver Ernährung sei.

»Me Time« bedeutete für mich, irgendeinen Blödsinn zu gucken, an den ich mich schon drei Tage später nicht mehr erinnerte – weshalb ich, kein Witz, den Zombiefilm *World War Z* sechsmal innerhalb von zwei Monaten geschaut habe und jedes Mal wieder übers Ende verblüfft war. »Me Time« bedeutete, dass ich alles, was ich tagsüber mit den Händen aufgebaut hatte (gesunde Ernährung, Sport, soziale Kontakte), abends mit dem Arsch wieder einriss.

Ich war damit zu meinem Vater geworden, und genau das wollte ich ja *nicht* sein.

Worum sich mein Vater nie kümmerte: sich selbst. Was ihn am Ende teuer zu stehen kam.

Auch sein Leben glich einer Kerze, die nicht langsam abbrannte, sondern abfackelte, von allen Seiten aus. Er war Workaholic, der Stress nicht verarbeitete, sondern ertrank. Er war *Freizeitaholic*, weil er wirklich bei jedem Quatsch der Kinder dabei war – ob Sport, Schulaufführung oder im Taxi zu Freunden. Und er stresste sich für all das tierisch. Mein Vater erreichte beim Fußballbrüllen locker den Dezibelbereich eines Presslufthammers.

Entspannung bedeutete für ihn, mit Cognac und Schokolade zur Couch zu taumeln und dort nach fünf bis dreißig Minuten einzuschlafen.

Er hatte keine Work-Life-Balance, weil selbst *Life* für ihn *Work* war und er quasi ein Work-Work-Leben führte. Das führte zu Diabetes, Herzinfarkten, Schlaganfällen und dazu, dass er die letzten Jahre seines Lebens nicht mehr »bereit« war, Abenteuer mit mir oder seinem Enkel Finn zu erleben. Ich vermisse meinen Vater sehr und ich würde ihn gerne dadurch ehren, aus diesem großen Fehler von ihm gelernt zu haben: Man kann sich nur um andere kümmern, wenn man sich davor um sich selbst gekümmert hat.

Ich erzähle das deshalb so ausführlich, weil ich zahlreiche Verhaltensmuster – bewusste und unbewusste – von ihm übernommen habe. Wir werden zu einem nicht unerheblichen Teil vom sozialen Umfeld geprägt. Wer Verhaltensmuster durchbrechen und sich ändern will, muss sich selbst analysieren: Warum tue ich das? Warum bin ich so? Jeder, der gesünder leben will, sollte sich selbst erstmal so genau wie möglich kennenlernen.

In meinem Fall stellte sich heraus, dass ich viel von meinen Eltern übernommen habe: Stress in der Arbeit, aber gar nicht so sehr wegen der Arbeit selbst, sondern wegen des Zwangs, mir selbst und anderen beweisen zu müssen, dass ich gut genug bin. Freizeitstress, wegen der Angst, etwas zu verpassen, aber auch wegen des *Helfersyndroms*: Jemand braucht einen Möbelpacker, einen Chauffeur zum Flughafen oder Essen für eine Party? Da bin ich sofort da und manchmal dränge ich mich sogar so sehr auf, dass es die Leute nervt.

Ein normaler Tag, das waren neun Stunden Arbeit, sieben Stunden Freizeitstress, eine Stunde Me-Time, aber ohne bewusste Entspannung, dafür umso mehr Essen-in-mich-Reinstopfen, sieben Stunden Schlaf. Und dann von vorne.

Deshalb kommt nun eine unangenehme Wahrheit: Echte Entspannung ist harte Arbeit, für die man sich Zeit einplanen muss. Ja: muss! Nicht könnte oder sollte, sondern: muss!

Eine der wenigen unumstößlichen Regeln dieses Buches: Du. Musst. Dich. Entspannen.

Ja, ich weiß: So viel zu tun, so wenig Zeit. Man muss Geld verdienen, man möchte beruflich vorankommen, und dann gibt es so viel Life, das man auch noch in den Tag stopfen muss, dass »Entspannung« nur noch vorm Schlafengehen möglich ist und meistens darin besteht, auf seiner Couch zu sitzen, die Level 4935 bis 4953 eines Handyspiels zu schaffen und den schlimmsten Mist in sich reinzustopfen.

Deshalb die Frage: Wann hast du dich das letzte Mal eine halbe Stunde lang mal so richtig entspannt und dir gesagt: »Okay, das hier ist Stresslevel null.« Wann hast du zuletzt wirklich nichts getan, außer dich zu entspannen? Hast du beim Meditieren vielleicht doch an diese E-Mail vom Chef gedacht? Beim Kerzenschein-Bad Handyspiele gezockt? Auf der Couch beim abendlichen Rotwein den Fernseher eingeschaltet und Nachrichten geguckt? Am Stammtisch debattiert, statt das Bier zu genießen?

Entspannung ist harte Arbeit! Es gibt aber kaum was, das drastischere Auswirkungen aufs Wohlbefinden hat, als Stress. Ich musste im Alter von 42 Jahren erstmal lernen, wie das überhaupt geht – und was das eigentlich ist: völlige Entspannung.

Selbst, wenn ich vermeintlich nichts tue, sind in meinem Hirn mindestens 14 Tabs offen, so wie bei einem Handy im Hintergrund dauernd mindestens 14 Apps geöffnet sind – die, wie wir alle wissen, dem Gerät massiv Strom entziehen. Tja, lädst du deinen Akku denn genauso oft auf wie den deines Handys? Habe ich früher definitiv nicht. Selbst wenn man glaubt, nichts zu tun: Im Hintergrund laufen Gedanken, die uns ständig massiv Energie kosten, und das macht einen langfristig alle, im wahrsten Sinne des Wortes. Man fühlt sich: leer.

Ich habe mal einen Tag lang unseren Hund Louie beobachtet, ein Meister in der Kunst der Entspannung und der Konzentration aufs Nichtstun. Wenn er sich mit der Hinterpfote am Ohr kratzt, könnte neben ihm eine Bombe einschlagen. Er kratzt sich am Ohr und er ist erst wieder bereit für die Welt, wenn er damit fertig ist. Wenn er einen Knochen kriegt, verwendet er sämtliche Gehirnzellen aufs Knochenkauen (meine Frau und ich debattieren noch immer darüber, ob es mehr als drei sind – und das ist keine Beleidigung; die glücklichste Form der Existenz ist es, ein dummer Hund in einer liebevollen Familie zu sein). Und wenn man ihn hinter den Ohren krault, fällt er ganz einfach ins Entspannungs-Koma.

Ohrenkratzen, Knochenkauen und Gekrautwerden sind für Louie mindestens so wichtig wie Fressen, Spazierengehen und ungefähr sieben Mal Sex pro Tag mit seinem Plüsch-Donut. Man kann viel lernen von so einem Hund. Vor allem: Wenn du dich entspannst, dann entspann dich richtig!

Ich habe meine Tage komplett umgestellt. Natürlich war das nur aufgrund meines Berufs möglich, und die Interessen meines Sohnes haben sich so gewandelt, dass er inzwischen nachmittags lieber mit seinen Kumpels als mit seinem Vater abhängt. Manche Dinge kann man ändern, andere nicht. Manche ändern sich von selbst, dann muss man damit umgehen. Man kann nur kontrollieren, was man kontrollieren kann.

Die Details und wie die jeweils in den ganz persönlichen Tagesablauf passen muss deshalb jeder für sich selbst klären. Es gibt keine Blaupause; was es aber gibt, wie wir schon gesehen haben: Gewohnheiten, die zu positiven oder negativen Ergebnissen führen. Es ist bequemer und einfacher, schlechten Gewohnheiten zu frönen – aber das Gehirn lässt sich umprogrammieren. Und lässt uns dabei kontrollieren, was wir kontrollieren können.

Behandele »Me Time« wie einen Termin, denn wenn wir mal ehrlich sind: Das ist sie auch! Es ist verführerisch, diese Termine abzusagen, weil was anderes immer wichtiger zu sein scheint – und man ja nur sich selbst absagen muss. Das ist töricht, denn, und das ist nicht egoistisch, der wichtigste Mensch im Leben, das ist man selbst. Man kann anderen nicht helfen, wenn es einem selbst nicht gut geht.

Nimm meinen Vater als warnendes Beispiel. Ich glaube, er würde sich darüber freuen, wenn was Gutes aus seinen Fehlern entstünde. Vielleicht hast du in deinem eigenen Umfeld aber auch ein ähnlich warnendes Beispiel oder vielleicht sogar ein Vorbild.

Es ist wichtig, nein, besser noch: es gibt keine andere Option, als sich gut um sich selbst zu kümmern. Es ist deine verdammte Pflicht. Das bist du dir und deinen Mitmenschen schuldig.

Ich habe drei Me-Time-Slots pro Tag eingeführt. Erstens: 15 bis 30 Minuten vormittags, nach dem Bearbeiten der ersten Aufgaben, meistens nach zwei, drei Stunden, wenn der Akku ohnehin ein wenig down ist. Ich gönne mir dann eine halbe Stunde nur für mich und mache jedes Mal was anderes: spazieren mit dem Hund, auf dem Balkon Kaffee trinken und aufs Meer schauen, Kopf in den Schoß meiner Frau legen und sie vom Arbeiten abhalten. Ich mache, worauf immer ich gerade Lust habe – ohne das vorher zu planen. Immer spontan, immer genau das, was mich gerade bockt; das Handy bleibt derweil aus. Das ist mein Ohrenkraulen und dabei darf mich keiner stören.

Zweitens: die Mittagspause. Die gehört mir! Ich habe zehn Jahre lang in einem Büro gearbeitet, und Mittagspause bedeutete dort meistens: gemeinsames Mittagessen in der Kantine, und die Gespräche drehten sich nach so kurzem wie banalem Small Talk in 90 Prozent aller Fälle doch wieder um die Arbeit oder wenigstens um Lästereien über Kollegen. Das kann Spaß machen, ist aber keine wirkliche »Me Time« und schon gar nicht entspannend; und wenn man ehrlich ist, sollte man die meisten Mittagspausen mit Kollegen in der Kantine als Arbeitszeit berechnen.

Die Mittagspause gehört inzwischen einfach nur noch mir. Kann schon passieren, dass ich ein bisschen Musik höre und dabei ein Nickerchen mache (was du dir übrigens dringend erstellen solltest: eine Playlist zur Entspannung; meinen Vorschlag dafür findest du im QR-Code am Ende des Kapitels). Es ist meine Zeit, mein Knochenkauen, und sehr oft sitze ich wirklich nur da und esse was – und spüre dem nach, wie das ist, wenn man sich einfach mal nur aufs Essen konzentriert. Wie anders es schmeckt.

Drittens, und damit besiegte ich letztlich auch den pawlowschen Reflex des Feierabendbierchens: nach Dienstschluss. Dann wird sich eine halbe Stunde lang gedehnt. Ich habe mir einen Lacrosseball, ein autofelgenhaftes Gerät zum Rücken-Stretching und eines dieser Mini-Muskel-Vibrations-Geräte gekauft; schon brauchte ich das Feierabendbierchen nicht mehr. Tatsächlich habe ich seit dem diabetischen Koma kein einziges Feierabendbierchen mehr getrunken und ich will auch keins mehr. Kann schon sein, dass ich beim Dehnen ein Fußballspiel gucke oder mit meiner Frau rede; geht ja nebenher.

Man könnte nun sagen: Wow, das ist ja ganz schön viel Entspannung für einen Tag!

Man könnte aber auch sagen: Dafür lasse ich die zwei Stunden am Abend weg, in denen ich mir früher noch Instagram-Reels von Leuten angeschaut habe, die ich noch nicht mal kenne – und die mich in Wirklichkeit nicht interessieren. Facebook-Debatten. Lästereien mit Kollegen. All dieses Zeug, das Zeit nicht vertreibt, sondern verschwendet.

Ich versuche, meine Zeit für mich zu optimieren. Dazu gehört auch, eher schlafen zu gehen. Was ich gelernt habe, ist, dass man nicht nur im Hinblick auf die Arbeit prokrastinieren kann, sondern auch hinsichtlich der Entspannung. Und meistens fällt genau die am Ende des Tages runter, weil die Arbeit erledigt werden muss, Besorgungen anstehen, das Eishockeyspiel des Sohnes nicht verschoben werden kann und die Reparatur des Waschbeckens auch nicht. Was man immer verschiebt: Zeit für sich.

Schluss damit! Kurzer Rückblick zu den Apps, die uns daran erinnern, statt Handyspiele zu zocken ein wenig an unserer Kraft und Beweglichkeit zu arbeiten. Diese Apps helfen auch bei der Entspannung, es gibt so viele, dass man einfach die wählt, die einem am besten gefällt – wie bei der Fitness. In der Zeit, in der man analysiert, welche am besten zu einem passt, hätte man sich schon entspannen können. Also hier ein paar Vorschlage, damit du keine unnötige Zeit mit dem Suchen verschwendest: *Unwinding Anxiety, Calm, Headspace, Simple Habit, Mindfulness App, Breathe2Relax, MindMeister, Dark Noise, Day One* – völlig egal, welche du nimmst.

Wenn ich im Auto auf meinen Sohn warte oder am Flughafen-Gate aufs Einsteigen, heißt es: Handy weg, Augen zu, vielleicht ein bisschen Musik rein. Und für 15 Minuten sämtliche Tabs im Kopf schließen und nichts tun. Oder, falls ich Lust darauf habe, ein bisschen mit den Widerstandsbändern arbeiten. Das macht mir mittlerweile wirklich solchen Spaß, dass es mich entspannt. Bin ich im Büro, tut es ein kurzer Spaziergang ums Gebäude, ohne Handy. Bei Besorgungen: einfach zehn Minuten im Auto sitzen. Jemand will den Parkplatz? Muss er eben warten, ich bin noch nicht fertig.

Viel zu lange war ich immer erreichbar, immer ansprechbar, immer d'accord damit, noch einen weiteren Tab im Gehirn zu öffnen – und habe mich dann am Abend gewundert, warum dieser verdammt Akku schon wieder leer ist.

Das lasse ich nicht mehr zu. Klar, kann schon mal passieren, dass es hin und wieder nicht hinhaut wie geplant; es ist dann aber eine bewusste Entscheidung: »Heute ist nun mal ein krasser Tag; zehn Stunden Arbeit, Besorgungen, soziale Verpflichtungen und Freizeitstress.« Dann ist aber auch klar, warum der Akku leer ist. Es kann durchaus passieren, dass mal Arbeit liegen bleibt oder das Waschbecken einen Tag länger nicht entkalkt wird. Na und? Morgen ist auch noch ein Tag.

Ich versuche, mich zumindest eine Woche oder, wenn es klappt, einen Monat in der Balance zu halten und es am Ende dieses Zeitraums auch zu überprüfen und feinzujustieren – und zwar wieder als Dreigestirn. Was ich will: eine Work-Life-*Chill*-Balance, und genau das solltest du auch anstreben. Arbeit, Leben und Entspannung in Balance.

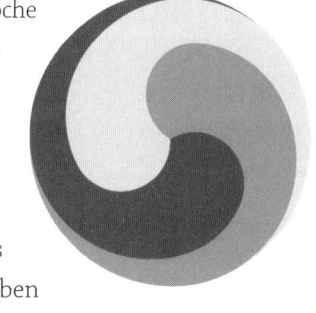

Deshalb lautet mein Rat, einfach weil es zu oft zu kurz kommt: Verdammt nochmal, entspann dich!

Checkliste:

- *Work-Life-Balance ist keine Balance, wenn das Leben in der Freizeit sich auch wie Arbeit anfühlt. Schaffe dir deshalb eine Work-Life-Chill-Balance.*
- *Optimiere deine Zeit – und plane dir Zeit für dich und fürs Nichtstun ein.*
- *Du hast das Recht und die Pflicht, dich auch mal nur um dich zu kümmern.*

Hier geht's weiter!

»Sobald man sich zu alt für etwas fühlt,
sollte man das sofort tun.«

Margaret Deland

Vier So toll kann eine Krise sein

»Für dein Alter.«

Entschuldigung, aber können wir uns bitte darauf einigen, dass das der gemeinste Zusatz ist, den es auf der Welt gibt? Der steht sogar noch über dem noch ernsthaft halbwegs nett gemeinten »In deinem Alter!«, das mir mein Kumpel Naveen entgegenwarf, als ich kürzlich die Tennispartie absagte. Es geht nämlich noch fieser: Man bekommt was Nettes mitgeteilt, wie: »Du bist aber fit!« Und dann kommt der Hammer: »Für dein Alter.« Oder: »Du siehst aber toll aus! Für dein Alter.« Oder: »Der ist geistig noch voll da! Für sein Alter.«

Alter! Wie einen das trifft!

Es bedeutet nichts anderes, als dass man im Vergleich zu einem jungen Hüpfer eben *nicht* mehr fit und gewitzt, sondern einfach nur noch alt wirkt.

Noch schlimmer: Man weiß, dass es stimmt, und wahrscheinlich kann sich jeder an den Moment erinnern, in dem man diesen Für-dein-Alter-Zusatz zum ersten Mal gehört hat. Das war bei mir tatsächlich schon mit 26, als mir der Weltmeister im Computerspiel-Fußball sagte, dass ich für mein Alter noch ordentlich zocken würde. Ich war mehr verblüfft als verärgert.

Man merkt es irgendwann an sich selbst, beim Altherren-Kicken zum Beispiel. Der Mitspieler serviert eine butterweiche Flanke, das Gehirn signalisiert, weil es jahrelang so war: »Da steigst du jetzt ins siebte Stockwerk und legst den Ball per Kopfball ins Netz.« Das linke Knie aber sagt: »Bist du irre? Zweiter Stock, höchstens!« Dann sieht man dem Ball zu, wie er über einen segelt, wie eine verpasste Gelegenheit – und selbst die Mitspieler kichern über dieses unfassbar schlechte Timing und diese grandiose Selbstüberschätzung. Dadurch, dass man fünf Prozent der Athletik verliert, verliert man 15 Prozent als Sportler allgemein, weil das Timing nicht mehr stimmt und damit die Laufwege, Sprünge und letztlich die komplette Taktik geändert werden müssen.

Im schlimmsten Fall verletzt man sich, und wenn man danach ehrlich ist, muss man sagen: »Ich habe meine Fähigkeiten über- und mein Gewicht unterschätzt, also bin ich unter dem Ball durchgehüpft, und weil Grobmotorik und Balance auch nicht mehr so sind wie früher, bin ich bei der Landung umgeknickt.«

Was darauf folgt, ist die gemeinste Motivation, die es auf der Welt gibt: »Mensch, in deinem Alter musst du aufpassen beim Sport.«

Es gibt jetzt Verletzungen an Muskeln, Sehnen und Knochen, von denen ich vorher nicht wusste, dass sie überhaupt existieren, und es wachsen mir Haare, komischerweise oft an den Stellen mit Muskeln, Sehnen und Knochen, die ich davor nicht kannte. Wenn ich die linke Schulter bewege, knirscht es, als würde man auf Cornflakes beißen. Und, mein Liebling: Wenn mein linker Knöchel, den ich mir vor mehr als zwanzig Jahren schwer verletzt habe, jetzt schmerzt, weiß ich ohne Witz, dass es gleich regnen wird.

Ja, Älterwerden ist eine körperliche Sache, es geht dabei gar nicht mal nur darum, nicht mehr so schnell laufen, so hoch hüpfen oder so exzessiv Party machen zu können wie früher. Sondern auch darum, was mit einem passiert, wenn man das doch probieren sollte: Nach einem 100-Meter-Lauf (ich bin mittlerweile fast eine Sekunde langsamer als zu Abi-Zeiten) rufe ich nach einem Sauerstoffzelt, die Folge des Hüpfens haben wir bereits besprochen (verstauchter Knöchel) und nach einer Party, wie ich sie mit Mitte zwanzig gefeiert habe, brauche ich heute intravenöse Hydration und vier Tage Urlaub.

Ich bin laktoseintolerant; und so ziemlich alles, was ich mit zwanzig ohne Gewissensbisse bergeweise in mich reinstopfen konnte, sorgt nun für Blähungen und/oder explosiven Durchfall. Und für Fettpölsterchen, gern an den Wangen, meist direkt nach der Zufuhr. Würde ich intuitiv essen, wäre ich nach zwei Wochen tot, gestorben an Magenexplosion.

Mein Körper stellt sich um, wie er das seit Teenagerzeiten nicht mehr getan hat; ich spüre jede Veränderung. Der große Unterschied: Als Teenager habe ich mich darüber noch gefreut (über Haare am Körper zum Beispiel oder markante Elemente im Milchgesicht), jetzt sind Haare an neuen Stellen und frische Falten keine prickelnden Erlebnisse mehr.

Jeder will alt werden, aber Älterwerden macht umso mehr Spaß, je jünger man dabei ist.

Ich erlebte meine Midlife-Crisis zwischen meinem 39. Geburtstag und dem diabetischen Koma, alle fünf Phasen mit allen Klischees:

- Leugnen: Ich wollte es nicht wahrhaben und habe mir ältere Freunde gesucht, um daneben jünger zu wirken.
- Zorn: Ich war wütend auf mich selbst, dass mich das Älterwerden derart belastete, und dann war ich wütend darauf, dass ich zugelassen hatte, wütend zu sein – es wurde ein Kreislauf der Wut, die ich oft an Freunden, sehr häufig aber an mir selbst ausließ, indem ich beim Sport zur Strafe bis zur Erschöpfung ackerte, mir danach einen Burger gönnte und sogleich wieder wütend aufs

Burgeressen war. Frust sorgt für Frustessen, Zorn für Zornesfalten – was alles nur noch schlimmer werden ließ.
- Verhandeln: In Gedanken reiste ich während der Covid-Pandemie immer wieder zurück in die Vergangenheit und überlegte, was ich jetzt tun müsste, um mich noch einmal so jung zu fühlen. Ich dachte an Erfolge beim Fußball, legendäre Abende beim Weggehen. Wie Oscar Wilde in *Dorian Gray* schreibt: »Aber was die Götter geben, das nehmen sie auch schnell wieder. Sie haben nur ein paar Jahre, in denen Sie wahrhaft, vollkommen, völlig leben können. Wenn Ihre Jugend dahingeht, verlässt Sie auch Ihre Schönheit; und dann werden Sie mit einem Male entdecken, dass es keine Siege mehr für Sie gibt, oder dass Sie sich mit den niedrigen Siegen begnügen müssen, die Ihnen die Erinnerung an Ihre Vergangenheit noch bitterer machen wird als Niederlagen.« Über einen befreundeten Arzt, der für seine Zulassung dringend Versuchskaninchen suchte, probierte ich sogar Botox. Es war das Verhandeln mit mir selbst und den Göttern, dass man doch irgendwas tun müsse.
- Depression: Es belastete mich, dass alle Versuche, irgendwie noch jung und knackig und frisch daherzukommen, kläglich scheiterten. Ich war zeitweise panisch oder depressiv, weil mir irgendwann klar wurde: Was immer du probierst, du wirst nicht jünger. Punkt.
- Isolation: Ich wollte allein sein und nicht unter Leuten, da half mir natürlich die Pandemie. Ich wollte daheim im Bett liegen und mich in meinem Elend suhlen.

Das ist kein Midlife-Crisis-Buch; aber alles, was man braucht, um eine Krise zu überstehen, haben wir bereits besprochen, es ist letztlich die Essenz von allem, was ich hier schreibe. Du solltest versuchen, dich selbst zu akzeptieren und alles, was du nicht ändern kannst, ebenso. Verwende deine Energie besser darauf zu ändern, was du auch ändern kannst. Und das beginnt natürlich zuallererst mal bei dir selbst. Wir haben bereits zahlreiche Strategien dafür besprochen. Was noch fehlt, ist Akzeptanz.

Je eher man diese letzte Stufe erreicht, desto schneller macht das Spaß mit dem Älterwerden. Man muss es akzeptieren, weil man es ja ohnehin nicht verhindern kann – und sagten wir nicht zu Beginn des Buches: Kontrolliere das Kontrollierbare und akzeptiere den Rest?

Es gibt dieses alte Gedankenspiel: Welchen Ratschlag würdest du deinem jüngeren Selbst geben? Also, in meinem Fall: Was würde ich meinem zwanzigjährigen Selbst raten? Umgekehrt schreiben manche Leute Briefe an ihr älteres Selbst – was amüsant, aber auch deprimierend sein kann. Man kann dieses Gedankenspiel nämlich auch ein bisschen weiter spielen: *Was glaubst du, was dein älteres Selbst deinem aktuellen Selbst raten würde?*

Ich habe sehr, sehr, sehr lange darüber nachgedacht und ich glaube mittlerweile tatsächlich, dass dieses Buch die Antwort ist! Es enthält alle Ratschläge, die ich mir selbst gebe und bei denen ich in manchen Fällen – wir sind ja ehrlich zueinander – noch immer Probleme damit habe, sie konsequent zu befolgen. Aber ich gebe mir Mühe und ich glaube fest daran, dass dieses Buch vielen Leuten helfen kann. Vor allem hoffe ich, dass das 65-Jährige Ich stolz auf das aktuelle Ich sein wird – und sich darüber freut, wegen den Entscheidungen meines heutigen Ichs ein noch sehr gesundes, aktives und spannendes Leben führen zu können.

Ich bin stolz auf mein 20-jähriges Ich, mit dem 35-jährigen sollte ich nochmal kritisch reden. Es macht Spaß, mal drüber nachzudenken – auch, wenn ich natürlich nichts mehr an meinem gelebten Leben ändern kann. Deshalb höre ich lieber, was der 55-jährige, 65-jährige und vielleicht auch 90-jährige Jürgen mir aktuell raten würden. Denk mal drüber nach und dann halt dich gefälligst an die Ratschläge des älteren Selbst. Der Typ weiß mehr als du!

Also: Wir alle werden älter – niemand auf der Welt wird jemals wieder so jung sein wie heute. Wir bestimmen nur darüber, wie wir damit umgehen wollen. Warum nicht auch mal mithilfe der Ratschläge von uns selbst als ältere Version?

Es heißt immer, dass niemand alt und weise wird, wenn er nicht jung und dumm gewesen ist. Aber was bedeutet das, wenn man nicht mehr ganz so jung ist, aber auch noch nicht wirklich alt? Ich würde sagen, dass ich mittlerweile einigermaßen weise bin – *für mein Alter!* Und nun wird es interessant.

Neben dem diabetischen Koma gab es drei Momente, die mir beim echten Akzeptieren des Alterns halfen.

Erstens: meinen vierzigsten Geburtstag. Nicht das Datum an sich, sondern was es bedeutete. Ich war davor genervt darüber, wie Leute auf mein Alter reagierten. Wenn ich also sagte, dass ich 38 sei, und die Leute das ohne Reaktion zur Kenntnis nahmen, bedeutete das für mich immer gleich: »Für sein Alter sieht er normal aus, spielt normal Basketball. Passt schon. Könnte ein bisschen fitter sein.«

Als die »4« die erste Ziffer meines Alters war, änderte sich das schlagartig. Es gab wirklich viele Leute, die sich wunderten: »Du bist schon vierzig?« Nein, keine Selbstbeweihräucherung, wie jung ich doch aussehe. Ich habe nur festgestellt, dass ich wieder am unteren Ende der Zäsuren angelangt bin: Wenn man als 40-Jähriger auch als 38-Jähriger durchgehen würde, sagen einem liebe Mitmenschen das. Nur ganz böse Leute sagen einem 38-Jährigen, dass er 42 sein könnte.

Was ich deshalb nicht verstehe: Warum sich jemand jünger macht, als er oder sie ist. Was soll denn das Ergebnis dieser Lüge sein, wenn man zum Beispiel mit Mitte dreißig behauptet, man sei 29? Die beste Reaktion kann doch nur sein: »Okay, 29, passt.« Und damit hat man doch nichts gewonnen. Die schlechteste Reaktion kann aber auch das Getuschel sein, dass man für sein Alter ganz schön alt aussähe. Deshalb: Vom 46. Geburtstag an werde ich behaupten, ich sei fünfzig! Damit alle sagen, dass das doch gar nicht sein könne. Es soll doch lieber jemand denken: »Oha, Jürgen sieht *für sein Alter* aber gut aus!«, als das Gegenteil, oder?

Kurzer Einschub, weil mir das wichtig ist: Ich verstehe nicht, warum *jung* und *dünn wirken* noch immer so weitverbreitete Ideale sind. Sollte nicht *gesund* das Maximum sein? Oder: *fit*? Oder, was ich ja sein will: *bereit*?

Der zweite Moment: Rooftop-Nachtclub mit meiner Frau. Wir waren die mit Abstand ältesten Gäste, das war aber nicht das Schlimmste. Hast du mal, egal, wie alt du bist, beobachtet, wie heute Zwanzigjährige feiern? Nein, keine Kritik an der jüngeren Generation. Eher ein Kompliment, dass die das durchziehen, ohne wahnsinnig zu werden – denn ich muss sagen: Gott sei Dank bin ich nicht mehr jung!

Was muss das für ein Stress sein, wenn alles, was man in so einem Club tun könnte, sofort an die Öffentlichkeit geraten kann. Es hat ja jeder eine Kamera mit höchster Auflösung dabei. Wenn man beim Kennenlernen sofort Social-Media-Daten tauscht und deshalb auf sozialen Netzwerken stets eine polierte Version seiner selbst präsentieren muss. Gott sei Dank bin ich ein alter Sack, den niemand mehr fotografiert. Liebe Jugend: Respekt, dass ihr das alles so aushaltet.

Der dritte Moment: das Ü. Ich habe lange Basketball gespielt mit Leuten, die vorher Profis gewesen sind oder sich aufs College vorbereiteten. Ich weiß auch nicht mehr genau, wie ich in diese Gruppe geraten bin. Was ich aber weiß: Sie nannten mich irgendwann »Hindernis« und meinten das tatsächlich liebevoll. An mir kam niemand vorbei; ich war deshalb ein ganz brauchbarer Verteidiger und Rebounder, und weil mich keiner bewachte, weil mich niemand ernst nahm, kriegte ich hin und wieder den Ball, den ich dann ab und zu sogar in den Korb warf.

Das führte dazu, dass mich einer der anderen Spieler fragte: »Du bist über 40, oder?«

Ich war schon halb gekränkt, doch dann sagte er: »Du bist gut für dein Alter. Wir haben da eine Ü-40-Liga, in der könntest du wirklich glänzen!«

Ü – du wunderbarer, unterschätzter und völlig zu Unrecht geschmähter Buchstabe. Man muss nur aufhören, das als Altmenschen-Sport zu bezeichnen, sondern es eher so sehen: Beim Boxen gibt es Gewichtsklassen, warum sollte es nicht auch Altersklassen fürs Leben geben? Dann ist klar: Man spielt und misst sich mit Gleichaltrigen. Ich würde meinen Sohn doch auch niemals mit drei Jahre älteren (oder drei Jahre jüngeren) Spielern aufs Eis schicken, weil er sonst beim Bodycheck jemanden verletzt oder selbst verletzt wird. Ich schütze ihn, indem ich ihn ausschließlich für Duelle mit Gleichaltrigen anmelde – und das tue ich auch für mich.

Und das führt zur wichtigsten Erkenntnis: Was braucht mein Sohn von mir? Für ihn will ich das ja letztlich tun. Klar, als er klein war, da brauchte er einen Vater, der ihn auch mal durch den Englischen Garten in München trägt, stundenlang; dann brauchte er einen, der mit ihm jede Sportart probiert und jeden Tag mit ihm rumsaust. Nun ist er ein Teenager – was er braucht: einen Fitnesspartner, ich bin mittlerweile Konditionstrainer seines Eishockeyteams. Ich muss nicht mehr mit ihm durch Freizeitparks oder Wasserspaßländer rennen, sondern lieber: Paintball mit seinen Freunden, Fitness – aber eben auch: ernsthafte Gespräche übers Erwachsenwerden, auch dafür muss man als Vater: bereit sein.

Heißt: Meine Aufgabe hat sich gewandelt und ich darf mich anpassen.

In fast jeder Sportart spiele ich, falls möglich, in der Ü-35-Klasse; dort aber in der besten Kategorie. Also kann ich sagen: Für mein Alter bin ich richtig gut! Mein Ziel beim Crossfit zum Beispiel: bei den nächsten Open zu den besten zehn Prozent der Altersgruppe der 35- bis 45-Jährigen zu gehören. Im Pickleball ist es mein ganz großes Ziel, später mal in die weltweite Top Fünf in der Altersklasse ab 50 zu kommen. Ja, das ist lange hin und das Ziel ist wirklich schwer zu erreichen, aber: Warum denn nicht? Letztes Silvester: Ü-30-Party. Glaub mir, wir haben uns dort wohler gefühlt als im U-25-Nightclub auf der Dachterrasse.

Und beim Essen? Da muss ich an diese Geschichte denken, die mir eine Freundin mal über Steffi Graf erzählt hat: Die beiden trafen sich nach dem Karriereende der Tennislegende in einem Café; irgendwann sah Graf rüber zu Leuten, die kübelgroße Eisbecher leerten. Sie lächelte.

Meine Freundin wollte wissen, warum Graf das derart zufrieden betrachtete: »Weil du das jetzt, nach der aktive Karriere, auch ungeniert essen darfst?«

Die Antwort: »Nein, weil ich es jetzt nicht mehr essen *muss* ...«

Profisportler müssen sich quasi vollstopfen, damit sie genügend Energie für Spiele und Trainingseinheiten haben – was übrigens der Grund ist, warum niemand, wirklich niemand, der nicht selbst Hochleistungssportler ist, so einen Blödsinn wie die LeBron-James-Diät ausprobieren sollte. Die einzige Person, die sich so ernähren darf wie LeBron James, ist nun mal LeBron James. Punkt.

Klar, man kann sich nicht mit einer der besten Sportlerinnen der Geschichte vergleichen, aber ich mag den Gedanken: Was, wenn man den Fokus einfach verschiebt und, anstatt sich zu sagen, dass man im Alter manche Sachen nicht mehr essen *darf*, einsieht, dass man sie nicht mehr essen *muss*? Dass die Zeit dafür vorbei ist und dass das auch ganz gut so ist?

Ich dachte lange Zeit, es sei einengend und ein Verlust von Lebensqualität, wenn einem der Körper mitteilt, dass man den Dreifach-Cheeseburger, die Fünf-Käse-Pizza, den Hackfleisch-Taco vom Schnellrestaurant, die Vollmilchschokolade und die Eisbombe lieber mal nicht essen sollte. Ich war richtig traurig darüber, wie sich mein Metabolismus umstellte.

Was aber, wenn man es anders sieht? Der Körper schenkt einem Lebensqualität, weil er einem sagt, was er nicht mehr *braucht*. Wenn man diese Umstellung als das betrachtet, was sie letztlich ist: eine *Befreiung* von allem, was schlecht für einen ist. Klar, schmeckt geil, das Zeug, aber man muss danach mit den Konsequenzen leben. Ist es nicht toll, wenn einem der Körper aktiv dabei hilft, bessere Entscheidungen zu treffen? Wenn du das erstmal für dich verinnerlicht hast, kann dein Frust schnell in Dankbarkeit umschlagen.

Dann kann man die Stadien Verleugnen (»Ach, ein Eis geht schon ...«), Wut (»So eine Scheiße, *nichts* darf ich mehr essen!«), Verhandeln (»Wenn ich jetzt ein bisschen Sport mache, kann ich doch Schokolade essen.«), Depression (»Ich bin das ärmste Häschen auf der ganzen Welt, weil ich keine Pizza kriege.«) und Isolation (»Wer noch nie heimlich genascht hat, werfe den ersten Stein.«) endlich hinter sich lassen und einfach akzeptieren, dass manche Sachen einem nicht guttun – und schneller, als man denkt, davon überrascht sein, dass man sie plötzlich gar nicht mehr will, weil man die Konsequenzen kennt.

Man muss einfach nur den Schalter umlegen von »Ich darf nicht« zu »Ich muss nicht«. Das *Müssen* ist ja nur die Botschaft eines konditionierten Gehirns, und das kann man, wie wir bereits gesehen haben, jederzeit umprogrammieren.

Plötzlich bemerkt man, dass einem Dinge schmecken, die man als Teenager unter Zwang nicht angefasst hätte: Brokkoli. Schwarzbeeren. Kichererbsen. Sonnenblumenkerne. Es ist eine Form der *Freiheit*, sich loszusagen von Dingen, die einem im Alter (und keine Sorge: für meinen Sohn sind auch 24-Jährige »steinalt«) nicht guttun.

Man verändert sich und das ist völlig okay. Statt über das zu jammern, das man sowieso nicht ändern kann, könnte man sich auch freuen darüber, was nun möglich ist. Beim Sport, beim Essen, im Leben an sich.

Ich bin also topfit, kerngesund und habe einen Heidenspaß – für mein Alter.

Checkliste:

- *Vergiss nicht, dass du mal jünger gewesen bist. Vergiss nicht, dass du mal älter sein wirst.*
- *Behandle dein Alter wie Gewichtsklassen beim Boxen.*
- *Lege den Schalter um von »Ich darf nicht« zu »Ich muss nicht«.*
- *Es ist völlig okay, sich seinem Alter entsprechend zu benehmen – und genauso okay, es einfach bleiben zu lassen.*
- *Jeder Mensch wird älter, auch du – je eher du das akzeptierst, desto besser.*

V Dein Umfeld

DIE Chance deines Lebens

Auf einem meiner T-Shirts steht: »What if it all works out?« Was, wenn sich alles zusammenfügt?

Ich habe mir ein paar Gedanken über diesen Satz gemacht, denn: Was, wenn sich wirklich alles fügt? Wenn ich meine Sucht nach Süßigkeiten besiege? Wenn ich meine sportlichen Ziele erreiche? Die Ernährung perfektioniere? Wenn sich in meinem sozialen Umfeld alles zum Besten entwickelt? Wenn ich entspanne und Zeit für mich finde? Wenn ich, nun ja, gesund und glücklich bin?

Ich bin nun kurz vor dem Jahrestag des diabetischen Komas. Meine Werte sind okay, mein Leben fühlt sich gut an. Alles in Ordnung also, und das beschäftigt mich.

Ich habe Angst davor, dass es funktioniert.

Das würde nämlich bedeuten, dass ich ein paar Jahre meines Lebens verschenkt habe. Die Angst ist real, es geht vielen Suchtkranken so: Sie haben Angst davor, den Entzug überhaupt zu starten, weil sie sich bei einem Erfolg eingestehen müssten, dass sie es viel früher hätten probieren sollen – statt stolz darauf zu sein, es geschafft zu haben.

Ich bin, nach fast einem Jahr, ersten Erfolgen und stark verbesserter Lebensqualität, an genau diesem Punkt angelangt: »Wie konnte ich das alles nur so weit kommen lassen?«

Wir reden nicht über einen, der ein paar Pfunde zu viel auf den Rippen hatte; sondern über einen, der sich beinahe zu Tode gefressen hat. Das hätte niemals passieren dürfen. Das nagt an mir. Ich würde, wie gerade gesagt, gern mal mit meinem 35-jährigen Ich reden und fragen: »Hast du den Verstand verloren?« Geht leider – oder vielleicht Gott sei Dank – nicht.

Man hätte es besser wissen können, klar, darüber haben wir bereits geredet. So wie wir auch über Ausreden gesprochen haben, die sich irgendwann steigern ins Absolute: »Ich bin süchtig. Es ist eine Krankheit, und wenn ich ihr nachgebe, ist die Krankheit stärker als ich.« Man macht sich unschuldig, das Scheitern ist vorprogrammiert und nicht zu verhindern.

Es ist ein bisschen wie beim eigentlich talentierten Sportler, der aber ganz bewusst nicht so hart trainiert, weil er dann immer sagen kann: »Wenn ich mich anstrengen würde, dann wäre ich natürlich der Beste der Welt.« Der Sportler muss auf diese Weise niemals rausfinden, dass er es vielleicht gar nicht wäre, selbst wenn er alles dafür gäbe.

Es ist ein Schutzmechanismus, den nicht nur Sportler anwenden. Hast du das nicht auch schon bei dir selbst oder bei Mitmenschen feststellen können? Wie oft tut man so, als würde einen was nicht kümmern, nur um nicht zugeben zu müssen, *dass* es einen doch kümmert? Wie oft tut man nach Fehlern oder Niederlagen so, als sei das nur passiert, weil man sich nicht wirklich angestrengt hat? Und das, obwohl man seinen Kindern immer wieder eintrichtert: »Gib dein Bestes, gib alles, dann ist das Ergebnis nicht so wichtig.«

An diesem Punkt bin ich nun angelangt. Es ist wirklich unfassbar anstrengend, sich an alles zu halten, worüber ich geschrieben habe – und wer bis hierhin mitgemacht hat: Ganz ehrliche Gratulation! Ich freue mich für dich, von ganzem Herzen! Ich weiß, wie anstrengend es sein kann, deshalb: Lass dich mal so richtig von mir feiern!

Ich habe die ersten Erfolge gefeiert und sehe langsam, wohin die Reise gehen könnte, und vielleicht geht es dir auch so. Hoffentlich geht es dir so.

Es gab aber auch die ersten Rückschläge und damit die unmissverständliche Einsicht, wie steil und steinig der restliche Weg wird – zumal ich nun auch langsam realisiere, dass dieser Weg ja kein Ende kennt. Ich werde bis zum Rest meines Lebens diszipliniert sein müssen.

Es ist ein komisches Gefühl, das sich nun zur Angst vor dem Scheitern gesellt: What if it all works out?

Konkret geht es für mich dabei um zwei Dinge:

1. Was wird das für eine Person sein, die am Ende bei alldem herauskommt?
2. Wie sehr muss ich mich dafür schämen, dass ich mich so lange so krank gemacht habe?

Die Frage nach der Person, die am Ende bei alldem herauskommt, ist deshalb so interessant, weil es bereits die ersten Rückschläge gab. Gar nicht unbedingt mit Blick auf das Projekt; es ist nicht so, dass ich nun mehr Lust bekäme, ohne Rücksicht zu schlemmen. Dass ich mal gammeln will und nicht schon wieder zum Sport, macht mich nicht verrückt. Das ist ganz normal, solche Tage gibt es – und ich habe gelernt, dass ich nicht jeden Tag verbissen trainieren muss.

Jetzt aber sind diese Rückschläge intensiver, weil die externe Motivation fehlt – und dafür gibt es Gründe. In den ersten beiden Monaten haben mich alle, die mich kennen, intensiv angefeuert, weil sie Angst um mich hatten. Die beiden Monate danach waren alle begeistert, weil sich alles fügte und ich nicht nur gesund, sondern auffällig glücklicher wurde. Ich will ganz ehrlich sein: Das tat mir sehr gut. Dieses Lob bedeutete mir was.

Nach etwa einem Dreivierteljahr aber war es wie mit einem neun Monate alten Kind und den Freunden, die selbst keine Kinder haben: Sie haben sich mit einem gefreut, dann haben sie geduldig

Kinderfotos angeguckt und gesagt, wie süß sie diesen Engel finden und wie großartig die Eltern seien – und nun ist es aber langsam mal genug.

Ja, ich gehe Leuten tierisch auf die Nerven mit meinem Projekt, selbst meine Frau hat mich schon gefragt: »Redest du eigentlich mal über *irgendwas* anderes als dich selbst?« Auf meine Antwort, die ich leider für echt witzig hielt, reagierte sie nur noch mit Kopfschütteln: Das typische LA-Motto »Okay, genug von mir – reden wir doch mal drüber, wie toll *du* mich findest ...« hatte ich abgewandelt zu: »Okay, genug von meinen Eindrücken. Sag doch mal, was *du* über meine Reise zu Gesundheit und Glück denkst!« Nun, wir alle machen Fehler im Leben; ihre Antwort nämlich: »Ich denke, dass du mich brutal aufregst.«

Werde ich diesen Typen mögen, der ich am Ende sein werde? Oder wird das ein arroganter Sack sein, oberflächlich, verliebt in sein Aussehen und stolz auf sein Projekt? Ein selbstgefälliger Kotzbrocken? Oder wird das ein netter Kerl, der anderen hilft und sich selbst nicht mehr ganz so ernst nimmt? Was werde ich über mich selbst denken? Werde ich mich mögen?

Mein Nachbar, Fitnessphilosoph Forest, schreibt mir: »Ja, es wird deine Komfortzone zerschmettern; kann sein, dass du Freunde verlieren wirst; kann sein, dass dich nicht mehr alle verstehen und mögen. Egal. Leute, die bei dir sein sollen, werden auf der anderen Seite für dich da sein. Es wird eine neue Komfortzone geben. Du musst nicht mehr unbedingt von allen gemocht oder verstanden werden, weil du geliebt, gesehen und gehört wirst. Alles, was du dabei verlierst, sind Dinge, die für eine Person bestimmt sind, die nicht mehr existiert.«

Das tut gut, aber: Was wird die Person, die ich dann sein werde, über die Person denken, der sie die ganze Misere zuvor zu verdanken hat? Diese hier nämlich, mein früheres Ich. Stand Juli 2021:

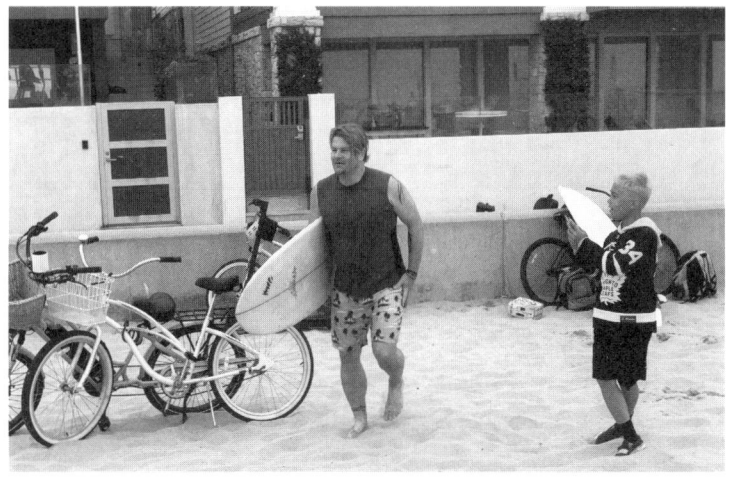

Wenn ich dieses Foto sehe, werde ich sauer auf die Person, die das zu verantworten hatte. Nein, es geht dabei nicht ums Aussehen, wirklich nicht. Es geht darum, dass es dieser Person überhaupt nicht gut ging. Dass diese Person *wusste*, dass es ihr nicht gut ging. Sie mag lachen auf diesem Foto, diese Person – aber sie ist gewiss nicht glücklich. Und dass diese Person jahrelang *nichts* dagegen getan hat. Dass sie sich so akzeptiert hat. Dass sie den Zustand akzeptiert hat. Was für ein Waschlappen.

Damit sind wir bei Punkt zwei, der Frage danach, ob ich mich für mein früheres Ich werde schämen müssen. Ich denke wirklich lange darüber nach, irgendwann rede ich mit meinem Sohn darüber, der dieses Foto von mir gemacht hat, es zufällig gefunden hat und mir mit den Worten schickt: »Was für ein Unterschied. Die Augen! Dein Blick! Alles!«

Als ich ihm sage, dass ich mich dafür schäme, sagt er: »Nein, du solltest lieber stolz darauf sein, was du geschafft hast; und umso stolzer, weil du weißt, woher du kommst. Wenn du immer schon halbwegs gesund gewesen wärst, hättest du vielleicht nie versucht, richtig gesund zu werden. Vielleicht wärst du immer nur halbwegs gesund gewesen, halbwegs glücklich. Aber wir wollen doch super-gesund und super-glücklich sein und nicht nur so ein bisschen.«

Vielleicht muss man die Geschichte vom verlorenen Sohn aus der Bibel ein bisschen weiter denken. Er hat die Familie verlassen und das Erbe verprasst, ja. Aber zum einen feiert der Vater nach seiner Rückkehr aus Freude ein bombastisches Fest. Denn auch wenn es ungerecht scheint, freut man sich doch wirklich mehr über den, der umkehrt, als über den, der immer auf dem rechten Weg gewandelt ist.

Zum anderen weiß der verlorene Sohn jetzt, dass er so was ganz sicher niemals mehr tun wird. Vielleicht hatte er es nötig, derart dumm gewesen zu sein, um danach umso weiser agieren zu können. Niemand wird alt und weise, wenn er nicht jung und dumm gewesen ist, das hatten wir schon.

Noch was, weil wir gerade von meinem Sohn reden. Eine wichtige Lebensweisheit, die dazu führt, dass wir beide uns wirklich mögen: Vergiss nie, dass auch du mal jung warst! Vergiss nie, dass auch du mal älter sein wirst.

Wenn man das beides beherzigt, entwickelt man plötzlich eine Menge Verständnis für den Sohn, auch wenn er einem mit der geheuchelten Gangsta-Attitüde (die man selbst im Alter von 14 Jahren ganz genauso hatte) auf die Nerven geht. Ebenso für den Vater, wenn der wieder Storys von früher erzählt, die der Sohn in dreißig Jahren *seinem* Sohn erzählen wird. Finn und ich haben bereits verabredet, dass er mich anrufen wird, wenn er zum ersten Mal seinen Kindern Geschichten von früher erzählt.

Das ist schon okay.

Deshalb: Hab nur ja keine Angst vor der Person, die du sein wirst! Es ist spannend, herauszufinden, wer das ist. Und schäme dich nicht für die Person, die du mal warst und die du vielleicht gerade nicht besonders gut leiden kannst. Mit der hast du hoffentlich nicht mehr viel gemein, aber sie hat dich auch zu dem gemacht, der du heute bist. Man lacht doch immer wieder mal darüber, wie unfassbar emotional dünnhäutig man als Teenager gewesen ist; darüber, dass man sich vom Hausdach stürzen wollte, nur weil jemand, mit dem man vier Tage lang verbandelt gewesen ist, die Beziehung beendet hatte.

Vielleicht geht man so damit um – mit allen Jugendsünden übrigens:

War es klug, das zu tun? Nein!

Sollte man es wieder tun? Nein!

Darf man darüber lachen und vielleicht sogar stolz darauf sein, mal so dumm gewesen zu sein? Ja!

Es gibt Dinge, für die man sich schämt, wegen denen man aber zu einem besseren Menschen wird, indem man Verantwortung für sie übernimmt.

Ich habe mich kürzlich bei einem McDonald's-Mitarbeiter entschuldigt, den ich vor mehr als vier Jahren schlecht behandelt hatte. Das hing mir lange nach. Er aber sagte, dass er sich gar nicht mehr daran erinnere, sich aber sehr über die Flasche Rotwein freue. Ich habe mich bei einer Kollegin entschuldigt, bei meiner besten Freundin, bei Schulkameraden. Die Reaktion von wirklich allen, ohne eine einzige Ausnahme: »Das ist nett, dass du das sagst. Aber wir alle waren jung, wild, dumm und idiotisch damals. Mach dir also keine Sorgen. Alles gut!«

Ich tat das weniger für die Menschen, denen gegenüber ich mich wie ein Arsch verhalten hatte – sondern, um *mein* schlechtes Gewissen hinter mir zu lassen. Ich musste mich für die frühere Version meiner selbst entschuldigen, damit die heutige Version ihren Frieden damit fand. Ich tat das: für *mich*.

Und auch was meine Aktivität angeht, bin ich oft mit meinem früheren Ich konfrontiert: Schon vor dem diabetischen Koma hatte ich damit begonnen, eine Fitness-App zu nutzen – und interessanterweise bekomme ich nun die Werte von damals mitgeteilt, wenn ich gewisse Übungen absolviere. Zum Beispiel beim sogenannten *Biep Test*, bei dem man jeweils zwanzig Meter hin und her läuft und dabei immer schneller wird, bis man es nicht mehr schafft, noch schneller zu werden. Heute: Stufe 15. Im August 2021, also drei Monate vor dem Koma: Stufe zehn.

Beim Crossfit-Workout *Cindy*, das Klimmzüge, Liegestütze und Kniebeugen beinhaltet, sind es heute mehr als 20 Runden statt 13 im Mai 2021. Es geht mir nicht darum, mein damaliges Ich fertigzumachen. Vielmehr sehe ich die Unterschiede und sage mir: »Schau mal, hier sind ein paar objektive Beweise dafür, wie weit du gekommen bist – darauf darfst du stolz sein!«

Und plötzlich sehe ich, was da mit mir passiert: Es ist Zeit, sich von meinem früheren Ich, dieser toxischen Person von damals, endgültig loszusagen. Die Beziehung zu beenden. Zu sagen: »Liegt nicht an dir, sondern an mir – ich bin nun ein neuer Mensch, und dorthin, wo ich nun gehen werde, kann ich dich nicht mitnehmen.«

Es ist DIE Chance meines Lebens, und die will ich nutzen.

Und mich dann gespannt darauf freuen, welche Person dabei herauskommen wird.

Denn: What if it all works out?

»Sowie man Gutes tun will,
kann man sich gewiss sein,
Feinde zu finden.«

Voltaire

Eins Weg mit giftigen Menschen!

Du kannst nicht in dem Umfeld gesund werden, das dich krank gemacht hat, und du kannst nicht mit Menschen gesund werden, die dich krank gemacht haben.

Wir haben dieses Thema bereits ein paar Mal angeschnitten, zum Beispiel bei meiner Zuckersucht: Es war notwendig, Trigger-Momente zu entfernen, die in meinem Fall häufig mit toxischen Beziehungen zu tun hatten. Und nein, es lag meist nicht an den anderen Leuten, sondern fast immer an mir. Ich nahm mir vieles unnötig zu Herzen, oft war *ich* der Bösewicht, der sich und anderen schadete.

Es ist völlig okay, Grenzen zu ziehen und zu entscheiden, wie nahe man Leute an sich ranlässt, körperlich wie geistig. Wer die Grenze um sich herum jedoch sehr, sehr weit zieht, der ist natürlich irgendwann allein. Wer unberührbar ist, berührt auch keinen mehr.

Es ist letztlich wie bei toxischen Nahrungsmitteln (die sollten möglichst weit weg von einem sein) oder dem Fitnessstudio (das sollte möglichst nah sein): Man braucht eine Landkarte, auf der vermerkt ist, wer oder was wie nahe an einen ran darf; und wie bei Nahrungsmitteln sollte man sich fragen: warum? Warum lässt man zu, dass diese Person das darf? Das wird eine der wichtigsten Fragen in diesem Projekt, also merk dir das bitte gleich: Warum darf ausgerechnet diese Person so nah an dich ran – und willst du das wirklich?

Es ist häufig ganz einfach so: Wer sich um Beziehungen sorgt und viel in sie investiert, braucht einen Ausgleich für die Balance im Leben. Oft führt das zu ungesunden Verhaltensmustern, bei mir zum Überfressen mit Süßigkeiten.

Und damit sind wir zurück beim Tagebuch, das ich auf Rat meiner Ernährungspsychologin geführt habe. Und keine Angst: Niemand muss jeden Abend alles aufschreiben und damit tiefste Gefühle erkunden. Bei mir ist das mittlerweile die Notizfunktion im Handy, und es steht da zum Beispiel:

21. Juni: Glasierten Krapfen mit 30 Gramm Zucker gegessen. Grund: Geburtstag. Absolut okay, darf auch mal sein.

Kann aber auch sein, dass da steht:

14. August: Sport verpasst, weil Kollege Überarbeitung wollte und das sofort sein musste. Beim Telefonat viele Erdnüsse gegessen.

Ein kurzer Eintrag, aber bei genauerer Betrachtung fällt doch auf: Das ist doch der Kollege, dem man unbedingt gefallen will; der das aber weiß und sich deshalb rausnimmt, Texte tagelang liegen zu lassen, Korrekturen dann aber *sofort* zu fordern und einen beim Besprechen der Änderungen auch persönlich angreift. Man lässt das zu, weil man ihm ja gefallen will. Man will oft denen gefallen, die einem am meisten wehtun können.

Da steht aber auch:

12. Dezember: Auf der Kneipentour am Nikolaus-Wochenende versackt, weil der beste Freund immer weiter wollte. Auf dem Heimweg um 2 Uhr morgens drei Riesenstücke Pizza verdrückt.

In diesem Fall kann man das auf zweierlei Art interpretieren. Entweder: »Hey, war ein absolut geiler Abend – war es wert!« Oder: »Ich wollte eigentlich um Mitternacht heim und habe mich überreden lassen, länger zu bleiben. Hätte es nicht gebraucht.« Also: Ist man irgendwie froh, dass einen der Freund zum Bleiben und Weiterfeiern überredet hat – oder eher nicht so?

Das bedeutet: In vielen Fällen ist über ein Tagebuch recht einfach zu erkennen, warum es an diesem Tag nicht geklappt hat. Es kann aber auch Aufschluss geben darüber, warum es geklappt hat und warum man den Tag als Erfolg verbuchen könnte. Da steht nämlich auch:

17. Juni: Auf der Eltern-Party am Ende des Schuljahres *ein* Glas Champagner getrunken, danach Wasser und Cola Zero. Am Nachtischbuffet vorbeispaziert und lieber Erdnüsse gegessen.

Es kann sein, dass man hin und wieder Tage verknüpfen oder rote Fäden selbst identifizieren muss. Vielleicht merkt man es nicht an *einem* Tag, aber vielleicht erkennt man am Ende eines Monats: »Oh, fünfmal Sport verpasst, weil der beste Freund mir kurzfristig abgesagt hat und ich alleine nicht gehen wollte. Soll ich mir einen neuen Fitnesspartner suchen?« Oder, ist mir so passiert: »Bin beim Spaziergang mit dem Hund vom netten Taco-Mann überredet worden, das Drei-für-fünf-Dollar-Special zu probieren, obwohl ich keinen Hunger hatte.« Oder: »Beim Kartenspielen so lange dafür verarscht worden, dass ich kein Bier trinke, dass ich fast doch eins getrunken hätte.«

Es muss kein Tagebuch sein – aber es ist wichtig, sich selbst, die eigenen Gewohnheiten, Vorlieben und Schwächen zu kennen. Das haben wir bereits bei in den Kapiteln über Ernährung und Aktivität besprochen. Es ist genauso wichtig zu erkennen, in welchen Momenten man sich in puncto Gesundheit richtig gut verhält und in welchen man besser werden kann – und was das mit den Menschen zu tun hat, die einem in diesen Situationen begegnen.

Es ist ein Prozess, und manchmal kapiert man erst nach Jahren, was manche Personen mit einem anstellen – und dass diese Personen das oft unbewusst und ahnungslos tun. Es geht also nicht darum, die Schuld bei irgendwem zu suchen, sondern einzig darum, sich selbst zu schützen und Grenzen zu ziehen. Aber um das zu tun, sollte man sich erstmal fragen: »Wer steht wo in meinem Leben?«

Es war wichtig für mich, das zu erkennen. Und auch du solltest dich fragen, welche Beziehungen dir guttun und welche schädlich sind. Das ist gar nicht so einfach, weil es oft nicht die offensichtlich toxischen Beziehungen sind, die einem wirklich schaden.

Deshalb sind hier fünf Typen von Menschen, die ich für mich als schädlich für mein Wohlbefinden erkannt habe und denen gegenüber ich eine neue Haltung entwickeln musste, um mir ein gesundes Umfeld zu schaffen:

1. Menschen, nach denen du süchtig bist

Ja, die gibt es, und wahrscheinlich kann jeder von uns sofort diesen einen Menschen identifizieren. Oft sind es sogar mehrere Personen, also eine Gruppe, die einen nicht aufnimmt. Man ist süchtig nach Anerkennung oder vielleicht sogar danach, dass dieser Mensch einen überhaupt wahrnimmt – dass er einem zeigt, dass man überhaupt existiert und nicht unsichtbar ist.

Es handelt sich dabei meist um eine Person, die man bewundert; die Bewunderung wird dadurch verstärkt, dass auch andere zu ihr aufsehen. Die Währung ist: Aufmerksamkeit. Wir leben im Aufmerksamkeitszeitalter – wichtig ist, wer viel Aufmerksamkeit von Leuten kriegt, die selbst viel Aufmerksamkeit auf sich ziehen. Die komplette Social-Media-Branche ist so aufgebaut.

Es herrscht von Anfang an ein Ungleichgewicht, wie bei Vater und Sohn, und das ist oft keine gesunde Beziehung auf Augenhöhe. Das zeigt sich daran, dass man so ziemlich alles tun würde, um dieser Person zu gefallen, während man selbst von ihr weitgehend ignoriert wird. Dabei will man doch nur: ein Kopfnicken, ein Lob, irgendwas. Das können die Eltern sein, Geschwister, Vorgesetzte, der Vater eines anderen Kindes, manchmal sogar gute Freunde.

In meinem Fall war es eine Person, mit der ich beruflich verbandelt war. Ich hätte wirklich alles dafür getan, um von dieser Person auf die Liste ihrer coolen Leute aufgenommen zu werden – weil das bedeutet hätte: Ich bin auch cool, schlau, wertvoll, respektiert.

Ich wusste nicht, ob die Person mich nicht beachtete oder ob sie einfach nur ein *brillantes Arschloch* war. Die genießen diese Bewunderung und damit das Leid des Gegenübers bei Ablehnung; es macht ihnen regelrecht Spaß. In der Tech-Branche hat quasi jedes Start-up im Mantra zur Firmenkultur stehen: »Keine brillanten Arschlöcher!« Das sollte auch das Mantra fürs eigene Leben sein.

Aber, mal ganz ehrlich: Macht es für einen selbst wirklich einen Unterschied, ob einen die Person bewusst quält oder ob man für sie so unwichtig ist, dass sie einen einfach ignoriert? Der Schmerz bleibt gleich, damit steht aber auch fest, dass das Problem eher bei einem selbst liegt.

Es gibt Gründe dafür, warum man sich gerade von dieser Person Anerkennung wünscht. Bei mir war das der generelle Wunsch, ach was: die generelle Sucht nach Anerkennung (es ist wirklich schlimm), und das führte dazu, dass ich mir in den Bereichen, in denen ich mich für ziemlich gut halte, sehnlichst Anerkennung wünschte von Leuten, die ich für noch besser hielt. Grundsätzlich ist es nicht schlimm, Idole zu haben. Die Frage ist nur wieder: Wie nahe lässt man das an sich ran? So nahe, bis es einen verletzt?

Die wichtigste Frage, wie eigentlich immer in diesem Buch, bleibt natürlich: warum?

Warum lasse ich die Person so nahe an mich heran?

Dieses »Warum?« kennen wir bereits aus den Kapiteln, in denen es darum ging, sich von bestimmten Lebensmitteln zu befreien. Es funktioniert mit Menschen ähnlich: »Warum ist mir die Anerkennung so wichtig, dass ich es zulasse, dass mir die Sucht danach schadet?« Und sehr häufig ist die Antwort: »Hm, so wichtig ist mir das eigentlich gar nicht. Es würde mein Leben gar nicht mal so sehr bereichern, auf diese

Liste der coolen Leute aufgenommen zu werden, wie es mir schadet, mich für eine Mitgliedschaft zum Deppen zu machen.«

Der Ertrag ist den Aufwand nicht wert. Punkt. Er schadet einem, auch körperlich, das ist die Einsicht.

Klar, Menschen sind keine wirklichen Süchte und deshalb ist die Beantwortung der Frage danach, wie man von ihnen loskommt, meist komplizierter – aber das Prinzip bleibt gleich.

So wie ich mich bei einem Schokoriegel oder einer Flasche Bier heute frage: »Warum?«, so frage ich mich mittlerweile bei Menschen auch: »Warum? Ist diese Person es wert, dass ich sie nahe an mich ranlasse?« Ist die Antwort »Ja!«, dann ist es wie mit dem Donut am Geburtstag: »Ist es absolut wert, muss auch mal sein.« Ist die Antwort »Nein«, sollte man vielleicht was dagegen tun. Grenzen ziehen oder im schlimmsten Fall die Beziehung beenden.

Die entscheidende Frage ist doch: »Warum will ich genau von dieser Person Aufmerksamkeit?« Und die Antwort meistens: »Weil es mir jetzt, in diesem Moment guttut. Weil ich mich dann respektiert fühle, gesehen. Weil diese Person die Macht hat, mich vor anderen zu validieren: Wenn diese Person mich öffentlich lobt, sich mit mir abgibt, mir Aufträge zuschanzt, mich als Kollegen auf Augenhöhe interpretiert – dann muss doch für alle klar sein: *Ich bin das wert!*«

Das passiert in jeder Firma, und es passiert selbst denen, die von wirklich fast allen anderen bewundert werden. Mein Lieblingsbeispiel ist Leonardo DiCaprio, der ja nun wirklich fast alles hat, von dem andere träumen. Und dennoch bemühte er sich mit beinahe kindlichem Ehrgeiz, nicht nur als Filmstar wahrgenommen zu werden, sondern, vor allem von Regisseur Martin Scorsese, auch als wirklich talentierter Schauspieler. Niemand ist immun dagegen, nicht mal Promis.

Also, keine Sorge: Es passiert allen, und wenn man das weiß, kann man damit auch besser umgehen. Noch leichter fällt es, wenn man sich einfach mal fragt: »Warum will ich die Aufmerksamkeit und Bewunderung von dieser Person wirklich?«

Wie man darauf antwortet, das ist jedes Mal eine persönliche Entscheidung, die letztlich keinen anderen betrifft außer einen selbst.

Wenn einen diese Person ignoriert hat, wird sie es auch nicht bemerken, dass man sich nicht mehr nach Anerkennung sehnt. Das war bei mir der Fall: Ganz ehrlich, ich glaube, dass die Person, deren Respekt ich mir so gewünscht habe, noch nie freiwillig was von mir gelesen hat. Das ist okay, aber ich musste mich von dieser Person befreien. Ich habe mir selbst gesagt: »Okay, das wird nichts mehr, zum Affen brauchst du dich auch nicht mehr zu machen.«

Es entstand eine Gelassenheit wie bei meinem Lieblings-Fußballverein: Ich freue mich, wenn sie gewinnen; aber mein Wochenende ist bei einer Niederlage nicht ruiniert. Wenn diese Person mich jetzt noch lobt: cool. Wenn sie das nicht tut: auch okay, so wichtig ist es nicht.

Das Lob ist kein Zucker mehr, von dem ich immer mehr brauche; so nahe lasse ich das nicht mehr an mich ran. Es ist eher wie mit dem Süßkram, der mir schadet: Ich rieche noch immer gerne, was immer meine Frau backt – aber es muss nicht mehr in meinen Mund.

Ach ja, sollte die Person in deinem Fall ein brillantes Arschloch sein, hat es einen interessanten Nebeneffekt: Je gelassener man selbst wird, desto nervöser werden die anderen. Weil sie spüren, dass sie keine Macht mehr über einen haben. Der Club der coolen Leute will einen genau in dem Moment als Mitglied, in dem man beschlossen hat, nicht mehr Mitglied werden zu wollen.

Deshalb: Ziehe eine Grenze, triff eine Entscheidung nur für dich – weil sie letztlich nur dich betrifft. Du entscheidest, wie nahe wer an dich ran darf. Denn: Was ist das langfristige Ziel? Wäre es tatsächlich so grandios, wenn ein brillantes Arschloch dein Freund wäre? Wäre das eine gute Freundschaft? Nein, das wäre sehr wahrscheinlich scheiße.

Wie erwähnt, schaden solche Menschen einem häufig unabsichtlich und wissen oft noch nicht mal, dass sie es tun. Deshalb finde ich das Ende der zweiten Staffel der Serie *Ted Lasso* so bedeutsam: Der Fußballtrainer Ted Lasso ist der netteste, liebste, freundlichste Mensch. Er verpasst, völlig unabsichtlich, dass er Co-Trainer Nate, ebenfalls eine Seele von Mensch, durch Vernachlässigung langsam auf einen dunklen Pfad leitet. Ohne zu viel verraten zu wollen: Nate wird ein Bösewicht, der finstere Gegenspieler bei einem anderen Verein, der plötzlich gemeine Dinge über seine Freunde sagt und selbst todunglücklich ist.

Lasso kapiert es lange Zeit einfach nicht, was er Nate angetan hat, und die Serie schickt damit eine ganz wichtige Botschaft: Ob unabsichtlich oder nicht – es gibt kaum ein schlimmeres Gefühl als jenes, nicht respektiert zu werden.

Deshalb: Trenne dich von Menschen, die dich nicht respektieren! Ohne Groll, denn sie schaden dir unabsichtlich. Man erwartet, eine Hauptrolle im Film des anderen zu spielen – aber meistens ist es nun mal nur eine Nebenrolle. Damit muss man sich abfinden. Es gibt übrigens auch Oscars für tolle Nebendarsteller ...

2. Menschen, die dich ausnutzen

Kennt jeder, hat jeder. Die eigenen Kinder zum Beispiel. Klar, es gehört nun mal zum Job als Eltern, mehr für die Kinder da zu sein, als die es für einen selbst sind. Das ist nun mal so. Gleich dahinter aber: Eltern von Freunden der Kinder. Mein Lieblingsbeispiel: Mein Sohn will am Freitagabend mit Freunden in die Eishalle, aber sie brauchen jemanden, der sie hinfährt und wieder abholt. Natürlich haben alle anderen Eltern an diesem Abend wichtige und unaufschiebbare Termine. Bei einigen frage ich mich: »Und warum sind *wir* nicht auf diese Party eingeladen?«

Wie oft passiert es mir, dass ich dann derjenige bin, der die Kinder durch die Gegend kutschiert? Ganz ehrlich: häufiger, als mir lieb ist.

- Deshalb, Tipp #1: Erweitere die Grenze um dich herum!

Das heißt: Du kannst nicht verhindern, dass du am Ende manchmal der Blöde bist, der den kürzesten Strohhalm zieht – man will ja, dass der Bub mit seinen Freunden Spaß hat. Du kannst aber für dich selbst bestimmen, ob und wie sehr es dich belastet, den Chauffeur spielen zu müssen. Ich habe meinen Sohn gefragt, wie uncool es auf einer Skala von 1 bis 10 wäre, wenn ich auch ein wenig skate – mit dem Versprechen, den Jungs komplett aus dem Weg zu gehen. Er sagte: »Überhaupt nicht! Kein Problem!«

Was dann passierte, am ersten Abend: Ich drehte meine Runden, da kam der beste Kumpel meines Sohnes auch mich zu und fragte, ob ich ihm helfen könne, »zufällig« mit dieser jungen Frau zusammenzustoßen: Es funktionierte tatsächlich und sie gab ihm ihre Nummer. Kurz darauf fragte ein anderer, ob ich ihm Geld leihen könne; er würde gerne Milchshakes ausgeben. Später kam mein Sohn und fragte, ob wir auf dem Heimweg noch Burger essen könnten.

Nein, ich bin damit jetzt noch nicht der *coole* Vater – ich bin einfach nur da. Und statt mich zu ärgern, dass ich schon wieder der bin, der fahren *muss*, habe ich mich umkonditioniert: Ich bin derjenige, der fahren *darf*, weil mich die Clique akzeptiert. Auf dem Heimweg lassen die Jungs tatsächlich 90s-Rap laufen – und drehen durch, weil ich die Texte kann, so wie nun mal jedes Kind der 90er die Texte von Biggy, 2Pac, Dr. Dre und dem Wu-Tang Clan kann. Mein Sohn ist ehrlich stolz auf mich und es kann für einen Vater kein besseres Gefühl geben.

Vielleicht hört man mal von der Mutter eines anderen Kindes: »Wenigstens ist unser Sohn dann mal mit *einem* Vater unterwegs, wenn *seiner* schon keine Zeit hat.« Ja, das ist sehr traurig und ich wünschte, es wäre nicht so. Es tut aber hin und wieder gut zu sehen, dass man doch in der Lage ist, viel Zeit mit seinem Kind zu verbringen. Und schon ist man nicht mehr der Idiot, der ausgenutzt wird – sondern jemand, der Zeit mit seinem Sohn und dessen Freunden verbringt und nebenbei ein Workout raushaut, eine Stunde Eislaufen verbrennt 500 Kalorien. Besser geht's nicht.

- Das führt zu Tipp #2: Akzeptiere, manchmal egoistisch zu sein!

Es ist völlig okay, deinem Kind ehrlich zu sagen: »Ich kann heute Abend nicht, weil ich Zeit für mich brauche.« Es ist völlig okay, ein Projekt, bei dem man seine Teilnahme zugesagt hat, wieder abzusagen, weil sich die Pläne geändert haben: »Ich wollte mitmachen, ich habe mich darauf gefreut. Es hat sich aber was ergeben, das ich nicht absagen kann und auch nicht will. Ich bin gerne behilflich auf der Suche nach Ersatz und hoffe auf Verständnis.«

Es ist völlig okay, einen Freund *nicht* zum Flughafen zu fahren, weil man dessen Problem an diesem Tag, zum Flughafen kommen, nicht zu seinem eigenen machen will. Man muss ja das Auto volltanken und pünktlich beim Freund sein und der darf ja tatsächlich sauer auf einen sein, sollte man zu spät kommen. Also ist es okay zu sagen: »Du, da bin ich nicht der Richtige dafür.«

Ganz ehrlich: Bin ich mal der andere, *wünsche* ich mir so eine Absage! Ist mir lieber, als wenn jemand nur widerwillig mitzieht und dabei vielleicht mehr kaputt macht als hilft. Wenn mir jemand nicht beim Umzug helfen will: völlig okay, sagt es nur rechtzeitig. Sollte jemand wollen, dass ich beim Umzug helfe: Nein, in diesem Leben nicht mehr – hier ist eine Liste der fünf besten Umzugs-Unternehmen dieser Stadt.

Nur, und das ist kein Rat, sondern ein Befehl: Leg dich nie mit Eltern anderer Kinder an! Bringt nie was! Führt zu gar nix! Weil: Auch die anderen denken, dass sie von anderen ausgenutzt werden. Einigen wir uns: Wir alle werden ausgenutzt und wir gehen professionell und freundlich damit um!

3. Menschen, die du überhaupt nicht kennst

Also: Social-Media-Kontakte. Was habe ich mich während der Covid-Pandemie auf sozialen Netzwerken gestritten mit Leuten, die ich im wirklichen Leben noch nie gesehen habe und wahrscheinlich niemals sehen werde! Stets daneben: eine Tüte Gummibärchen. Und ein Bier.

Und noch eins. Und Schokolade. Ich habe meinen Körper ruiniert, weil der Kopf unbedingt streiten wollte.

Warum? WARUM? Klar, kann schon mal Spaß machen, auf Twitter zu trollen, aber wenn einen das selbst so runterzieht, dass man 2000 Kalorien in sich reinstopft: *Waruuuuuuum?*

Es ist eine Grenze, die man niemals ziehen müssen sollte; weil man sie nie brauchen sollte. Es ist nichts anderes als die Sucht nach Anerkennung, Respekt und Zustimmung. Eine Sucht danach, sich verstanden zu fühlen. Aber auch eine Sucht, recht zu haben und das der ganzen Welt mitteilen zu müssen. Ich bin mir sicher, dass ein Drittel meiner Kalorien in Zucker wegen blödsinniger Debatten auf sozialen Netzwerken im Bauch gelandet ist.

Es kann einem niemand helfen; man muss das selbst geraderücken, und zwar erneut mit der Frage nach dem *Warum*: »Warum lasse ich das an mich ran?«

Warum lässt man zu, dass einen eine ehemalige Kollegin, die man eh nie mochte, auf sozialen Medien runterzieht, indem sie unter einen Eintrag eine semiwitzige Beleidigung schreibt? Nein, muss man nicht. Kommentar gelöscht, Person als »Freund« entfernt und blockiert, Ende. Nein, das ist nicht unfreundlich, man schuldet dieser Person nichts, auch keine Erklärung. Meist merken diese Leute gar nicht, dass sie blockiert wurden, und wenn sie es doch tun: so what?

Ich bin mir deshalb nicht sicher, ob ich Leute mit vielen Followern auf sozialen Netzwerken beneide – oder bemitleide. Was muss das für ein Druck sein, so vielen Leuten gefallen zu müssen, jeden Tag?

- Tipp #3: Meide Leute, mit denen du im wirklichen Leben nichts zu tun haben willst, auch auf sozialen Medien.

4. Menschen, die über dich bestimmen wollen

Wer körperlich gesund sein will, muss sich von schädlichen Nahrungsmitteln und Tätigkeiten lossagen.

Wer geistig gesund sein will, muss sich von Gedanken trennen, die einem schaden.

Wer sozial gesund sein will, muss sich vom Gift äußerer Einflüsse befreien. Es ist ein bisschen anders als bei persönlichen Beziehungen, aber nicht weniger wichtig.

Zum Beispiel die Modebranche, in deren Welt der Kunde *nicht* König ist, sondern eine arme Wurst, die sich mal besser zusammenreißt, weil man, wie einem fetthassende, misogyne Idioten von Designern pausenlos weismachen, sonst ja wohl die Kontrolle über sein Leben verloren hat. Eine Branche, die eben solche Irren als Genies feiert, obwohl die Zeit brillanter Arschlöcher längst vorbei sein sollte.

Auch da müssen wir eine Grenze ziehen und klar sagen: »Stellt Kleidung her, in der wir uns wohlfühlen, die wir gerne tragen und in der wir ganz einfach wir selbst sein können! Denn wir als Kunden bestimmen mit unseren Einkäufen über euer Schicksal. Ihr bezahlt, wenn wir Zeug, das uns nicht passt, zurückschicken. Ich kaufe, was *ich* will – entwerft also lieber mal Kleidung, die *ich* will.« Ja, es ist okay, so selbstbewusst zu sein.

Ich zum Beispiel habe breite Hüften, breite Schultern, kräftige Oberschenkel und extrem dicke Waden. Ich habe keinen »Beach Body«, ich will aber auch nicht in allen Klamotten so aussehen, als hätte mir jemand einen Kartoffelsack übergezogen. Ebenso wenig will ich so lange hungern, bis ich irgendwo reinpasse.

Liebe Modemacher: »Erfindet doch endlich mal Kleidergrößen, die uns *nicht* bewerten. Eure Vorstellungen vom perfekten Körper und eure Ansage, dass wir alle der nicht entsprechen, braucht echt keiner. Es gibt doch auch keine Kondomgröße *XXS, mega-dünn und nach rechts gekrümmt.*«

Oder Magazine, die mir, seit ich ein Kind bin, einreden, was ein richtiger Mann sei und wie man das wird – und welche Frauen ich hübsch und sexy zu finden habe. Was eine Bikinifigur ist und was ein Beach Body. Die mich schon als Teenager völlig verunsichert haben und es noch immer tun. Liebe Magazinmacher: »Ihr wundert euch, warum immer weniger Leute euren Bullshit kaufen?«

Oder die Nahrungsmittelindustrie, die mich erst abhängig von Zucker werden lässt und mir dann gegen Bezahlung Strategien einredet, mit denen ich wieder dünn werden soll. Dünn, nicht gesund. Liebe Food-Firmen: »Wer blödsinnige Portionsangaben macht, wird nicht mehr gekauft.«

Oder die Social-Media- und Influencer-Industrie, die das Leben zu einem einzigen Vergleich werden lässt – bei dem sich jeder als Verlierer fühlt. Selbst die, die einem einreden wollen, dass es für ein glückliches Leben nur Schönheit und Reichtum braucht. Wieder die Frage: *Warum* machen wir das mit? Liebe Influencer: »Macht's gut, war nicht so super mit euch.«

Noch eine Frage, bei diesen ganzen Perfektionsorgien: Warum gibt es keinen romantischen Film mit Hauptdarstellern mit normaler Durchschnittsfigur oder Kurven, bei deren Figuren das im Film *nicht* irgendwann das sie bestimmende Thema ist? Nein, das wäre nicht woke, sondern einfach: normal.

All diese Einflüsse haben mich zu dem werden lassen, was ich mal gewesen bin: ungesund und unzufrieden. An alle, denen es deshalb schlechter ging, ehrlich: sorry!

Ich habe viel gelernt und ich muss weiter lernen. Aber sicher nicht mehr von Leuten, die mir nur was einreden wollen. Die alles besser wissen und dafür sorgen, dass ich mich schlechter fühle.

Man darf sich nicht ewig darüber ärgern – das auf Dauer bringt nichts. Der einzige Weg, damit sinnvoll umzugehen: Es muss einem egal sein. Nur so kann man sich von diesem ewigen Perfektionszwang und den damit unweigerlich verbundenen Minderwertigkeitsgefühlen befreien, weil einem die Leute, die damit ihr Geld machen, dann nichts mehr können.

- Tipp #4: Je stärker du deine eigenen Werte entwickelst, auch deinen Selbstwert, desto weniger werden dich leere Versprechungen reizen. Je präziser du deine eigenen Ziele formulierst, desto weniger können dir andere – Modemacher, Magazine, Influencer und so weiter – einreden, was du tun solltest. *Du* bestimmst über dich. Punkt.

5. Menschen, die dich von deinem Weg abbringen

Nun wird es interessant, weil man diese Gruppe nicht schnell und eindeutig als toxisch identifiziert: Ermöglicher – oder wie ich sie nenne: Sirenen. Das sind Leute, die einen mögen und die einem sagen, wie toll man doch sei. Wie gesund man aussehe. Dass ein paar Bierchen am Abend doch wirklich keine Sünde seien! Dass man doch nur einmal lebe und sich deshalb ruhig dieses 750-Gramm-Steak mit extra Bacon und Kartoffelgratin gönnen müsse. Die um zwei Uhr morgens in der Disco sagen, dass der Abend jetzt erst so richtig losgehe. Die einen, weil sie selbst am nächsten Tag freihaben, zum Eskalationsabend verführen.

Ich kenne diese Leute deshalb so gut, denn: Ich *war* einer von denen! Und ich sorgte für Gruppenzwang: Noch eine Party! Noch ein Bier! Noch einen Absacker! Wer nicht mitmachte, den beschimpfte ich als Langweiler.

Man denkt, diese Leute seien Freunde, und sehr häufig sind sie das auch, und man muss die Beziehung zu diesen Personen keinesfalls beenden. Aber es gibt eben solche und solche Freunde. Bei dieser Sorte muss man aufpassen: »Wird es ein lustiger Abend – oder einer, der mir am Ende schadet? Glaubt mein Kumpel echt, dass ich mir dieses Steak gönnen kann, oder rechtfertigt er damit nur sein eigenes Steak? Also: Reden wir uns da gegenseitig eine Dummheit schön?«

Es gibt sogar einen Begriff dafür: toxische Positivität. Das ist eine Art *Gaslighting*, nur dass sie gut gemeint ist. Also zum Beispiel der Satz, wenn auch die fünfzigste Bewerbung nicht erfolgreich gewesen ist: »Ach, da kommt bestimmt noch ein besserer Job.«

Natürlich soll einen das aufmuntern, aber vielleicht bräuchte der oder die andere vielmehr die Erlaubnis, über Gefühle zu reden. Also eher einen Satz wie: »Ja, das ist echt beschissen, willst du drüber reden?« Und manche brauchen eine ehrliche Ansage, dass die Bewerbungen vielleicht nicht gut genug sind. Also: echte Hilfe statt Aufmunterung, die am Ende doch nicht hilft.

Es passiert meist unabsichtlich, ist deshalb aber umso gefährlicher: Wenn man einem Alkoholiker einredet, dass alles nicht so schlimm sei und er ja doch irgendwie funktioniere. Oder einem Diabetiker, dass er ein Stück Torte schon essen dürfe. Es ist hoffentlich gut gemeint, schadet diesem Menschen aber, weil er angesichts dieser netten Worte gar nicht anders kann, als sich noch einen Schluck, noch ein Stück Torte zu gönnen. Es wäre unfreundlich, diese nette Aufmunterung des Gegenüber abzulehnen, oder? Das macht Ermöglicher, oder auf Englisch: *Enabler*, so gefährlich.

- Bereit? Hier Tipp #5: Du darfst egoistisch sein!

Nein, man muss nicht bis vier Uhr morgens um die Häuser ziehen, nur weil der beste Kumpel in der Stadt ist und *der* am nächsten Tag nicht arbeiten muss! Es ist ganz alleine meine Entscheidung, ob und wie viel Alkohol ich trinken will. Es gibt auch keine Verpflichtung, einen spendierten Schnaps zu trinken.

Es lohnt sich, einem geschenkten Gaul ins Maul zu schauen, denn manchmal stinkt dieses Maul gar fürchterlich oder beißt einem die Hand ab. Man kann also sehr wohl einen spendierten Schnaps zurück zur Bar stellen: »Nö, ich will das jetzt nicht trinken.« Und nein, man muss auf gar keinen Fall das vierte Stück Torte essen, weil Oma sonst beleidigt ist: »Es war toll, Oma, wie immer – aber ich muss auf mich achten; ich schaffe nicht mehr von deinem tollen Kuchen.« Ende der Debatte. Klar, ich habe das Totschlagargument »Diabetes«, aber das braucht es nicht. Man kann klipp und klar sagen: Will ich nicht!

Du ziehst damit sichtbar eine Grenze und andere Menschen müssen diese Grenzen respektieren. Das bedeutet nicht, dass du dich nicht hin und wieder von Freunden zu einer Eskalation epischen Ausmaßes verführen lassen solltest – die letzte Entscheidung darüber liegt aber immer bei dir selbst, also auch jene, jetzt mal gepflegt die Kontrolle abzugeben.

- Tipp #6: Erkenne, wenn du süchtig nach Ermöglichern bist!

Ganz heikles Thema, aber es gibt diese Menschen, meist im engsten Freundeskreis: Leute, die Idole sind. Die man gern wäre, die man nachahmt, mit denen man unbedingt befreundet sein will. Denen anscheinend alles gelingt. Die bis vier Uhr morgens feiern – und dennoch um sieben Uhr den Mega-Vertrag aushandeln. Bei denen alles ganz locker läuft.

Auf die das zutrifft, was Rennfahrer Niki Lauda mal über seinen Rivalen James Hunt gesagt hat: »Er gehörte zu den ganz wenigen, die ich mochte – und zu den noch viel wenigeren, die ich respektierte. Er ist die einzige Person, die ich beneidete.«

Schwieriges Thema, weil man diese Menschen nahe an sich ranlassen will, die einen aber deshalb auch sehr verletzen können. Das muss noch nicht einmal direkt passieren – jedoch zum Beispiel dadurch, dass man selbst um sieben Uhr morgens keinen Mega-Vertrag aushandelt, sondern verpennt und deshalb einen Auftrag verpasst und tausend Euro verliert. Ist mir ganz genau so ergangen, 2017. Passiert mir nie wieder.

Schwieriges Thema auch, weil der Freund meistens überhaupt keine Ahnung hat, dass er einen verletzt. Auch das habe ich am eigenen Leib erlebt, ebenfalls 2017.

Das bedeutet aber auch: Es ist wieder die eigene Entscheidung. Ich habe dir schon beschrieben, wie ich mein Gehirn umprogrammiert habe, stolz auf diese Entscheidung zu sein. Wird einen diese Person nicht umso mehr respektieren, wenn man sagt: »Du weißt, ich bin sehr gerne mit dir unterwegs. Es wäre auch heute wunderbar. Aber: Es geht heute nicht.« Oder: »Ja, ich bin gerne dabei – muss aber vorher sagen: Ich möchte heute keinen Alkohol trinken und ich werde mich um Mitternacht verabschieden. Es gibt wichtige Termine und ich halte das nicht so aus wie du, Legende!«

Ja, kann sein, dass man was verpasst; und nicht immer kann man der Versuchung widerstehen. Verstehe ich – es sollte nur so häufig wie möglich die eigene Entscheidung bleiben. Nein, das ist kein Egoismus. Es ist Freiheit. Die wichtigste Beziehung im Leben führt man nun mal mit sich selbst, und erst wenn die in Ordnung ist, kann man an denen mit anderen arbeiten. Und vielleicht findest du dabei ja die eine oder andere toxische Beziehung, ohne die es sich sehr viel besser leben lässt.

Klar könnte man nun sagen: »Wow, Jürgen hatte aber ganz schön viele toxische Beziehungen!« Ja, hatte ich, aber es waren dann auch nicht soooo viele. Es hat vielmehr Spaß gemacht, das eigene Umfeld ehrlich zu analysieren wie ein Sportteam: »Wer passt zu mir? Wie erreichen wir gemeinsam, was wir wollen? Wer tut mir gut – und wer eher nicht?« Das macht jeder Sportdirektor oder Manager, ach was: Jeder Fan analysiert den Kader seines Lieblingsvereins und sagt klipp und klar, wer gehen sollte. Warum macht man das nicht auch bei sich selbst?

Das Interessante daran ist: Man schickt niemanden weg. Man bewegt sich selbst aus dem Umfeld, das einen krank gemacht hat, und man erreicht im besten Falle eines, in dem man gesund wird – und dort gibt es neue Leute. So wie ein Fußballer hin und wieder den Klub wechseln muss, um woanders so richtig aufzublühen. Ist ganz normal.

Deshalb, noch einmal: Du kannst nicht gesund werden in einem Umfeld, das dich krank gemacht hat. Und du kannst nicht gesund werden mit Menschen, die dich krank gemacht haben.

Checkliste:

- *Führe Tagebuch und dokumentiere besonders gute und besonders schädliche Momente. Identifiziere die Gründe für beide Situationen und die Leute, die in diesen Momenten jeweils dabei waren.*
- *Deine allgemeine Gesundheit hat sehr viel damit zu tun, wie es um das soziale Wohlbefinden bestellt ist. Kümmere dich darum, so wie du dich um Körper und Geist kümmerst.*
- *Definiere auch bei Menschen klare Grenzen, wer wie nahe an dich ran darf. Frage dich immer: »Warum darf diese Person das tun?«*
- *Behalte die Kontrolle über diese Grenzen – es ist okay, die Grenzen stets neu zu justieren. Du veränderst dich, Menschen verändern sich.*
- *Wer gestern in dein Leben gepasst hat, muss es nicht automatisch auch heute noch tun.*
- *Es ist okay, egoistisch zu sein.*
- *Wer unberührbar ist, berührt auch keinen mehr.*

»Keiner ist so verrückt,
dass er nicht einen noch
Verrückteren findet,
der ihn versteht.«

Friedrich Nietzsche

Zwei Akzeptiere das Auf und Ab!

Ich habe mir seit Beginn des Projektes häufig Gedanken darüber gemacht, warum ich es so weit habe kommen lassen, wie es gekommen ist. Das beschäftigt mich.

Ich bin einigermaßen intelligent und gebildet, durch meine Zeit als Sportler hatte ich so was wie Ahnung von Fitness und Ernährung. Als Journalist beschäftige ich mich intensiv damit, wie man einen Menschen körperlich wie geistig zu Höchstleistungen bringen kann. Wie in aller Welt war es dann möglich, dass ich mich selbst beinahe zu Tode gefressen habe?

Ein paar Antworten: Veranlagung, Vater und Onkel waren auch Diabetiker. Pandemie, in der nun mal fast jeder Probleme hatte, gesund zu leben. Äußere Umstände wie Stress und Leistungsdruck, die verhindern, dass man sich Zeit für die eigenen Gesundheit nimmt. Leute, die einen krank machen. Und mein Liebling: Ich bin nun mal ein kräftiger Kerl mit starken Knochen, das muss so.

Eine wahre Einschätzung ist aber auch: Ich war arrogant und ignorant, das perfekte Beispiel für den sogenannten DUNNING-KRUGER-EFFEKTt:

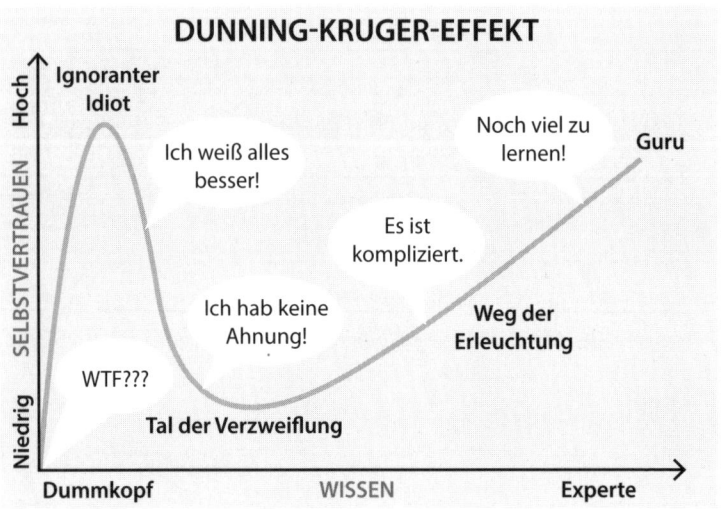

Die Sozialpsychologen David Dunning und Justin Kruger haben 1999 eine Studie veröffentlicht,* in der sie die kognitive Verzerrung im Selbstverständnis inkompetenter Menschen zeigen, das eigene Können und Wissen zu überschätzen – weil sie unfähig sind, sich selbst objektiv zu beurteilen.

Diese Verzerrung bedeutet laut Dunning: »Wer inkompetent ist, kann nicht wissen, dass er es ist – weil die Fähigkeiten, die jemand bräuchte, um die richtige Antwort zu geben, die gleichen sind, überhaupt zu erkennen, was eine richtige Antwort ist.« Die Erkenntnis ist nicht neu, Bertrand Russell schrieb im Jahr 1932 in *Education and*

---

* Justin Kruger, David Dunning: *Unskilled and unaware of it. How difficulties in recognizing one's own incompetence lead to inflated self-assessments.* In: Journal of Personality and Social Psychology. Band 77, Nr. 6, 1999, S. 1121–1134.

the Social Order: »Der Hauptgrund für viele Probleme in der modernen Welt liegt darin, dass die Schlauen voller Zweifel sind und die Dummen voller Selbstsicherheit.«

Das ganz große Problem dabei: Man hält sich selbst für schlau und alle anderen für Hornochsen. Was habe ich in meinem Leben debattiert und dabei geglaubt, die Weisheit mit Löffeln gefressen zu haben – dabei hatte ich sie bestenfalls in homöopathischen Dosen konsumiert.

Es gibt zahlreiche kluge Texte zum Dunning-Kruger-Effekt, ich möchte dich dringend einladen, dich damit zu beschäftigen – denn ich bin das lebende Beispiel dafür, wie gefährlich dieser Effekt sein kann. Er hätte mich beinahe das Leben gekostet.

Wie gesagt: Als ehemaliger Sportler wusste ich ein bisschen was über Ernährung, Fitness und das Zusammenspiel von körperlicher und mentaler Gesundheit, jedoch nicht annähernd genug. Ich hielt mich auf der Kurve im Bild oben für einen *Guru*, war in Wirklichkeit aber der *ignorante Idiot*.

Kommt dir das bekannt vor?

Ich wog im Herbst 2019 exakt 115,7 Kilogramm. Jeder, der mir sagte, dass ich zu viel wog, erschien mir als Troll, der mich auf die Palme bringen wollte. Mein Nachbar Forest, Besitzer des Fitnessstudios gegenüber, mühte sich zwei Jahre lang redlich, mir die Wahrheit zu vermitteln: mit Tipps, mit ehrlicher Kritik, mit Motivation bei Erfolgen, mit Lästereien. Er zog wirklich das komplette Repertoire, aber ich dachte mir nur: »Halt doch die Schnauze, was weißt du denn schon? Ich bin der ehemalige Fußballer, Sportjournalist, der Guru in Sachen Gesundheit.«

Das ist das zweite Problem auf dem Höhepunkt der Arroganz: Man glaubt, dass man, weil man ja Guru oder Genie ist, auf wirklich jede Wurst seinen Senf streichen muss. Man wird zum herablassenden Streithansel – wie viele Stunden habe ich während der Pandemie in sozialen Netzwerken in der Selbstgewissheit verbracht, andere missionieren zu müssen? Wie viele Kalorien habe ich in mich reingestopft, weil ich so gestresst war? Wie viele sinnvolle, produktive, entspannende, kurz: gesunde Sachen ich stattdessen hätte tun können!

Ich war so gefangen auf diesem Plateau des ignoranten Idioten, dass ich, wenn ich was zu lernen versuchte, immer nur in meiner eigenen Bubble blieb und nur Sachen las, die meine davor gefestigte Meinung bestätigten. Also: Ignorante Idioten bestätigten die Ansichten des ignoranten Idioten, der sich dadurch gleich noch viel klüger fand – und alle, die nicht meiner Meinung waren, für Idioten hielt. Ich selbst dachte, dass ich, weil ich ja vermeintlich was lernte, schon viel weiter sei, also vom Guru zum noch schlaueren Guru. Und so weiter und so weiter.

Ich lag falsch. Und es war anstrengend. Und es führte zum brutalen Abstieg.

Deshalb die Frage an alle, die glauben, anderen immer sagen zu müssen, wie falsch sie liegen: Ist das nicht unfassbar anstrengend? Und raubt einem das nicht unfassbar viel Zeit, in der man was Besseres tun könnte?

Keine Sorge, das passiert vielen Menschen, selbst tatsächlichen Gurus. Der Futurist Peter Schwartz, der zum Beispiel den Zusammenbruch der Sowjetunion bis aufs Jahr genau inklusive aller Gründe dafür korrekt prognostiziert hat, hat mir mal von der größten Schmach seines Lebens erzählt. »1994, Ernesto Zedillo war zum Präsidenten von Mexiko gewählt worden. Wir waren optimistisch und luden unsere Kunden nach Mexico City ein. Wir präsentierten ihnen drei Szenarien: gut, besser, bestmöglich. Zwei Wochen später brach die Wirtschaft im Land zusammen.«

Der Fehler: Alle Experten hatten die gleiche Weltsicht. Sie hatten alle die gleichen Zeitungen und Studien gelesen: »Wir haben in unserer Blase debattiert. Es gab keine Herausforderung, keine Gegenargumente. Es führte zu einer völlig falschen Einschätzung der Lage. Wir dachten alle, wir hätten recht; und wir lagen alle falsch.«

Solltest du alles, was ich bisher geschrieben habe, für einen Kommentar zur aktuellen Lage gesellschaftlicher Debatten halten: Das ist *deine* Interpretation, mir geht es nur um mich und darum, was *ich* für *mich* daraus gelernt habe – und was *du* für *dich* daraus lernen kannst.

Denn ich ging selbst bei offensichtlichem Unwohlsein im Covid-Lockdown nicht zum Arzt. Ich redete mir ein, dass während der Pandemie alle ein wenig depressiv sein müssten. Ich hielt das sogar noch für Altruismus mit der Begründung, dass ich keinem wirklich Kranken den Platz beim Arzt wegnehmen wolle.

Ja, genau: *So dumm* war ich! Es führte dazu, dass ich beinahe gestorben wäre. So gefährlich kann Halbwissen sein.

In den ersten Wochen nach dem Koma begegnete ich dann zahlreichen Experten, die eine Art soziales Sicherheitsnetz für mich spannen, damit ich mich nicht wieder eine derart gefährliche Situation manövrieren konnte. Daraufhin erreichte ich ziemlich schnell das Tal der Verzweiflung, weil ich bemerkte, wie viel ich *nicht* wusste: weder über mich, noch über das Zusammenspiel von geistiger, sozialer und körperlicher Gesundheit.

Ein Beispiel, wie plump meine Dummheit war: In meinem Weltbild waren Haselnussbutter und Erdnussbutter gleich. Beide schmecken lecker, beide haben in etwa die gleichen Kalorien. Als ich von meiner Ernährungsberaterin hörte, dass ich mir, sollte ich Heißhunger auf Süßigkeiten haben, doch lieber ein Löffelchen Mandelbutter gönnen solle, hielt ich sie für eine ignorante Idiotin.

Dann erfuhr ich die für mich als Diabetiker wichtigen Daten:

	Kohlenhydrate	Sodium	Zucker	Protein
Haselnussbutter	22 g	15 mg	21 g	2 g
Erdnussbutter	6 g	150 mg	3 g	7 g
Mandelbutter	7 g	0 mg	0 g	7 g

Für mich als Diabetiker ist Mandelbutter also die beste Alternative.

Es war *ein* Mini-Lerneffekt von insgesamt wahrscheinlich Tausenden in den letzten zwölf Monaten. Das führte dazu, dass ich irgendwann auch das Hochstapler-Syndrom bei mir bemerkte, bei dem man immer in der Angst davor lebt, dass andere merken, dass man eigentlich gar nichts kann oder weiß, auch wenn alle das denken. Ich lernte immer mehr, und weil ich sah, wie viel noch zu lernen wäre auf dem Weg zum Guru, hielt ich mich plötzlich für einen ignoranten Idioten. Das passierte genau in dem Moment, als es hieß: Schreib doch ein Buch!

Da lag ich mit Daumen im Mund auf dem Boden und dachte: »Ach du Scheiße, jetzt werden alle rausfinden, dass du in Wirklichkeit keine Ahnung hast. Experten werden das Buch zerreißen, auf sozialen Netzwerken wird es einen Shitstorm geben; alle werden sehen, was für ein Hochstapler du bist.« Diese Angst habe ich übrigens immer noch.

Das waren unfassbar wichtige Momente, weil sie in mir den Ehrgeiz weckten, noch ein bisschen mehr zu recherchieren, um am Ende nicht ganz so dumm dazustehen.

Meine Einstellung zur Dunning-Kruger-Kurve hat sich deshalb gewaltig geändert:

1. Komplette Unwissenheit: Es ist völlig okay, in einem gewissen Bereich komplett ahnungslos zu sein und sich auch nicht für alles auf der Welt zu interessieren. Bei Debatten meiner Freunde über Baseball gehe ich einfach, weil ich a) nichts zu diesem Thema beizutragen habe und b) auch nicht wirklich was lernen will, weil es mir c) völlig egal ist. Man muss nicht auf jede Wurst seinen ganz persönlichen Senf geben. Ist anstrengend und kostet Zeit.
2. Ignoranter Idiot: Es bedeutet, dass mich ein Thema zumindest so weit interessiert, dass ich ein bisschen was darüber weiß. Das ist der Moment für Neugier, Lernen und vor allem dafür, die

Klappe zu halten. Ich versuche ganz bewusst, mich mit Experten zu unterhalten; und gerne mit Experten, die zu einem anderen Schluss kommen als ich, weil ich dadurch zum einen erkenne, wie wenig ich wirklich weiß, und zum anderen etwas lerne und eine neue Perspektive entdecke.
3. Tal der Verzweiflung: Für mich keine Verzweiflung, sondern ehrliche Freude darüber, den ignoranten Idioten hinter mir gelassen zu haben und auf dem richtigen Weg zu sein. Was man sich an diesem Punkt immer sagen sollte: Weitermachen, es ist nicht mehr so weit.
4. Pfad der Erleuchtung: Der schönste Moment, weil man ein klein wenig Selbstbewusstsein gewinnt, vor allem aber: Gelassenheit. Wenn einem nun ein ignoranter Idiot sagt »Zwei plus zwei ist fünf«, kann man ihn entweder korrigieren oder man kann darauf verzichten und diesen ignoranten Idioten einen ignoranten Idioten sein lassen. Hier befinde ich mich gerade und wahrscheinlich werde ich hier sehr lange sein, weil ich bis ans Lebensende lernen will.
5. Guru: Kenne ich nicht, diesen Status. Ich interessiere mich wirklich für sehr viele Dinge, muss aber gestehen, dass ich in keinem Bereich zu den zehn kompetentesten Leuten auf der Welt gehöre. *Denen* höre ich zu und nicht irgendwem, der glaubt, er müsse Halbwahrheiten auf Social Media raushauen.

Was ich deshalb in Bezug auf meine Gesundheit gelernt habe: Ich habe es so weit kommen lassen, wie es gekommen ist, weil ich ein ignoranter Idiot gewesen bin. Ich werde es nie wieder so weit kommen lassen, weil ich bis an mein Lebensende lernen will. Dazu brauche ich Vorbilder, Helfer und Kritiker, also ein soziales Sicherheitsnetz. Und ich muss erkennen: Wie sehe ich mich und wie sehen mich diese Leute, damit sie mir helfen können?

Also dann: Los geht's!

Checkliste:

- *Es ist völlig okay, zu Beginn eines Projektes keine Ahnung zu haben.*
- *Solltest du nicht selbst absoluter Experte sein: Höre auf Experten!*
- *Sei vorsichtig: Viele Leute, die so tun, als wären sie absolute Experten, sind in Wahrheit Hochstapler. Versuche, den Unterschied zu erkennen, auch wenn es nicht einfach ist.*
- *Manche Dinge müssen gesagt werden – aber diese Dinge müssen nicht immer gehört werden.*
- *Höre auf Leute, die dir ehrlich helfen wollen. Sei dankbar, wenn sich jemand die Zeit nimmt, sich mit dir zu beschäftigen – und den Mut, dir zu sagen, dass du etwas verbessern könntest.*

»Leute, die einem nie widersprechen,
sind entweder die, die einen am meisten lieben,
oder jene, denen man am gleichgültigsten ist.«

Marie von Ebner-Eschenbach

Drei Sei doch einfach mal gut drauf!

Wer bin ich?

Keine Sorge, das wird keine Selbstanalyse; die hatten wir bereits ganz zu Beginn des Projekts. Ich bin nun kurz vor dem Jahrestag des diabetischen Komas; ich habe viel erlebt und erreicht, und wenn du mitgemacht hast, bist du vielleicht am gleichen Punkt wie ich: Du hast dich verändert, hoffentlich zum Guten, Gesunden und Glücklichen, vielleicht bist du tatsächlich ein neuer Mensch. Gratulation dazu!

Die Frage lautet jetzt: Was bedeutet das fürs soziale Umfeld? Fürs Zusammenspiel mit anderen?

Es geht bei diesem Projekt letztlich nur um diese eine Frage: Fühle ich mich wohl in meiner Haut?

Ich kann zwei Tage vorm Jubiläum ehrlich sagen: Ja, das tue ich. Ich habe eine zweite Chance gekriegt, die Chance meines Lebens, und ich habe sie genutzt.

Ich durfte mir aber auch aussuchen, wer ich eigentlich sein will.

Was mir nämlich aufgefallen ist: Ich bin nicht unbedingt der, für den ich mich oft gehalten habe. Ich bin anders, als ich gedacht hatte, dass ich sein würde – und das ist witzig.

Ich bin im Fitnessstudio nicht mehr der Anfänger, dem man alles erklären muss und der dauernd nach Luft japst, sondern einer, den andere um Rat fragen. Bei anderen Sportarten wie Tennis, Volleyball oder Pickleball freuen sich die Leute, wenn ich in ihrem Team bin – und das tut gut, wirklich, wenn man *gewollt* ist. Das ist einer der schönsten Nebeneffekte des Projekts: wenn sich Leute ehrlich freuen, dass ich da bin und mit ihnen spielen will.

Ich bin nicht mehr unzufrieden und deshalb unfreundlich, sondern so gut drauf, dass ein Kollege kürzlich sagte, und ich glaube, er meinte das eher sarkastisch: »Ich werde halt nie so ein Optimist werden wie du.« Ich nahm das als Kompliment. Selbst meine Frau sagt, dass sie den neuen Jürgen viel besser leiden könne als den alten. Es ist wirklich: krass.

Heißt: Man wird nicht nur für sich selbst, sondern auch für andere ein neuer Mensch, und weil soziale Gesundheit ebenso wichtig ist wie körperliche oder mentale, tut das wirklich gut. Man sollte sich zuallererst natürlich wohl in seiner Haut fühlen – aber es ist schön, wenn man von Leuten, die einem wichtig sind, gesagt kriegt, dass sie einen wirklich leiden können. Also nicht: »Oh, du hast aber abgenommen.« Sondern: »Hey, du kommst so fröhlich und entspannt rüber. Find ich gut.«

Oder wenn einem eine fremde Person auf Instagram schreibt, dass sie über eine gemeinsame Freundin auf das Projekt gestoßen sei, selbst damit angefangen habe und sich nun so wohl fühle wie seit zwanzig Jahren nicht mehr. Wenn einem jemand sagt, dass er nur wegen meiner Story zum Arzt ging, sofort notoperiert wurde und deshalb noch lebt.

Das Allerbeste: Mein Sohn sagte kürzlich zu meiner Frau, dass er es ganz toll fände, wie er gerade mit seinem Vater auskomme. Mehr geht nicht, Freunde.

Das heißt aber auch dass du dich jederzeit neu erfinden darfst und sein, wer du willst, für dich und andere.

Was mir noch aufgefallen ist: Jeder Mensch, der dich kennt, kennt eine andere Version von dir. Das habe ich erst gestern wieder bemerkt, als ich einen alten Studienfreund getroffen habe, den ich davor zwanzig Jahre nicht gesehen hatte. Sein erster Kommentar, kein Witz: »Bisschen zugelegt, oder? Bodybuilding und so?«

Vorher kannte er mich als spindeldürren Fußballer, zwanzig Jahre her, er hat also das komplette umgekehrte Jo-Jo verpasst; und später wird er sagen: »Du hast dich wirklich kein bisschen verändert. Du bist der gleiche Hallodri wie früher; immer Blödsinn im Kopf! Finde ich gut, dass du geblieben bist, wie du immer warst.«

Ach du Scheiße, hat der was verpasst!

Eigentlich hätte ich antworte sollen: »Sei mal froh, mein Freund, was – oder: wen – du verpasst hast!«

Es gibt eine Kombination aus drei Gedankenspielen, die dabei hilft, das neue Selbst in das soziale Umfeld einzubauen.

Das erste: Wie sehe ich mich, und wie stelle ich mich dar?

Der einzige Mensch, der einen das ganze Leben lang kennt, ist man selbst, man war ja zu jeder Minute dabei und ist natürlich kein neutraler Beobachter.

Innerlich lebe ich, wie sehr viele Menschen, am Lake Wobegon. Das ist ein traumhaftes Städtchen im US-Bundesstaat Minnesota, wo alle Menschen überdurchschnittlich attraktiv, vermögend und klug sind und alle Kinder überdurchschnittlich begabt. Du ahnst es wahrscheinlich schon: Es gibt diese Stadt nicht, sie ist eine Erfindung des Radiomoderators Garrison Keillor, der in den 1960er-Jahren berühmt wurde dadurch, dass er erfundene Geschichten verlas, die »News from Lake Wobegon«. Es waren Nachrichten aus Utopia, das es übrigens auch schon bei Aristoteles gab. Jahrtausendealt also, das Konzept, psychologisch aber hochinteressant, denn es gibt den sogenannten *Lake Wobegon Effect*.

Der besagt, dass Leute dazu tendieren, sich ein bisschen schöner und schlauer zu sehen als ihre Mitmenschen. Der Erfolg sozialer Netzwerke beispielsweise beruht letztlich allein darauf: Man legt übers Leben einen Filter, denkt aber, dass es die Wahrheit sei. Beim Blick auf die Fotos der anderen rechnet man den Filter weg – und schwupp, kommt man sich selbst ein klein wenig besser vor.

Es gibt wissenschaftliche Studien, die das belegen. Bei einer Umfrage gaben mehr als 90 Prozent der deutschen Eltern an, dass sie der Meinung seien, ihr Kind gehöre definitiv zum intelligentesten Drittel der Kindergartenklasse. Keine Sorge, der Lake-Wobegon-Effekt ist psychologisch sogar recht gesund, solange daraus keine größenwahnsinnige Persönlichkeitsstörung wird.

Kurzer Blick in meine Instagram-Timeline: Da finden sich sehr viele Prahlereien über aktuelle Erfolge, wie persönliche Rekorde beim Crossfit, aufregende Abende und Oben-ohne-Fotos vom Abnehmen. Dazu dezente Hinweise auf vergangene Höhepunkte, wie die Zeit in Michigan (verpackt im Foto eines Tattoos) oder das zehnjährige Jubiläum meines ersten Bestsellers.

Breche ich eine Lanze für mehr Realität auf Instagram? Quatsch! Mein Account ist ein einziges Loblied auf mich, na und? Wer wissen will, wie ich wirklich bin, der möge mich im wirklichen Leben treffen. Hugh Jackman und Chris Hemsworth sehen im wirklichen Leben auch nicht aus wie in den Filmen, also darf ich mir wohl auch so eine Superhero-Version gönnen.

Das führt zum zweiten Gedankenspiel: Wie sehen die anderen einen?

Genau wegen dieser Frage fand ich die Doku-Serie *The Last Dance* über die Chicago Bulls der 1990er-Jahre so spannend. Legenden wie Michael Jordan oder Scottie Pippen erzählen ihre Sicht der Dinge, und der geniale Kniff von Regisseur Jason Hehir ist es, die Erzählungen innerhalb der Serie dann auch deren ehemaligen Teamkollegen vorzuspielen. Das Gesicht von Dennis Rodman, als Jordan und

Pippen über dessen Ausflug nach Las Vegas reden (Jordan musste Rodman aus dem Hotelzimmer zerren, in dem sich Pippens damaliges Date Carmen Electra versteckt hatte): köstlich.

Ich wurde in einem Podcast mal gefragt, über wen ich gerne eine solche Doku sehen würde. Meine Antwort, ohne zu zögern: über mich selbst!

Das hat nichts mit Arroganz zu tun, sondern mit der Neugier, wie andere Leute alles, was wir gemeinsam erlebt haben, erzählen. Ob einstige Fußballkameraden sagen, dass ich ein brauchbarer Spieler und ordentlicher Teamkamerad gewesen bin – oder doch was anderes? Wie Kollegen mich beurteilen, Freunde, meine Mutter, mein Sohn.

Hier das Gedankenspiel dazu: Stell dir vor, es würde eine zehnteilige Doku über dein Leben gedreht – was glaubst du, würden die Leute über dich sagen? Würdest du die Person, von der sie erzählen, mögen?

Das führt direkt zum dritten Gedankenspiel: Was wissen andere überhaupt über einen? Es gibt Leute wie meinen besten Freund Klaus, der kennt mich, seit ich zwei Jahre alt bin; der weiß so ziemlich alles über mich und für ihn bin ich ein vollkommen anderer Mensch mit völlig anderen Eigenschaft als für meinen anderen besten Freund Jesse, den ich erst 2015 kennengelernt habe und der weder jemals ein Fußballspiel von mir gesehen noch ein Buch von mir gelesen hat.

Für beide bin ich wiederum ein anderer Mensch als für Momo, eine Freundin aus meinem Crossfit-Gym, die ich erst seit ein paar Wochen kenne und die zum Beispiel das diabetische Koma nicht erlebt hat. Oder für Rie Kimura, meine Pickleball-Mixed-Partnerin, die mich nur als Sportler kennt und zu der ich privat keinen Kontakt habe. Meine Lieblingskollegin Vivien, mit der ich nicht nur berufliche Gespräche führe, sondern auch über Analysen von UFC-Fights, Kletterwänden und das Leben an sich, sieht mich nochmal anders.

Wenn sich Klaus, Jesse, Momo, Rie und Vivien über mich unterhielten, würden die dann über den gleichen Menschen sprechen? Wahrscheinlich nicht; womöglich nicht einmal, wenn sie über die aktuelle Version von mir reden würden. Vergiss das nie: Jeder sieht dich anders.

Also: Wer bin ich?

Meine Lehre aus diesen Gedankenspielen: Man ist für jeden, den man kennt, eine andere Person und man kann dieses Bild jeden Tag ändern. Und auch wenn es für einen selbst möglicherweise interessant sein mag, was früher gewesen ist, wer man früher einmal war; für die meisten anderen ist es völlig unerheblich. Was zählt, das ist der Typ im Hier und Jetzt, und der kann selbst entscheiden, wer er heute oder morgen sein will.

Also in meinem Fall: einer, den sein Sohn tatsächlich mag. Und einer, der sich richtig wohlfühlt in seiner Haut. Und einer, der anderen helfen will, dass sie sich ebenfalls wohlfühlen in ihrer Haut.

Und jetzt kommt noch ein toller Nebeneffekt: Wer sich wohlfühlt in seiner Haut, ist auch viel gelassener und freundlicher zu andern – und meistens, da kommen diese Freundlichkeit und dieser Optimismus wieder zu einem zurück. Klar, es wird immer Leute geben, wie den Kollegen, der Optimismus und gute Laune für schlechte Eigenschaften hält – aber ist das dann nicht eher *sein* Problem?

Was mir krass auffällt, ist, wie unfassbar nett die Leute zu mir sind, seit ich ausgeglichener bin! Wie sehr sich Leute freuen, wenn man sie einfach mal anlächelt. Wenn man ihnen die Tür aufhält. Wenn man ihnen sagt, dass man sich freut, sie zu sehen. Wenn man sich als Mann gegenüber Frauen nicht wie ein Stoffel benimmt, sondern wie ein Gentleman.

Wenn man das vielleicht mal so sieht: dass man Gutes nicht nur für andere tut, sondern eben für sich selbst. Das gute alte: »Wie man in den Wald reinschreit, so hallt es heraus«, es stimmt. Wer nur Beleidigungen und Miesmuffeligkeiten verbreitet, wie das in sozialen

Netzwerken oft passiert, muss sich wirklich nicht wundern, wenn aggressive Reaktionen zurückkommen. Wer sich aber freundlich verhält, bekommt auch Freundlichkeit zurück. Und ist es nicht ohnehin einfach nur unfassbar anstrengend und auch ermüdend, andauernd negativ und aggro drauf zu sein?

Kleines Experiment: Verhalte dich mal einen Tag lang so, als würde eine Doku über dich gedreht werden; als wäre ein Kamerateam dabei. Du siehst alles, was du so tust, hinterher als Film eines objektiven Regisseurs – kommentiert von den Leuten, denen du begegnest.

Vielleicht wirst du mit diesem Gedanken im Kopf ein klein bisschen netter, höflicher, zuvorkommender – und ich garantiere dir: Die Leute merken das und sie werden als Reaktion darauf ein klein bisschen netter, höflicher, zuvorkommender zu dir sein. Was wiederum dazu führt, dass man sich darüber freut und selbst *noch* ein klein bisschen netter, höflicher, zuvorkommender wird. Und so weiter und so weiter.

Tut das nicht gut?

Würde uns das nicht allen ganz guttun, wenn wir nur ein klein bisschen netter, höflicher, zuvorkommender zueinander wären?

Ich weiß, das klingt wie eine Utopie und vielleicht ist es das auch. Vielleicht aber auch nicht.

Ich kann nur sagen: Mein Leben läuft besser, wenn ich mich so verhalte, als würde die ganze Zeit über eine Doku über mich gedreht, und wenn ich zu anderen Menschen ein klein bisschen netter, höflicher, zuvorkommender bin. Es schadet nicht, es mal zu probieren – und vielleicht schickst du mir die schönsten Reaktionen. Und wenn ich wegen meines freundlichen Verhaltens von jemandem verkohlt werde oder einen sarkastischen Kommentar abkriege, dann ist das für mich kein Problem mehr, sondern ernsthaft doch eher das dieses muffeligen Menschen, denn glaub mir, auch Sarkasmus kann eine Krankheit sein.

Probiere das mal aus! Einen Tag, eine Woche, einen Monat lang. Könnte dein Leben zum Besseren verändern, wirklich, und vielleicht auch das Leben derer, die mit dir zu tun haben. Es ist etwas, das man zuerst einmal für sich tut, weil man sich danach wirklich besser fühlt.

Ist das nicht unfassbar spannend und lohnt es sich nicht alleine deshalb, an jedem Tag die bestmögliche Version seiner selbst zu sein? Und zwar nur für sich?

Klar, das gelingt einem nicht immer, es lohnt sich aber, es zu versuchen. Denn du bist immer der, der du *jetzt* sein willst.

Checkliste:

- *Du bist Regisseur und Hauptdarsteller in deinem Film.*
- *Persönlichkeit fängt dort an, wo Vergleiche aufhören.*
- *Sei einfach mal ein klein bisschen netter, höflicher, zuvorkommender – und warte auf die Reaktionen.*
- *Sorge dafür, dass du dich wohlfühlst in deiner Haut – und lass andere es ruhig bemerken. Es ist ansteckend, sich wohlzufühlen.*

>»Ein weiser Mensch lernt mehr
von seinen Feinden als der
Törichte von seinen Freunden.«

Baltasar Gracián

Vier Dein Team macht den Erfolg

Mein Nachbar Forest hat mir das Leben gerettet.

Er besitzt das Crossfit-Gym auf der Straßenseite gegenüber und er hatte sich während der Covid-Pandemie geweigert, es zu schließen. Er ist kein Querdenker, sondern einfach nur ein sturer Hund. Es wurde sein Hobby, sämtliche Auflagen des Bundesstaates Kalifornien zu erfüllen und weiterhin Training zu ermöglichen. Er verlegte, wie schon beschrieben, das Studio auf den Parkplatz, richtete Outdoor-Stationen ein, produzierte Videos für Online-Training und Zoom-Kurse. Er war ein *Hustler*, der dafür sorgte, dass er und sein Gym überlebten. Ich respektiere das.

Er tat das erst einmal nur für sich, aber er half dabei auch anderen.

Zu mir sagte er jeden Tag: »Komm trainieren!«

Und er sagte: »Du hast Übergewicht, das ist nicht gesund – du *musst* trainieren!«

Er sagte auch: »Alter, du ernährst dich wie eine Sau, die gemästet wird.«

Und auch meine Ärztin meinte Tage nach dem diabetischen Koma: »Ohne dieses Studio wären Sie gestorben, keine Frage!« Ich hatte mich während der Pandemie derart schlecht ernährt, dass nur der tägliche Besuch im Outdoor-Fitnessstudio (der natürlich auch eine Flucht aus der Wohnung war, in der wir alle gefangen waren) noch Schlimmeres verhindert hat.

Ich wäre jetzt tot ohne dieses Studio. Und ohne die Kommentare von Forest.

Natürlich hat Forest sein Studio nicht aus Altruismus am Laufen gehalten, überhaupt ist er weniger Schulterklopfer als vielmehr Arschtreter. Dieses Buch heißt aber auch nicht »Schulterklopfen ins Glück«, sondern: »Arschtritt ins Glück«.

Es gibt bei ihm keinen Filter zwischen Gehirn und Mund; er sagt einem knallhart und ehrlich, was er denkt. In der Facebook-Gruppe unseres Dorfes, 7000 von 18 000 Bewohner sind dort angemeldet und sehr aktiv, nannte er mich mal »Fettsack«; was mich ziemlich kränkte – aber auch anspornte, dafür zu sorgen, dass er mich nie wieder so nennt.

Wir haben uns über dieses *Bodyshaming* unterhalten und er sagte: »Ich habe wirklich alles andere probiert: Lob, Motivation, Anleitung. Ich habe dir gesagt, dass du gesünder essen solltest – worauf du sagtest, dass du nur deshalb trainierst, damit du danach essen kannst, was immer du willst. Du hast auf nichts und niemanden gehört. Der letzte Ausweg war also, dich so zu nennen, weil du hören musstest, was du nicht hören wolltest.«

Es gibt Dinge, die müssen gesagt werden – aber nicht alles, was gesagt werden muss, muss auch gehört werden. Es gibt Dinge, die dürfen nicht mehr gesagt werden – aber jemand *muss* sie hören. *Bodyshaming* kann verletzend sein; in meinem Fall aber, kurz vor dem Koma, war es genau das, was ich hören *musste*. Ich wäre jetzt sonst tot.

Ich brauchte einen wie Forest und ich brauche auch jetzt noch einen wie Forest.

Das führt zur Frage: Wen braucht man denn eigentlich überhaupt im Leben? Welches Umfeld hilft einem, seine Ziele zu erreichen? Wer ist das, dein Team?

Es ist eine extrem persönliche Frage; nicht jeder kann mit jedem, nicht jeder blüht im gleichen Umfeld auf. Der brasilianische Fußballer Ailton saß bei Werder Bremen unter Trainer Felix Magath (Sternzeichen: harter Hund, der sich um Gefühle von Spielern nicht besonders kümmerte) mit dem Prädikat »nicht bundesligatauglich« im Abstiegskampf auf der Tribüne. Ein Jahr später, unter dem neuen Trainer Thomas Schaaf, wurde Ailton Deutscher Meister, Pokalsieger und Bundesliga-Torschützenkönig.

Nein, das ist nichts gegen Magath – es gibt genügend Profis, die unter ihm aufgeblüht sind, er hat in Wolfsburg die Meisterschaft geholt. Es zeigt vielmehr, wie wichtig es ist, ein Umfeld zu schaffen, in dem man *ganz persönlich* aufblüht. Es gibt dafür keine allgemeingültige Blaupause.

Was mich schon immer fasziniert hat, ist die Dynamik innerhalb einer Fußballmannschaft. Man kann Fußball durch jeden Teamsport ersetzen; eigentlich durch alles, das auch nur entfernt mit Gemeinschaft zu tun hat. Denn dabei versammeln sich Leute, die wirklich nichts anderes miteinander zu tun haben, als am Wochenende gemeinsam ein Spiel zu gewinnen. Im Beruf ein Projekt zu rocken. Mit dem Chor aufzutreten. Einen Benefizabend zu organisieren.

Zum ersten Mal fiel mir das auf, als ich im Alter von 19 Jahren zum Klub Jahn Regensburg kam: Ich war der Bub aus der Provinz, Philosophiestudent. Neben mir in der Kabine: Torsten, Profi sowohl im Fußball als auch im Ausgehen. Daneben: ein Arzt, der für die CSU im Stadtrat eines Dorfes saß. Daneben: 35 Jahre alter Maurer. BWL-Student. Handyverkäufer. Elektrotechniker mit vier Kindern. Der spätere Geschäftsführer eines Bundesligisten. Model. Automechaniker. Profi-Pokerspieler. Fußballprofi, der kein Wort Deutsch sprach.

Diese Truppe wurde Meister und stieg in die 3. Liga auf. Weil es alle unfassbar tolle Fußballer waren – aber auch eine Ansammlung aus Leuten, die miteinander funktionierten.

So was klappt nicht mit elf Freunden; es klappt aber auch nicht mit elf Leuten, die sich nicht leiden können. Es funktioniert nicht mit elf Ballkünstlern und es funktioniert auch nicht mit elf Grasfressern. Es braucht die Mischung und ich bin fest davon überzeugt, dass es im Leben ganz genauso läuft – und dass man am meisten von Leuten lernt, die völlig andere Erfahrungen und damit Qualitäten haben als man selbst.

Was mir noch aufgefallen ist, gerade während der Pandemie: wie schwer es gerade Männern fällt, ein soziales Sicherheitsnetz zu knüpfen, das über Beruf oder Verein hinausgeht. Ich glaube, dass sich da eine Krise in puncto Männergesundheit anbahnt, die wir derzeit noch nicht absehen können: Männervereinsamung. Ich erlebe das selbst immer wieder und es scheint eher schlimmer als besser zu werden nach der Pandemie. Männer pflegen keine oder wenige Freundschaften, in denen sie sich gegenseitig wirklich unterstützen.

Es fällt mir deshalb auf, weil meine Frau im Gegenteil dazu in unfassbar vielen und unfassbar verschiedenen Gruppen aktiv ist – und mit aktiv meine ich: AKTIV! Im Mutti-Gruppenchat des Jahrgangs meines Sohnes. In der Frauen-Künstler-Gruppe. Beim Yoga. Mit ihren besten fünf, sechs Freundinnen. In einer komplett anderen Gruppe Freundinnen, die nichts mit der ersten zu tun hat. Online mit ihren Schwestern. Mit ihren alten Freundinnen aus der Jugend. Mit anderen Auswanderinnen, die sich gegenseitig helfen.

Sagen wir es so: Hanni ist sozial so engagiert, dass mich die Leute in unserem Dorf nur als »Hannis Ehemann« kennen und mir ein Freund auf einer Party kürzlich mitteilte: »Sag mal, deine Frau ist aber auch mit wirklich jedem befreundet, oder?« Ja, ist sie, und das ist toll! Im Notfall könnte sie, glaube ich, blind auf eine Nummer im Handy tippen und die angerufene Person würde sagen: »Hanni braucht Hilfe? Bin schon unterwegs!«

Auf der gleichen Party habe ich die Unterhaltungen von Männern beobachtet. Und eines gleich vorneweg: Ich bin kein Stück besser als die anderen. Da gab es sehr viele witzige Gespräche, aber auch viel: Gegockel, Schwanzvergleiche, belanglosen Sport-Small-Talk. Sehr viel Angeberei; es wurde sehr wenig über tatsächliche Probleme geredet. Also eher allgemein mitgeteilt, wie stressig alles sei und dass diese oder jene Person nerven würde – aber kein: »Okay, ich habe da ein Problem und könnte Hilfe gebrauchen.« Eher: »Gab ein Problem, und das habe ich, der starke Mann, gelöst.«

Klar, der einsame Wolf ist immer noch cool, mittlerweile nennt man das wohl *Sigma Male*, weil *Alpha* nicht mehr reicht. Völlig okay, aber manchmal denke ich mir: Was soll diese gewollte Vereinsamung? Hanni hat hundert Nummern, die sie wählen könnte, und sie wählt diese Nummern oft, nicht nur im Notfall, sondern auch, wenn sie einfach nur einen Rat braucht. Und ihr Telefon klingelt sowieso dauernd.

Ich würde sagen, dass es bei mir nicht mal zehn Nummern sind, die ich anrufen könnte; und es bitten auch mich viel weniger Freunde um Hilfe.

Es gibt zahlreiche Studien, die sich mit meinen persönlichen Erfahrungen decken: Männer vereinsamen, doch das Dasein als einsamer Wolf macht weder glücklich noch gesund, sondern krank! Einsamkeit führt zu Wut, und wie wir in den Kapiteln davor gesehen haben, führt die irgendwann auch dazu, physisch krank zu werden. Alles hängt mit allem zusammen.

Ich glaube aber, dass es eine Lösung dafür gibt.

Ich habe vor Jahren ein Gedankenexperiment entwickelt: Wenn es einen Wettkampf gäbe, bei dem aus allen vom IOC anerkannten Sportarten zufällig 15 ausgewählt würden und zwei Teams gegeneinander in einer Art sportlichem »Schlag den Raab« antreten würden – welche drei Sportler wären neben dir in einem Fünfer-Team? Fünf deshalb, weil es außerdem noch einen Joker gibt, den du deinen Gegnern aufdrücken darfst – oder den deine Gegner dir aufdrücken. Anschließend vergleicht man die Ergebnisse mit denen seiner Freunde und debattiert, wer gewinnen würde.

Es gibt keine gute oder schlechte Lösung bei diesem Experiment, das macht es ja so spannend – weil man zum einen seine eigenen Fähigkeiten einbeziehen muss und zum anderen nicht weiß, welche 15 Sportarten gewählt würden. Also: Abfahrt, Kugelstoßen oder Wasserball? Kann alles kommen! So wie man im Leben auch nicht weiß, was es bringen wird; aber man meist die Grund-Koordinaten und Möglichkeiten kennt, in denen man sich bewegt. Man kann stunden-, ach was: monatelang darüber debattieren. Probiere es mal mit deinen Freunden aus!

Meine drei Mitspieler in einem Männer-Team wären: LeBron James, Manny Pacquiao und Michael Phelps.

Dem Gegner würde ich geben: Cristiano Ronaldo – und würde hoffen, dass mir niemand Ronaldo aufdrücken würde.

Mein Frauen-Team: Serena Williams, Simone Biles und die südkoreanische Sportsoldatin Kang Eun Mi aus den Netflix-Reality-Serien *Siren* und *Physical 100*.

Zum Gegner: Nochmal Serena – weil ich tatsächlich glaube, dass *ich* mit ihr als Team-Kollegin zurechtkäme, viele andere aber nicht.

Mein persönliches Mixed-Team: Serena, LeBron, Mikaela Shiffrin.

Was mich immer am meisten interessiert: wen mir meine »Gegner« ins Team schicken würden – also von wem sie glauben, dass ich mit ihr oder ihm nicht zurechtkäme oder dass diese Person mein Team zerstören könnte, also ein Krebsgeschwür in der Umkleide wären. Oft fällt die Wahl meiner Freunde dabei auf Cristiano Ronaldo, Conor McGregor oder Ronda Rousey.

Spiel dieses Experiment gerne mit deinen Freunden, es macht wirklich Spaß.

Wenn man dieses Experiment aber weiter denkt, könnte man auch so fragen: Wen würdest du gerne beim Versuch, so gesund wie möglich zu leben, in deiner Ecke haben – und wen auf gar keinen Fall? Ausgewählt natürlich aus den Leuten, die du schon kennst.

Und dann: Stelle dir dieses Team auch in echt zusammen, so gut es geht.

Wichtigste Regel: Es ist *dein* Team!

Alles, worüber ich nun berichte, bezieht sich auf *mein* Team, das ich aufgrund dessen, wie ich mich einschätze, ganz egoistisch für mich zusammengestellt habe. Kann sein, dass dein Team komplett anders aussieht und du auch komplett andere Typen brauchst als ich.

Ich will kein *Sigma Male* sein. Ich fühle mich als Wolf im Rudel am wohlsten und ich fühle mich am besten, wenn dieses Rudel so vielfältig wie möglich ist. Wie das Fußballteam damals. Das bin ich, jeder darf sich natürlich sein Team zusammenstellen, wie er oder sie es gerne möchte – und wer alleine am glücklichsten ist: gerne!

Deshalb: dein Team, deine Regeln.

Hier ein paar Typen, die ich gebraucht habe:

Der beste Feind: Ali hatte Frazier, Federer hatte Nadal, Lauda hatte Hunt. Ich brauche auch so einen besten Feind, eine Karotte zum Nachjagen; einen, der mich an eine Grenze treibt, die ich ohne ihn niemals erreichen würde. Hatte ich schon als Kind. Beim Tennis: Martin. Beim Fußball: Tom. Basketball: Gerald.

Heute: Matt im Crossfit-Gym, der auf dem White Board immer zehn Prozent besser ist als ich. Das ist mein Ziel, jeden verdammten Tag: besser sein als Matt! Und das Tolle ist: Ich bin jetzt hin und wieder wirklich mal besser, was mich unfassbar freut. Ich bin aber noch häufig genug schlechter als er, sodass ich weiterhin motiviert bin, ihn einzuholen. Er weiß das und es gefällt ihm.

Der Cheerleader: Jemand, der einen anfeuert, sich ehrlich über jeden Fortschritt freut und nicht zulässt, dass man in ein Loch fällt oder in Selbstmitleid suhlt. Das ist für mich mein Freund Joey, der wirklich jeden einzelnen Eintrag auf sozialen Netzwerken positiv kommentiert und mir hin und wieder eine SMS schickt mit dem Inhalt, dass er mir einfach mal mitteilen wolle, wie stolz er auf mich ist.

Der Troll: Das ist psychologisch heikel, weil Trolle einen ganz gewaltig runterziehen können. In meinem Fall aber sorgt das Trollen dafür, dass in meinem Gehirn der Ehrgeizschalter umgelegt wird, weil ich es diesen Leuten unbedingt zeigen will. Das ist nicht unbedingt was für jeden, klar. Aber für mich sind diese Leute wichtig und ich bin ihnen dankbar für jedes kritische Wort. Wie wir schon gesehen haben, ist es dabei nur wichtig, Grenzen für sich selbst zu ziehen und sich klarzumachen, wann einen der Troll motiviert und wann er einem schadet. Wer einem schadet, wird sofort entfernt; keine Debatte. Mein Troll: Craig, der immer so tut, als wäre Pickleball kein Sport. Er spornt mich an, noch besser zu werden und jeden noch so kleinen Erfolg zu feiern.

Die Partnerin: Für mich meine Mixed-Partnerinnen Rie und Mimi, mit denen ich ein paar Turniere gespielt habe – und mein Doppel – und Trainingspartner Kent, der ein klein wenig besser ist als ich ist und deshalb auch als Karotte zum Hinterherlaufen dient. Wir trainieren gemeinsam, feuern uns an, treiben uns aber auch an, damit wir gemeinsam als Doppel besser werden. Wir tüfteln an Taktiken, müssen aber auch lernen, wie man miteinander umgeht, wenn man viel Zeit miteinander verbringt – aber privat kein Paar ist. Wie man miteinander redet, auf und neben dem Platz.

Die Organisatorin: Ich bin chronisch verplant, deshalb freue ich mich über Leute, die das Training oder Turniere organisieren und die dafür sorgen, dass ich mich an Absprachen und Pläne halte. Das ist in meinem Fall Giselle, die mich manchmal mit ihrem Organisationswahn und den damit verbundenen 50 SMS am Tag brutal nervt. Aber: Nur wegen ihr bin ich viel aktiver als sonst, weil ich mir den Anschiss von ihr gerne ersparen will.

Der radikal ehrliche Antreiber: Habe ich bereits erwähnt – Forest. Es ist jemand, der mir die ungeschönte Wahrheit sagen darf, weil er, erstens, ein absoluter Experte auf dem Gebiet ist, auf dem ich mich verbessern will, und weil es ihm, zweitens, völlig egal ist, was man über ihn denkt. Er hat weder was zu gewinnen noch zu verlieren; also ist er völlig ehrlich mit allen. Forest steht stellvertretend für alle Trainer in meinem Gym: Paige, Blake, Momo, Mootoo, Brian, Jake. Suche dir dringend ein paar Menschen, die das dürfen: dir die Wahrheit sagen, ungeschminkt, auch wenn es wehtut. Es ist dann kein Bodyshaming; sondern das, was du hören musst.

Die Zurückgebliebenen: Auch das ist heikel, weil es nicht in Schadenfreude abdriften darf und einen auch immens belasten kann. Es gab ein paar Bekannte, die zu Beginn meines Projekts in einer ähnlichen Position gewesen sind wie ich: Sie bekamen auch Diabetes diagnostiziert. Sie waren süchtig. Sie mussten dringend mehr Sport treiben. Manche waren wirklich krank.

Ich habe alle eingeladen, dieses Projekt mit mir anzugehen, als Gruppe, die sich gegenseitig unterstützt – niemand hielt durch. Das ist traurig, zeigte mir aber auch, wie schwer es sein kann. Und dass der Spruch »Du musst ja« nicht unbedingt zutrifft. Es gibt immer eine Entscheidung.

Es tut mir wirklich unfassbar leid für diesen Freund, der sich beim gemeinsamen Fußballgucken eine Insulinspritze ins Bein jagt, damit er einen Kübel Nachos mit extra Käse verdrücken und das mit literweise Bier runterspülen darf. Ich bin dann aber auch stolz auf mich, dass *ich* keine Medikamente brauche, weil ich auf Nachos und

Bier verzichte. Aus Gier und Wut aufs Nicht-Haben-Dürfen ist Stolz aufs Nicht-Brauchen geworden. Wenn ich beim Sport aufgeben will, denke ich an den Freund, der mir davor geschrieben hat, dass er heute keine Lust habe – schon mache ich weiter.

Das ist nicht was für jeden, und es kann wehtun, wenn man sieht, dass es diesen Freunden mittelfristig schadet. Deshalb versuche ich weiterhin, jeden zum Mitmachen zu animieren.

Der Purpose: Der Grund, der dich antreibt. Und ich hatte bereits gesagt, dass dies mein Sohn ist. Bereit für alle möglichen Abenteuer mit ihm zu sein, das ist meine Bestimmung. Er ist aber nicht nur mein Grund, gesund zu leben, er selbst ist auch voll dabei: Ich texte ihm jede Leistung, worauf er immer »Lesgoooo« zurückschreibt und sich ehrlich freut. Meine Medaillen (für ein Pickleball-Turnier zum Beispiel) stehen neben seinen (Eishockey-Turniersieg), er trägt meine Abzeichen für Erfolge beim Crossfit (Burpee Mile oder 1000 Step-Ups) an seiner Airsoft-Weste. Mindestens einmal pro Woche trainieren wir gemeinsam und es kann nichts Besseres geben auf der Welt als die Tatsache, dass der Grund fürs Gesundseinwollen an meiner Seite ist, jeden Tag.

Das ist mein Team. Und keine Sorge, es gibt noch viel mehr Leute, die dabei sind. Sie sind nur nicht in diesem ganz engen Kreis, aber ich achte mittlerweile wirklich darauf, ein möglichst großes Team zu haben und den Kreis so weit wie möglich zu ziehen. Ich werde nie so sozial verknüpft sein wie meine Frau, aber ich kann besser werden, als ich es jetzt bin. Was ich keinesfalls sein will: einsam.

Falls nun jemand fragt: »Wo ist denn deine Frau?« Antwort: »Nicht im Team.«

Natürlich hilft sie mir, vor allem durch ihre Unterstützung, aber zum Beispiel auch schon mit dem wunderbaren Bananenbrot, das ich ohne schlechtes Gewissen essen darf. Wir haben aber ganz bewusst entschlossen, dass in unserer Ehe jeder Freiräume braucht. Jeder darf tun, was er oder sie will, und meine Frau soll auf gar keinen Fall auf irgendwas verzichten müssen, nur weil ich mir Diabetes gegönnt habe.

Natürlich sind meine Frau und unser Sohn die wichtigsten Menschen in meinem Leben und damit ist auch sie natürlich bei so vielen Dingen, die mit diesem Projekt zu tun haben, automatisch mit dabei.

Aber ich war damals bereits irgendwie froh, dass sie in ihrem Leben nur zwei Fußballspiele von mir gesehen hat – eins davon im Grünwalder Stadion, wo sie und eine Freundin von Sechzig-Fans beschimpft wurden, bis die bemerkten, dass diese zwei Frauen null Interesse an Fußball haben, sondern eine Flasche Prosecco ins Stadion geschmuggelt hatten und sich gepflegt betranken. Und auch ich bin nicht bei allen ihren vielen Projekten mit dabei – das schafft kein Mensch, die Frau kann alles; würde man sie heute in Australien aussetzen, hätte sie morgen einen Känguru-Streichelzoo eröffnet, eine Stiftung für Kinder gegründet und eine Privatdetektei an den Start gebracht.

Es mag sein, dass *dein* Team komplett anders aussieht, aber, glaub mir: Du *brauchst* so eine Gruppe.

Erster Tipp also: Stell dir so ein Team auf! Sag diesen Leuten, wie sehr du sie schätzt. Viele freuen sich darüber, denn man kann einem Menschen kaum eine größere Freude machen, als wenn man ihnen sagt, dass man ihre Leistungen, ihre Meinung und damit sie als Person wertschätzt. Dass man sie für ihre Qualitäten respektiert.

Sei egoistisch, wenn du dein Team zusammenstellst – aber sei auch offen dafür, eine Nebenrolle im Team eines anderen zu spielen. Sei wirklich bereit, anderen zu helfen, denn auch das ist ein Nebeneffekt der Männer-Vereinsamung: der Stolz, der verhindert, andere um Hilfe zu bitten. Sei deshalb offen für Hilferufe von anderen, gerade wenn du weißt, wie schwer es ihnen bisweilen fällt, um Hilfe zu bitten.

So entsteht ein Sicherheitsnetz für alle – und ganz ehrlich: Wer kann so ein Sicherheitsnetz gerade nicht dringend gebrauchen? Es gab viel auszuhalten in den letzten Jahren – es ist umso wichtiger, sich zu helfen, auch wenn man nicht immer einer Meinung ist.

Es gibt in meinem Gym eine Frau, die politisch nicht weiter von mir entfernt sein könnte – na und? Sie ist nett zu mir! Wir spornen uns gegenseitig an, die gesündeste Version von uns selbst zu werden – wie beim Fußball ein gutes Spiel am Wochenende oder beim Chor ein gelungener Auftritt. Mir völlig egal, wo sie bei Wahlen ihr Kreuz setzt. Interessiert mich nicht, geht mich nichts an. Sie ist die netteste Person der Welt und wir helfen uns. Perfekt.

Zweiter Tipp: Dieses Sicherheitsnetz ist nicht der Freundeskreis! Mag sein, dass Freunde zum Sicherheitsnetz gehören, aber ich habe viele Freunde, die ich auf meiner Reise zur Gesundheit aber so was von überhaupt nicht brauchen kann, im Gegenteil. Die würden nur stören, und sie selbst würden sich nicht wohlfühlen dabei.

Dritter Tipp: Mach es wie bei der Zusammenstellung des Sportteams aus dem Gedankenexperiment! Analysiere: Was kann ich? Wofür brauche ich welche Person? Wen kann ich in welcher Situation kontaktieren? Wer wird von sich aus aktiv? Erkenne deine Stärken und Schwächen und wähle dementsprechend. Es gibt kein perfektes Team und es gibt kein schlechtes Team. Es gibt ein Team, das zu *dir* passt – und das musst *du* finden.

Es geht um deine Ziele, deine Persönlichkeit, und da gibt es auch Leute, bei denen man dringend vermeiden sollte, sie im Team zu haben. Das ist nicht böse gemeint, diese Leute können immer noch Freunde, Kollegen, Kumpels sein; sie sind nur nicht geeignet fürs Sicherheitsnetz.

Wen ich verbannt habe: Leute, die mir nicht guttun – und nein, das sind nicht nur die Leute, die dafür gesorgt haben, dass ich derart gestresst war, dass der Griff zu Süßigkeiten ein pawlowscher Reflex wurde.

Dazu gehörten Leute, die mich *zu sehr* loben – ich kann mit Lob nicht besonders gut umgehen, ich werde dann schnell arrogant und faul. Deshalb habe ich mich dazu konditioniert, lobende Worte gleich wieder zu vergessen. Ich musste zudem Leute aus meinem Umfeld entfernen, die mir unabsichtlich schadeten – also all jene, die mich zu Wein- und Whiskeyproben einluden; die mir sagten, dass das völlig okay sei, beim Fußballschauen Nachos und Bier in Unmengen zu konsumieren oder eine Trainingseinheit zu schwänzen. Die meinen es nicht böse, sie können nichts dafür, aber wie beim Beenden einer Beziehung musste ich denen sagen: »Es liegt nicht an dir, sondern an mir.«

Also: Knüpfe ein soziales Sicherheitsnetz – nicht nur aus Freunden und Familie, sondern aus Leuten, die dir dabei helfen, ein gesünderes Leben zu führen. Gehe dabei vor wie beim Gedankenexperiment, denn: Du weißt vorher nicht, welche Herausforderungen das Leben für dich bereithält, welche Hürden, welche Steine es dir in den Weg legen wird. Was du wissen solltest: dass du ein Team hast, mit dem du vielleicht nicht jede einzelne Aufgabe lösen kannst, aber am Ende mehr Spiele gewinnst als verlierst.

Lass dir Zeit bei der Wahl, stelle das Team immer wieder um, und ja: Du darfst dabei egoistisch sein, das ist *dein* Team! Sei aber auch bereit, ins Team eines anderen aufgenommen zu werden, und dann geht es *nur* um *diese* Person. Lass diese Teams zu einer Art gesundheitlichem Karma werden – helfen und sich helfen lassen! Sei kein Karma-Korken!

Das Fantastische ist nämlich: Forest weiß, dass er mir mit seinem Crossfit-Gym das Leben gerettet hat, und er hat auf seinem TikTok-Kanal mit mehr als 300 000 Followern irgendwann darüber berichtet. Darüber, dass ich nicht auf ihn gehört und wichtige medizinische Check-ups verpasst hatte. Er berichtete über meinen Wandel, meinen Ehrgeiz, meine Erfolge – und was dann passierte, war nichts weniger als eine Lektion in Karma.

Jemand, den wir beide nicht kannten, 3000 Kilometer entfernt, sah dieses Video, ging noch am gleichen Tag zum Arzt – und wurde sofort am Herzen notoperiert. Er überlebte und es geht ihm heute gut. Er schrieb Forest, dass er ohne dieses Video gestorben wäre.

Ohne es zu wissen, war ich Teil *seines* Teams; und das wiederum spornte mich dazu an, weiterzumachen und Teil möglichst vieler Teams von Leuten zu werden, die gesünder leben wollen. Ein paar Wochen danach nämlich schrieb uns eine Frau, die erst, nachdem sie den Eintrag dessen gelesen hatte, der am Herzen operiert worden war, beschloss, zum Arzt zu gehen und ihr Leben zu ändern. Sie schrieb mir einfach nur: »Danke!« Kurz darauf schrieb mir mein Freund Adam, dass auch er wegen mir nun mehr Sport treibe und ganz dringend Tipps für die Gesundheit brauche – er wurde so zum ersten Leser dieses Buches, das es nur deshalb gibt: um anderen zu helfen.

Es ist ein tolles Gefühl, das diabetische Koma überlebt zu haben und nun kerngesund zu sein. Es gibt aber tatsächlich kein schöneres Gefühl als jenes, wenn einem jemand sagt: »Ohne dich wäre ich gestorben.«

Checkliste:

- *Es gibt einen großen Unterschied zwischen »allein« und »einsam«.*
- *Sei froh über jeden, der dir helfen will.*
- *Stelle ein persönliches Team zusammen, von dem du glaubst, dass du damit deine Ziele erreichen kannst.*
- *Dein Team, deine Regeln.*
- *Sei bereit, ins Team einer anderen Person aufgenommen zu werden – aber: Es ist das Team dieser Person, und damit gelten ihre Regeln. Kenne deine Rolle und sei froh, dass dich jemand im Team haben will.*
- *Es gibt keine Verpflichtung, im Team anderer zu sein – wenn du dich unwohl fühlst: Sag ehrlich, dass du nicht dabei sein willst.*
- *Akzeptiere, wenn jemand nicht in deinem Team sein will.*

VI Dein Weg

Die Chance deines LEBENS

Wer immer am richtigen Ort ist, ist auch zur richtigen Zeit dort.

Man sagt das immer so leicht: »Der/die war einfach zur richtigen Zeit am richtigen Ort.« Das mag schon stimmen, aber: Erhöht man nicht die Chance, zur richtigen Zeit am richtigen Ort zu sein, wenn man möglichst oft am richtigen Ort ist?

Wer oft und zu möglichst viel bereit ist, ist es auch dann, wenn er bereit sein sollte.

Das klingt völlig banal, aber: Wie oft ist man denn wirklich bereit? Ich kann spontan mindestens zehn Richtige-Zeit-richtiger-Ort-Momente aufzählen, in denen ich – manchmal wortwörtlich, manchmal geistig – nicht am richtigen Ort war. Also: nicht bereit. Ein Beispiel genügt: Ich traf einen Hollywood-Produzenten, wir verstanden uns richtig gut und er fand, dass ich ein richtig tolles Drehbuch schreiben könnte: »Schick mir was! Ich habe heute Abend Zeit zum Lesen!«

Ich schickte ihm: nichts. Ich hatte ungefähr dreißig angefangene Drehbücher auf dem Computer, aber keines, das ich auch nur annähernd für präsentabel hielt – und ich fühlte mich auch nicht in der Lage, auf die Schnelle, also bis zum gleichen Abend oder wenigstens in dieser Woche, eines fertig zu schreiben, weil ich viele andere Sachen zu tun hatte. Es ging einfach nicht. Es war die richtige Zeit, aber ich war ganz einfach geistig nicht am richtigen Ort. Ich habe diese Chance ganz einfach: verpasst.

Ja, vieles im Leben ist Zufall. Aber ich glaube, dass es Leute gibt, die für Zufälle bereit sind; und solche, die es nicht sind. Und es gibt

Leute, die sind *nie* bereit – und das sind oft die, die sich beschweren, dass sie leider nie zur richtigen Zeit am richtigen Ort seien. Man will ihnen sagen: »Mein Freund, du bist *nie* am richtigen Ort!« Das wollen sie nur leider nicht hören.

Ich muss dabei oft an Surfer denken und das Lied »Die perfekte Welle« von Juli. Wie lange Surfer im Ozean sind, ohne eine Welle zu reiten – dann aber bereit sein müssen, wenn das perfekte Ding plötzlich kommt. So ist es im Leben doch auch: Man weiß nicht, wann diese Welle kommen wird – aber man wäre doch gerne bereit für den legendären Ritt.

Ich weiß nicht, was für Zufälle das Leben noch für mich bereithält, aber ich würde gerne dafür bereit *sein*. Ich weiß nicht, zu welchem Abenteuer mich mein Sohn in 25 Jahren, ich bin dann ungefähr siebzig, einladen wird. Sollte ich deshalb nicht dafür sorgen, für möglichst viele bereit zu sein? Mein siebzigjähriges Ich wird sicherlich sagen: »Pass mal ein bisschen auf dich auf, du Mittevierzig-Hüpfer! Ich will auch noch was haben vom Leben.«

Es ist jetzt ein Jahr seit dem diabetischen Koma vergangen und ich bin: bereit.

Wir haben darüber geredet, was man von seinen Idolen lernen kann; was man für sich mitnehmen kann, fürs eigene Leben. Sicherlich muss das nicht der Ernährungsplan von Rafael Nadal im Voll-Training sein und sicher auch nicht das Workout von Wolverine. Zum Beispiel aber die Lebenseinstellung von Tom Brady; eine besondere Person für mich, weil er in Michigan Football gespielt hat und ich Fußball und weil wir mit dem wunderbaren Greg Harden denselben Mentor hatten, der uns beiden das Gleiche einbläute: Kontrolliere das Kontrollierbare!

Eine Lehre von Brady: Es gewinnt im Leben nicht immer der Begabteste, sondern häufig der, der am härtesten dafür arbeitet. Seine Fitness- und Diätpläne sind berüchtigt. Eine weitere: Nicht alles lässt sich statistisch erfassen, der wichtigste Muskel eines Profis ist oft der zwischen den Ohren. Ein Bereich, der völlig unzureichend erforscht ist und deshalb oft nur als »mentale Stärke« bezeichnet wird, obwohl, das zeigen die offenen Aussagen zum Beispiel von Turnerin Simone Biles, Tennisspielerin Naomi Osaka und Basketballstar Kevin Love, viel mehr dahintersteckt. Und wir haben gesehen, wie wichtig der mentale Bereich für die allgemeine Gesundheit ist und dass es einen Unterschied gibt zwischen mentaler Stärke, geistiger Gesundheit und Mental Fitness.

Nächste Lehre: Der Beste verdient nicht immer das meiste Geld. Brady war niemals in seiner Karriere der bestbezahlte NFL-Profi, noch nicht mal der bestbezahlte Quarterback. Dadurch ermöglichte er es jedoch, dass ihm bessere Leute an die Seite gestellt werden konnten. Ja, Brady hatte sehr häufig außerordentliche Mitspieler, aber man könnte auch mal fragen, ob er mit seinem Verzicht auf noch mehr Geld nicht einen gewaltigen Anteil an deren Aufstellung hatte. Seine Antwort übrigens: »Ja, und wie!«

Was Brady mir beigebracht hat, ist im Doku-Film *30 for 30 – The Tuck Rule* zu sehen. Es geht um diese Schiedsrichter-Entscheidung im ersten Playoff-Spiel seiner Karriere, im Januar 2002, gegen die Oakland Raiders, über die noch heute so heftig debattiert wird wie im Fußball übers Wembley-Tor. Die Entscheidung fiel zu seinen Gunsten aus, aber was wäre gewesen, wenn die Referees gegen ihn entschieden hätten?

»Ich hatte sehr viel Glück in meiner Karriere«, sagt Brady: »Aber: Ich hätte schon einen Weg gefunden. Großartige Dinge passieren, wenn Glück und gute Entscheidungen zusammenkommen. Ich glaube, dass ich viele richtige Entscheidungen getroffen habe.« Der Mann, der am meisten unter dieser Entscheidung im Spiel 2002 zu leiden hatte, ist Charles Woodson, der Spieler, der Brady damals zu Fall brachte und seinem eigenen Team damit vermeintlich zum Sieg verhalf, bis eben die Referees die folgenschwere Entscheidung trafen, Woodsons Spielzug sei ungültig, was ein Nachspiel und schließlich den Sieg von Bradys Team zur Folge hatte. Woodson sagt heute: »Ich mag den Begriff *Schicksal* nicht. Für viele Dinge im Leben bist *du* verantwortlich.«

Brady aber war bereit, immer, das ist der wirkliche rote Faden in seiner Karriere. Er war nicht zur richtigen Zeit am richtigen Ort – er war fast *immer* am richtigen Ort, also war er nun mal auch dort, als die richtige Zeit kam. Wie oft sagt man im Leben: »Wenn ich auch mal die Chance kriegen würde, wenn dies und das anders gelaufen wäre, wenn jemand mein Talent erkennen würde …«

Bradys Botschaft ist: »Sei immer bereit, dann bist du es auch, wenn das Glück dir hold ist.«

Ich bin, wie meine Ärztin sagte, über den Grand Canyon gesprungen. Ich hätte abstürzen und sterben sollen. Tat ich aber nicht. Ich habe eine zweite Chance bekommen, vielleicht sogar unverdientermaßen; aber die will ich nutzen. Die Chance meine LEBENS.

Quizfrage: Wann stürzt der Kojote in den Roadrunner-Comics in den Canyon? Richtig. Dann, wenn er aufhört zu strampeln und daraufhin erst in die Kamera und danach in den Abgrund guckt.

Was würde passieren, wenn er einfach weiterlaufen würde? Vielleicht käme er auf der anderen Seite an, ohne Kratzer. Wie ich.

Was, wenn ich niemals aufhöre zu strampeln, mich nicht ablenken lasse und nicht auf schlimmstmögliche Szenarien schiele?

Es sind die beiden größten Geschenke, die mir meine Diabetes gemacht hat: Nein, ich *muss* das nicht bis an mein Lebensende durchziehen – ich *darf* es. Und ich habe beschlossen, bereit zu sein für möglichst viele Abenteuer mit meinem Sohn. Damit ich zum richtigen Zeitpunkt bereit bin, will ich es ganz einfach so oft wie möglich sein.

»Freiheit ist Hingabe an
eine selbstgewählte Idee.«

Carl Ludwig Schleich

Eins Sei völlig frei – von allem!

Kennst du das Gefühl, wenn du dich über dich selbst wunderst, weil du komplett durchdrehen solltest – aber aus irgendeinem unerfindlichen Grund völlig gelassen bleibst?

Wie beim Kindergeburtstag, wenn die Bude sowieso schon brennt und man im Augenwinkel den Nachbarsjungen sieht, wie er eine Arschbombe in die Torte macht, man dabei aber nicht ausrastet, sondern sich mit einer Tasse Tee auf die Couch plumpsen lässt und sagt: »Okay, na dann. So ist das wohl.«

So einen Moment habe ich gerade. Ich bin in einem Hotel in der Wüste von Nevada, ein paar Kilometer von *Area 51* weg, also: am Arsch der Welt, in einem Ort namens Tonopah. Ich bin mit einer Reisegruppe unterwegs nach Las Vegas, kurz nach der Ankunft bemerke ich: Die blaue Tasche ist weg!

Die blaue Tasche ist so was wie mein Diabetes-Survival-Kit. Darin sind Medikamente, ein Messgerät, Mandelbutter und Nüsse für Unterzucker und Heißhunger, Bananenbrot meiner Frau fürs seelische Gleichgewicht und ein paar Früchte. Sie war mein Begleiter – solange ich die Tasche dabei hatte, konnte ich alles tun, was ich wollte. Sie bedeutete für mich also auch ein Stück Freiheit.

Meine Furcht jetzt, ein bisschen mehr als ein Jahr nach Beginn des Projekts, ist ein Rückfall in alte Gewohnheiten ohne dieses Sicherheitsnetz. Das ist ein wichtiges Thema, über das wir bislang nicht geredet haben, weil man es tatsächlich vergisst.

Mein Tag drehte sich, seit ich denken kann, immer ums Essen. Quasi von Geburt an.

Essen, Essen, Essen.

Morgens nach dem Aufstehen: Essen. In der Pause: Essen. Nach der Schule: Mittagessen. Familienzeit beim: Abendessen. Und wenn man Glück hatte, kriegte man später im Wohnzimmer noch Schokolade. Samstag, eineinhalb Stunden vorm Fußballspiel: Essen. Wenn man gut gespielt hatte, gab es später Pizza. Familienausflug am Sonntag zum: Essen an irgendeinem idyllischen Ort. Belohnung für gute Noten und sportliche Erfolge: Schokoriegel. Wenn Freunde übernachteten, freuten die sich immer, weil bei uns gab's: Tiefkühl-Pizza, Gummibärchen, Limo.

Es ging fast immer ums Essen in meiner Kindheit, und daran hat sich bis zur Diabetes nichts geändert. Morgens nach dem Aufstehen: Essen. Mittagspause bedeutet: Mittagessen. Familienzeit ist: Abendessen. Auf der Couch Schokolade naschen. Ein romantisches Date bedeutet meistens: Abendessen in schickem Restaurant. Feiertage sind: Grillfeste. Wenn der Bub im Eishockey gewinnt, darf er übers Abendessen bestimmen, meistens heißt das: Burger, Käsepizza, Frittiertes. Seine Freunde kommen gern zu uns, weil sie hier auch viel Naschkram finden.

Essen, Essen, Essen. Den. Ganzen. Tag. Essen! So wie das Wohnzimmer nach dem Fernseher ausgerichtet ist, so ist das komplette Leben von Essen gerahmt und bestimmt. Ist das bei dir ähnlich?

Aus diesem Rhythmus musste ich raus, aus diesem Rhythmus muss jeder raus, der darin gefangen ist. Wenn du dich also mit diesen

Tagesabläufen oben identifizieren kannst und Termine zum Großteil von Essen bestimmt sind, solltest du ganz dringend aus diesem Muster ausbrechen. Anders geht es nicht.

Wir haben schon gesehen, wie man sein Gehirn umprogrammieren kann, und das sollte man in diesem Fall unbedingt tun.

Wir, meine Familie und ich, haben Frühstück, Mittag- und Abendessen komplett abgeschafft, zwei Drittel der Zeit isst jeder, wann und was er oder sie will. Mein Sohn zum Beispiel frühstückt einen Breakfast Burrito oder Ei mit Buttertoast und Truthahn-Schinken. Meine Frau probiert gerade Intervallfasten, sie isst vor zehn Uhr morgens meist gar nichts. Ich frühstücke irgendwann dazwischen, Buttertoast mit zuckerfreier Marmelade. Wichtig ist für mich dabei, nicht direkt nach dem Aufstehen zu essen, damit mein Gehirn nicht darauf programmiert ist, nach dem Aufwachen sofort Futter zu fordern. Es soll stattdessen verstehen, dass *ich* darüber bestimme, wann Futter kommt.

Ebenfalls wichtig ist es, andere feste Termine zu setzen. Morgens ist das für mich statt Frühstück das Beantworten von E-Mails, die Mittagspause ist nun meist die Zeit fürs Fitnessstudio oder einen Spaziergang mit dem Hund, nach Feierabend gibt es statt Bierchen und Abendessen Stretching und Ballwerfen mit dem Hund. Ausgehen mit meiner Frau bedeutet nur noch selten »Abendessen« – sondern lieber: Live-Musik, Treffen mit Freunden, Abenteuer wie Escape Rooms.

Essen ist nur noch eine Nebensache.

Ansonsten gönne ich mir zwei Mahlzeiten mit jeweils weniger als 60 Gramm Kohlenhydraten und Früchten als Nachtisch – und als Snack zweimal am Tag irgendwas aus besagter blauer Tasche. Da kann ich zweimal am Tag reinfassen und mit bestem Gewissen was rausziehen und essen. Freiheit! Freiheit von Essen.

Ach so, die Tasche selbst ist eine Retro-Tasche der Fluglinie Pan-Am. Sieht deutlich weniger peinlich aus, als sich das hier nun liest.

In der Tasche sind mittlerweile viele andere Sachen: Kleingeld, Tiger-Balsam für Muskeln, Wärmepflaster für Verspannungen, Haarbänder, Taschentücher, Widerstandsbänder, ein Lacrosseball.

Okay, jetzt merke ich das auch: Ich trage eine Handtasche mit mir rum. Na und?

Ich sollte nun Angst haben, denn der Reiseplan dieser Gruppe ist wie mein Leben vor dem Projekt komplett aufs Essen ausgelegt. Morgens: fettestes Frühstücksbuffet. Mittags: Mittagessen in einem tollen Restaurants in der jeweiligen Stadt. Nachmittags: Weinprobe mit Käsebuffet. Abends: Dinner in einem schicken Lokal, danach Drinks in einer Bar.

Natürlich kennt jeder, der versucht, sich gesünder zu ernähren, dieses Riesenproblem beim Reisen. Man verlässt die Gewohnheit und damit auch die Sicherheit, die man daheim hat, weil dort die Mahlzeiten vorher geplant und bestenfalls auch sämtliche Zutaten (und gesunde Snacks) bereitliegen. Auf der Speisekarte im Urlaub lacht einen dann dieses Zwei-Pfund-Steak mit Kartoffelgratin an und als Nachtisch der Käsekuchen mit Karamellsoße und Sahne.

Man kennt auch dieses Szenario: Urlaub in der Gruppe, man sitzt gemütlich in einer Bar, irgendwann sagt jemand: »Einer geht noch«, das internationale Signal dafür, dass dies ein Abend werden könnte, der deshalb unvergessen wird, weil sich niemand an Details wird erinnern können. Abende, die oft damit enden, dass man sich auf dem Heimweg einen Döner gönnt.

Und natürlich kennt auch das jeder: Urlaub! Da muss man doch mal fünfe gerade sein lassen. Ordentlich über die Stränge schlagen. Gepflegt eskalieren.

Ja, kann man. Völlig okay, ab und zu gewaltig die Sau rauszulassen. Für mich hat sich das verändert – *denn auch da muss ich sagen: Mein Leben war früher ordentlich aufs Wochenende und den damit verbundenen Totalabsturz ausgelegt, inklusive Döner (natürlich: mit allem und scheiße-scharf) auf dem Heimweg.*

Auf Alkoholabstürze habe ich aber gar keine Lust mehr; auch, weil ich auf den Morgen danach keine Lust mehr habe. Früher war der Abend noch den Morgen danach wert, heute nicht mehr. Meine Freunde wissen das, sie respektieren es. Das ist meine Grenze.

Was ich noch nicht perfekt draufhabe: das Reisen. Aber warum verdammt nochmal setzt nun keine Panik ein? Es wird drei Versuchungen pro Tag geben, noch dazu werde ich in diesem Kaff in der Wüste nicht so schnell Medikamente oder Mandelbutter herkriegen. Kurzer Blick auf die Speisekarte des Restaurants am Abend: Fleisch mit Fleisch, als Beilage Fleisch, und als Nachtisch: ein Kuchen, bei dem flüssige Schokolade rausläuft.

Ich wundere mich über mich selbst, dass ich nur kurz mit den Schultern zucke und sage: »Hm.«

Ich glaube, dass dies der Moment kompletter Freiheit auf der Suche nach Gesundheit ist, denn: Vor noch nicht allzu langer Zeit hatte ich noch regelmäßige Panikattacken, einfach, weil ich ein Schussel bin, der alles vergisst oder verliert, meine Medikamente zum Beispiel. Dann lief ich aufgeregt durch eine Stadt auf der Suche nach einer Apotheke, am Telefon mit Arzt und Versicherung gleichzeitig und vielleicht sogar mit meiner Ehefrau, die gefälligst nach Alternativen für dieses Medikament suchen sollte.

Was ich dabei lernen musste: Die Panik setzte fast nie ein wegen der Situation, in der ich mich befand. Vielmehr kreierte mein Ego eine Illusion mit den schlimmstmöglichen Szenarien. Das ist grundsätzlich eine gute Sache, weil es einen davor bewahrt, sich lebensgefährlichen Situationen auszusetzen – oder dafür sorgt, in diesen Situationen hellwach zu sein.

Aber: Das eigene Ego ist verwurzelt im Streben nach Überleben; es kümmert sich also herzlich wenig darum, wie es einem in dieser Situation geht. Es schickt dir die Botschaft: »Es geht hier um Leben und Tod, also reiß dich mal besser zusammen!« Daraus entsteht Panik, weil einem das Ego mitteilt: »Wenn *dies* passiert, dann wird *das* die katastrophale Folge sein.« Und so weiter und so weiter, bis man in einer Panikspirale gefangen ist.

Die Strategie für einen gesunden Umgang damit lautet: in der Gegenwart bleiben, in diesem Moment. Man darf die Gedanken ruhig bemerken, die Nervosität, die feuchten und zitternden Hände. Es passieren dann zwei Dinge, während man sich mal selbst beobachtet: Man nimmt die Gefühle zur Kenntnis – und man trennt sich davon, weil man Beobachter wird. Man findet eine Lösung für diese Person, die aber nicht auf Panik basiert, sondern rationalem Denken.

Man muss sich konditionieren, Beobachter zu werden, der Unruhe, Stress, Panik erkennt, sich aber davon trennt – und der sich davon trennt, was sein *könnte*. Der sich lieber darum kümmert, was getan werden muss, damit es so und so *wird*? Hilft übrigens in vielen Lebenslagen.

Ich habe mittlerweile überhaupt kein Problem mehr damit, am Frühstücksbuffet nur das zu nehmen, was ich wirklich essen sollte. Es macht mir überhaupt nichts mehr aus, wenn andere in sich hineinschlingen. Ich habe auch kein Problem mit Gruppendruck an der Bar – warum muss ich mich rechtfertigen, dass ich *keinen* Alkohol trinke? Muss ich nicht. Mein Leben, meine Entscheidung. Ich muss mich ebenso wenig rechtfertigen für das, was ich esse – und was nicht. Mein Leben, meine Entscheidung.

In einem Restaurant frage ich bei solchen Gruppenreisen immer die Bedienungen: »Nein, empfehlen Sie mir nichts – was würden *Sie* jetzt bestellen?« Bedienungen wissen ganz genau, was der Koch draufhat, was er gerne mal verhunzt, welche Zutaten frisch sind; und vor allem: welche nicht. Wenn die Bedienung also ehrlich antwortet, kriegt man das Beste, was die Küche zu bieten hat. Ich lasse mich überraschen; und esse so viel, dass es in meinen Tag mit einem für mich gesunden Limit für Kalorien und Kohlenhydrate passt. Erinnere dich, das hatten wir schon: Du *musst* wissen, was und wie viel davon du essen kannst, bevor es ungesund wird.

Gewöhnlich habe ich also meine Snacks in dieser blauen Tasche, auch Medikamente und Messgerät – aber ich bin mittlerweile so geübt in meinem Hobby mit der Gesundheit, dass ich auch mal ein paar Tage lang aufs Messen verzichten kann. Reduziere ich die Kohlenhydrate eben auf 45 Gramm. Einen Snack bekommt man schon irgendwo her, und mittlerweile bemerke ich an schlechter Laune und trockenen Lippen ganz schnell: »Unterzucker, iss mal schnell was!« Wie in der Snickers-Werbung.

Es hat ungefähr sechs Monate gedauert, diese Gewohnheiten so zu normalisieren, dass sie wortwörtlich in Fleisch und Blut übergegangen sind. Jetzt, nach einem Jahr, bin ich das alles derart gewöhnt, dass ich darüber nicht mal mehr nachdenken muss.

Deshalb: Lass dir Zeit! Nicht alles klappt von heute auf morgen; manche Dinge brauchen ein bisschen. Es heißt, dass man eine Gewohnheit innerhalb von 28 Tagen formen kann. Das mag sein, aber eine meiner liebsten Lebensweisheiten ist auch: »Ein Amateur übt so lange, bis er was kann – ein Profi, bis er es nicht mehr falsch machen kann.« Bis zum Profi dauert es einer anderen Weisheit zufolge 10 000 Stunden. Das wären 13 Monate – wenn man 24 Stunden am Tag an seiner Gesundheit bastelt.

In gewisser Weise habe ich genau das auch getan; es sind 13 Monate vergangen. Ich bin nun ein Profi in Sachen Gesundheit. Ich glaube, dass ich mittlerweile so viel weiß und so viel erlebt habe, dass ich kaum noch was falsch machen kann – und dennoch unterlaufen mir immer noch zahlreiche Fehler, auch über ein Jahr später. Ich mag Health-Profi sein, aber ich bin nicht Roger Federer, Rafael Nadal oder Novak Djokovic, die Besten der Geschichte, die fast immer gewinnen.

Nach wie vor ist jeder Tag anstrengend: Es gibt Versuchungen, Verlockungen, Lust auf all die Sachen, die ich nicht zu mir nehmen sollte. Das Teufelchen auf der Schulter, das sagt, dass Eiscreme, Schokolade und eine Woche ohne Training völlig in Ordnung seien.

Meine Freunde, die keine Rücksicht mehr auf mich nehmen, mich nicht mehr anfeuern, sondern eher genervt von mir sind. Der Stress in der Arbeit wird auch nicht automatisch weniger.

Ja, es geht mir jetzt viel besser; und doch ist jeder Tag in gewisser Weise Tag eins, weil ich jeden Tag mit neuen Herausforderungen zu kämpfen habe – dadurch aber in der Lage bin, mich in jeden hineinzufühlen, ob diese Person nun wirklich an Tag eins bei null beginnt, schon ein bisschen weiter ist oder sogar schon Profi. Wir können es gemeinsam angehen und uns gegenseitig helfen.

Also: Gib dir Zeit – im besten Fall erreichst du diesen Punkt, an dem die Gewohnheit übernimmt und du es nicht mehr falsch machen kannst, weil du intuitiv das Richtige tust. Das ist für mich wahre Freiheit.

Wenn mein Ego mir also sagt: »Panik! Jetzt!« Dann antworte ich: »Machen wir uns erstmal locker, wir kriegen das schon hin.«

Heißt also: Ich bin *bereit* für diesen Moment ohne blaue Tasche. Und deshalb: frei!

Frei davon, dass Essen meinen Tag bestimmt.

Frei von Medikamenten und Messgeräten.

Frei von Diabetes.

Frei von der Angst, nicht bereit zu sein.

Deshalb: Keine Panik. Wird schon.

Checkliste:

- *Akzeptiere, dass es ein Prozess ist, der vielleicht nie vorbei sein wird.*
- *Sei bereit für neue Herausforderungen.*
- *Versuche, den Moment zu erleben, in dem du »Profi« wirst.*
- *Vergiss aber nie: Auch Profis machen Fehler und haben schlechte Tage.*
- *Achte darauf, dass so viele Entscheidungen wie möglich deine eigenen sind und frei von äußeren Einflüssen.*

»Ziele, die wir uns mit unserem limitierten
menschlichen Verstand setzen,
spiegeln vor allem die Begrenztheit unseres Verstandes.«

Master Han Shan

Zwei Eine neue Welt

Kleines Gedankenexperiment: Angenommen, du könntest ins Jahr 1550 reisen und den Leuten erklären, wie du heute lebst – was würde passieren?

Es gibt eigentlich nur eine Antwort darauf: Man würde als dich als Hexe oder Ketzer verbrennen.

Ich denke darüber nach, als ich über die Technikmesse CES in Las Vegas laufe und all die Dinge sehe, die hier im Bereich *Health Care Tech* vorgestellt werden. Vieles kling futuristisch, einiges optimistisch, manches völlig durchgeknallt. Dann überlege ich: Wie würde ich im Jahr 1550 beschreiben, was mir mit meiner Diabetes passiert ist? Vielleicht so:

»Also, jemand hat mir eine Nadel, kaum dicker als ein menschliches Haar, durch die Haut gerammt und anhand meines Bluts festgestellt, dass ich krank bin. Ich habe danach erst einmal jeden Tag weiße Pillen geschluckt. Pillen, das sind so kleine weiße Steinchen, die zum Bekämpfen einzelner Krankheiten extra hergestellt werden:

Man kann zum Beispiel auch gegen Kopfweh solche Pillen schlucken – ach was: Die Leute im Jahr 2025 schlucken gegen fast alles irgendwelche Pillen.

Ich habe untersucht, was genau ich essen darf – ja, wir verarbeiten Essen nun in Fabriken, also Werkstätten von gigantischem Ausmaß, manchmal bringen wir es in Flugzeugen um die ganze Welt. Flugzeuge, das sind stählerne, von Menschen gemachte Apparate, die Menschen und Waren befördern können – durch die Luft! Ich übe an Geräten, die aussehen wie Folterinstrumente, um meinen Körper zu stärken. Ich ramme mir manchmal selbst eine Nadel durch die Haut mit einem Medikament, das dafür sorgt, dass ich nicht zu viel esse. Ja, lieber Mensch im Jahr 1550: Dort, wo ich lebe, machen sich die Leute Sorgen darüber, dass sie zu viel essen und krank werden, weil sie zu viel essen. Ach ja: Ich glaube, dass ich achtzig Jahre alt werde.«

Wie könnte jemand, der im Jahr 1550 so was sagt, *nicht* auf dem Scheiterhaufen enden?

Nächster Gedanke: Was, wenn mir jemand aus dem Jahr 2250 erklärte, was *dann* alles möglich sein wird? Es *muss* verrückt klingen, aber es wird wahr sein. Wir haben nur gewaltige Probleme damit, es uns vorzustellen – weil es uns ja schon schwerfällt, uns vorzustellen, was in dreißig Jahren möglich sein wird.

Wer ein langes, gesundes und vor allem erfülltes Leben führen will, darf sich nicht nur mit der Gegenwart beschäftigen, sondern sollte auch in die Zukunft blicken. Ich bin nun Mitte vierzig und ich habe vor, mindestens noch vierzig Jahre zu leben. Es dürfen gerne auch achtzig oder hundert Jahre mehr sein. Warum denn nicht?

Es kann natürlich auch sein, dass mein Leben morgen vorbei ist. Deshalb lebe ich jeden Tag so, dass es der letzte sein könnte und ich es nicht bereue. Meine Hoffnung: Wenn es möglichst viele dieser vermeintlich letzten Tage gibt, dann könnte ein gutes Leben dabei rauskommen.

Die Idee ist es, so spät wie möglich jung zu sterben.

»Ich glaube, dass ein Mensch, der heute vierzig ist, hundert Jahre alt werden kann. Wir erleben es bereits immer wieder, dass Leute ihren hundertsten Geburtstag feiern. Das dürfte Normalität werden, wenn wir die technologischen Entwicklungen der letzten fünfzig Jahre im den Bereichen Medizin und Gesundheit betrachten und prognostizieren, was künftig möglich sein wird«, sagt Peter Schwartz: »Wir werden eine gewaltige Revolution erleben. Mein Sohn, Mitte dreißig, wird in zehn Jahren Anti-Aging-Medikamente nehmen können. Die Lebenserwartung dürfte steigen, auch weil sich Medizin und Genetik exponentiell entwickeln.«

Schwartz ist eine Koryphäe der Zukunftsplanung, ich treffe ihn im Jahr 2022 in San Francisco. Er war an der Stanford University einer der ersten tausend Internetnutzer, sein Buch *The Art of the Long View* von 1991 ist das Standardwerk für alle, die strategisch planen wollen. Er hat zudem Bücher über den Umgang mit der Klimakrise geschrieben und zur Verantwortung milliardenschwerer Konzerne. Und: Er hat 1984 den Zusammenbruch der Sowjetunion prognostiziert, aufs Jahr genau und mit den richtigen Details. Und dieser brillante Vordenker sagt nun, als er erfährt, dass mein Sohn zum Zeitpunkt des Gesprächs 13 Jahre alt ist: »Ich sehe keinen Grund, warum seine Lebenserwartung nicht 140 Jahre sein sollte.«

Klingt verrückt; so wie alles, was morgen völlig normal sein wird, heute erst einmal verrückt klingt. Und so wie alles, was heute normal ist, vor 500 Jahren als komplett irre abgetan worden wäre. Was hätte jemand im Jahr 1523 wohl gesagt, wenn man ihm erklärt hätte, wie man im Jahr 2023 am Knie operiert wird? Einen Zahn gezogen kriegt? Dass Leute hundert Jahre alt werden? Man mal schnell den Blinddarm rausgenommen kriegen kann? Man unsere DNA auf beispielsweise Herzfehler analysieren kann, wie es bei mir kürzlich getan werden musste? Man mit Prothesen schneller laufen kann als gesunde Menschen? Man eine Uhr hat, die Schritte zählt und den Schlafrhythmus misst?

Zack, Scheiterhaufen!

Die Einladung von Schwartz ist dieses Gedankenexperiment: Man solle sich vorstellen, wie man Menschen vor 500 oder vielleicht auch nur fünfzig Jahren erklärt, was eine Beinprothese ist oder dass ein Mensch das Herz oder eine Niere einer anderen Person transplantiert bekommt. Heute selbstverständlich für uns, vor ein paar Jahren aber noch schier unvorstellbar. Wie auch die Lebenserwartung: zwischen 35 und 40 im Mittelalter, jetzt zwischen 78 und 83 Jahre.

Und dann stellen wir uns das heute noch Unvorstellbare vor, das bald selbstverständlich sein wird.

Wir halten den Alterungsprozess derzeit für natürlich und unausweichlich. Dabei sterben Menschen, so sie das Glück haben, von Unglücksfällen verschont zu bleiben, nicht am *Alter* selbst, sondern an *altersbedingten* Krankheiten, und da haben Wissenschaftler schon vor Jahren begonnen, an Lösungen zu forschen.

Das lässt sich hier, auf der Technikmesse CES in Las Vegas, überall beobachten. Die gibt es seit 1967, dort werden seit jeher Tech-Trends vorgestellt wie Videorekorder (1970), CD-ROM (1985), Digital Satellite System (1994), Blue-Ray und HD-TV (2003) und das selbst fahrende Auto (2015). In den 2020ern ist *Health Tech* eines der bestimmenden Themen, es gibt eine komplette Halle, in der es ausschließlich um Gesundheit und Lebenserwartung des Menschen geht – und zwar als ganzheitlicher Ansatz.

Körper und Geist werden als Einheit gesehen: Smartwatch-Modelle, die Herzrhythmus-Störungen messen, aber auch den Stresslevel der Träger. Armbänder, die Schlafzyklen analysieren und den Leuten mitteilen, wann sie tagsüber am leistungsfähigsten sind. Handschuhe, die Muskelzittern von Parkinson-Patienten messen und lindern. Man sieht sich das an und denkt sich: »Okay, das ist gerade erst der Anfang. Was wird in dreißig Jahren möglich sein?«

»Die größte Veränderung: Wir werden nicht mehr von *Patienten* reden, sondern nur von *Leuten*«, sagt Rowland Illing, medizinischer

Direktor der Cloud-Tochter von Amazon, beim Treffen in Vegas. Menschen sollen nicht wie Autos in die Werkstatt gebracht werden, wenn etwas »kaputt« ist – es soll verhindert werden, dass überhaupt was kaputtgeht. Die Menschen aus dem bayrischen Heimatdorf meiner Kindheit würden sich wundern.

»Wir wollen es in der Cloud ermöglichen, Daten miteinander zu verbinden und schneller zu analysieren«, sagt Illing. Also: Genetik, Gewebe, medizinische Vorgeschichte, sämtliche Röntgen- und Kernspin-Aufnahmen – sämtliche Daten sollen jederzeit vorliegen und blitzschnell miteinander für individuell zugeschnittene Behandlungen kombiniert werden können. Damit ließen sich nicht nur Prognosen darüber erstellen, wie wirksam ein Medikament sein wird und welche Nebenwirkungen auftreten werden, es könnte Medikamente geben, die speziell für einzelne Personen entwickelt werden. Medikamente also, die *nur dir* helfen.

Bessere Diagnosen könnten selbst lernende Systeme liefern, gefüttert mit Daten aus der Cloud, per Blockchain-Technologie anonymisiert. Wenn beispielsweise Millionen von Röntgenaufnahmen vorliegen, können Algorithmen Unregelmäßigkeiten schneller und präziser erkennen. Bei Alzheimer und Parkinson gibt es diesbezüglich bereits erstaunliche Fortschritte. Klinische Studien und die Entwicklung neuer Arzneien könnten über maschinelles Lernen in der Cloud erheblich beschleunigt werden.

Ich gehöre zu den Menschen, die optimistisch in die Zukunft blicken, schon allein aus Eigennutz. Was habe ich auch davon, pessimistisch zu sein? Außer, dass ich am Ende behaupten kann, recht gehabt zu haben mit der Prognose, dass alles den Bach runter gehen wird? Das bringt mir dann doch auch nicht mehr viel, weil ja dann schon alles den Bach runter gegangen ist. Dann doch lieber mit Zuversicht leben, oder?

Ich verstehe, dass es Bedenkenträger geben muss. Die sollen aber bitte andere sein. Ich will optimistisch in eine Zukunft blicken, in der ich viele letzte Tage und damit viele Abenteuer erlebe. Ich bin neugierig und deshalb muss ich irgendwann nach Kanada.

»Völlig verrückt!« Das ist mein erster Gedanke beim Betreten des Labors von Dave Asprey, weil sich das Gehirn nur langsam daran gewöhnt, was die Augen da zu sehen und die Ohren zu hören bekommen. Immerhin ist an der Eingangstür eine Warnung angebracht: »Alles in diesem Labor kann dich töten.« Na dann, los geht's.

Es sieht aus wie eine Mischung aus einem Museum für mittelalterliche Folterinstrumente und einem Fitnessstudio für Astronauten: Es gibt ein Gerät, das einen auf den Kopf stellt, und eines, das dem Körper erst Sauerstoff verweigert und ihn danach damit vollpumpt. Dazu eine Kühlkammer, ein Floating-Tank, eine Maschine zur Verbesserung der Knochendichte und noch viele andere wilde Sachen. Ein junger Mann verkündet, dass Asprey gleich kommen werde, dann benutzt er Wörter wie »Ganzkörperrütteln« und »Lichtdusche« und »Gehirnströme« für das, was sein Chef gerade tut.

Wer dieses Labor sehen möchte, muss auf eine kanadische Halbinsel an der Pazifikküste fliegen, deren Natur so unfassbar schön ist, dass hier das Ende der Welt sein könnte. Vom Flughafen in Victoria aus fährt man neunzig Minuten lang durch Nationalparks um die Brentwood Bay herum, über weite Strecken auf einer Landstraße, auf der man jedem entgegenkommenden Fahrzeug fröhlich zuwinken möchte, weil das so selten passiert.

Es geht weiter auf einem Feldweg und dann einem Trampelpfad – und genau in dem Moment, als man glaubt, tatsächlich das Ende der Welt erreicht zu haben, bemerkt man diese beiden Häuser im Schnee. In einem davon wohnt Asprey mit seiner Frau Lana und den beiden Kindern, das andere ist ein zweistöckiges Labor mit Geräten im Wert von mehr als einer Million Dollar. Hier bastelt der berühmteste *Biohacker* der Welt daran, mindestens 180 Jahre alt zu werden.

»Sie machen dieses herrliche Gesicht, als hatten Sie gerade einen Orgasmus«, ruft Asprey mir zu, während ich mich gerade noch ziemlich blöd an einem computergesteuerten Apparat zum beschleunigten Muskelaufbau anstelle: »Lassen Sie mich sofort ein Foto von Ihnen machen!« Er drückt ab, zeigt mir dann lachend das unvorteilhafte Bild und versichert mir: »Keine Sorge, ich sehe ganz genauso aus, wenn ich das mache.« Dann zeigt er mir ein Bild von sich, auf dem er zugegeben auch extrem blöd aussieht.

Okay, der Mann kann lachen – auch über sich selbst.

»Jetzt trinken wir erst einmal Bulletproof Coffee«, sagt er. Dieses Getränk hat Asprey berühmt gemacht: starker toxinfreier Kaffee mit einem kräftigen Löffel Butter aus Milch von Kühen, die nur mit Gras gefüttert werden, dazu Kokosölextrakt. Der kugelsichere Kaffee sieht ein bisschen so aus wie ein frisch gezapftes Guinness und schmeckt wie ein Latte Macchiato mit Milch, die kuhwarm in den Kaffee geschüttet wurde. Asprey sieht mich an wie ein kleiner Junge, der seiner Oma zum Geburtstag ein selbst gebasteltes Geschenk überreicht. Er freut sich über die positive Reaktion.

Asprey nennt sich »Biohacker«. Er sagt, dass er mehr als zwei Millionen Dollar ausgegeben hat dafür, sich selbst zu hacken. Er will nicht nur 180 Jahre alt werden, sondern behauptet zum Beispiel auch, dass er durch seine Experimente seinen Intelligenzquotienten um zwanzig Punkte gesteigert habe. Das Magazin *Men's Health* nannte ihn einen »Lifestyle-Guru«. Kritiker nennen ihn einen Scharlatan, die *British Dietetic Association* nannte seine Bulletproof-Diät eine »Fad Diet«, also kurzlebigen, pseudowissenschaftlichen Quark.

Ich nenne Asprey einen grandiosen Geschäftsmann. Er hat bereits 1994 über den Vorläufer des Internets T-Shirts mit dem Bild des Kaffee-Moleküls darauf verkauft. Wegen dieser wohl ersten E-Commerce-Aktion der Geschichte wird er im Silicon Valley als Legende gefeiert. Inzwischen hat er aus seinen Biohack-Experimenten einen Multimillionen-Dollar-Konzern mit zahlreichen Produkten kreiert, von Kaffee über Ampullen für bessere Gehirnleistung und Proteinriegel bis hin zu Akkupressurmatten für besseren Schlaf. 2020 erhielt er von der amerikanischen Handelskommission eine Verwarnung; er müsse aufhören zu behaupten, dass seine Produkte vor Infektionen schützen würden.

Tüftler wie Asprey werden von den meisten kritisch gesehen, und das ist ja auch gut so. Es muss Leute geben, die »Fad Diets« entlarven als das, was sie wirklich sind: Quatsch. Die uns beispielsweise wissenschaftlich fundiert erklären, warum das Elixier *Psychic Vampire Repellent*, das von Gwyneth Paltrows Konzern *Goop* vertrieben wird, nicht wirklich dazu geeignet ist, Vampire abzuwehren. Es braucht immer: Balance.

Was ich an Typen wie Asprey, der sich gegen Ende des Treffens einen ziemlich lächerlich aussehenden Helm mit Elektroden aufsetzt und dabei so fröhlich lacht, wie nur glückliche Menschen lachen, aber trotzdem spannend finde, ist ihre Lebenseinstellung. Er hat keinen Zweifel daran, dass er 180 Jahre alt werden kann, und experimentiert erst einmal ganz für sich, ohne damit irgendjemandem wehzutun. Soll er doch machen, was er will – das Einzige, wozu er einen einlädt: das Älterwerden nicht einfach zu akzeptieren, sondern ein Leben lang an sich zu experimentieren.

Das ist völlig verrückt, aber gleichzeitig auch verdammt cool.

Noch so ein Beispiel sind für mich *Magic Mushrooms*: Mein Schulkamerad Christian Angermayer zum Beispiel, der sich auch an wissenschaftlichen Projekten zum Verlängern der Lebenserwartung beteiligt, ist engagierter Evangelist und Investor im Bereich der Psychedelika. Am Telefon sagt er: »Wenn Menschen Probleme mit der seelischen Gesundheit haben, richtet das massiven persönlichen und wirtschaftlichen Schaden an. Warum also nicht helfen?«

Ich gebe ihm recht und habe in Kalifornien beispielsweise schon die Entwicklung der Cannabis-Legalisierung anhand des Nachbarkinds erlebt. Die Mutter linderte dessen schlimme Krämpfe bei epileptischen Anfällen mit CBD-Öl, das auf die Fußsohlen aufgetragen wurde. Das war erst als medizinische Therapie erlaubt, mittlerweile ist es komplett legalisiert. Dem Nachbarsjungen geht es gut. Es klang erst wie Humbug, nun gilt es als völlig normale Therapie.

Heißt: Was heute verboten ist, kann morgen schon als medizinische Therapie anerkannt sein. Ich will offen sein für solche Veränderungen, weil ich im Umfeld tatsächlich belegbare Vorteile der Legalisierung solcher Mittel erlebt habe.

Nein, das ist kein Aufruf zu Drogenkonsum, ganz im Gegenteil. Es ist vielmehr die Einladung, offen zu sein für das, was die Zukunft bringen wird. Eine Zukunft, von der wir, wir wollen ja möglichst lange und möglichst gesund leben, möglichst viel sehen werden. Die Entwicklungen bereithält, die wir uns heute nicht einmal vorstellen können. So wie heute eine Hüft-OP, Insulin-Injektionen oder Health-Smartwatches selbstverständlich sind, werden bald andere Dinge selbstverständlich sein.

Die Zukunft wird anders sein als das Heute, also bleibe offen für diese Veränderungen und stelle dich darauf ein, dass du in zehn Jahren auch andere Gedanken haben wirst als heute – weil du in einer veränderten Welt veränderte Gedanken brauchen wirst. Das ist okay.

Die Gegenwart tut unserer geistigen Gesundheit bisweilen wirklich nicht gut; und das führt dazu, dass man deshalb sorgenvoll in die Zukunft blickt, weil man zu wissen glaubt, was passieren wird. Es ist ein bisschen so wie bei der Panikattacke, während der einem das Ego mitteilt, dass schreckliche Dinge passieren könnten und dass man sich deshalb lieber mal aufs Schlimmste vorbereiten sollte.

Was ich aber erlebt habe seit Beginn des Projekts: Man sieht nicht mehr nur den schlimmstmöglichen Ausgang, sondern auch den bestmöglichen und alles dazwischen. Und es ist sehr viele *Gutes* dabei – es muss nicht immer gleich die Welt untergehen.

Was ich lerne, fasst Walt Whitman so zusammen: »Be curious, not judgemental.« Sei neugierig, nicht (ab-)wertend.

Ich glaube, dass sich die Welt verändern wird und dass sich, damit ich diese Veränderungen nicht nur verstehen, sondern daran mitarbeiten darf, mein Gehirn verändern muss. Das ist aber gar nicht so schwer, wenn man einfach offen und neugierig bleibt. Es ist umso einfacher, je gesünder man ist und je besser es einem geht.

Checkliste:

- *Akzeptiere, dass die Welt sich verändern wird – und dass auch du dich verändern wirst.*
- *Sei offen für Neues und Veränderungen.*
- *Frage dich bei neuen Dingen: Kann es mir helfen?*

»Kontrolliere das Kontrollierbare.«

Tom Brady

Drei Finde deinen Weg

Der schlimmste Moment meines Lebens war gleichzeitig das größte Geschenk. Ich kann nun wahrheitsgemäß von mir behaupten: »Ich habe mich zu Tode gefressen und lag halb tot auf einem Schiff im Golf von Mexiko – und alles, was ich dafür bekam, war ein Sixpack.«

Ich bin Diabetiker. Keine tolle Sache. Dennoch: Dieses diabetische Koma an Thanksgiving 2021 ist nach Hochzeit und Geburt unseres Sohnes das Beste, was mir im Leben passiert ist.

Auf Englisch sagt man dazu: »It did not happen *to* me – it happened *for* me.« Das ist kaum wörtlich zu übersetzen, aber vielleicht so: »Es ist mir nicht angetan worden, es ist für mich geschehen.«

Ja, ich hätte sterben können, aber ich war selbst schuld daran, dass es so weit kam. Ja, es gab äußere Umstände, sehr viele sogar, die mit dafür verantwortlich waren, ich kann auch nichts für meine genetische Veranlagung. Kontrolliere das Kontrollierbare, heißt es immer, und wenn ich wirklich Verantwortung übernehmen will, dann muss ich mir ehrlich eingestehen: Ich habe ein paar Jahre lang versagt! Das kann ich jetzt nicht mehr ändern.

Es gibt unfassbar viele Aspekte im Leben, die man nicht kontrollieren kann – und ja, es ist manchmal so unfassbar ungerecht verteilt, das Unkontrollierbare, dass man den großen Philosophen Donald Glover zitieren will: »Kann es sein, dass manche Menschen als Verlierer geboren werden, damit es die Gewinner umso einfacher haben im Leben?«

Man kann sich beschweren, dass Genetik (in meinem Fall: Diabetes und ein Herzfehler), Sozialisierung (in meiner Familie: Essen als Form von Belohnung, Trinken als Reaktion auf Stress), Allergien (Laktose, Gräser), andere äußere Umstände (ein Beruf, der stressig sein kann und aufgrund der beinahe täglichen öffentlichen Kritik emotional herausfordernd) und andere Elemente (bei mir: Gruppenzwang) es mir schwer machen.

Aber: Was bringt es mir, mich zu beschweren? Zumal es auch noch so unfassbar anstrengend ist, immer nur zu motzen und sich aufzuregen?

Der Satz, den ich mittlerweile nicht mehr hören kann: »Na ja, du *musst* ja!«

Meine Antwort: »Nein, ich *darf* – und *du* darfst auch!«

Ich kann nicht sagen, ob es auch ohne diabetisches Koma genauso funktioniert hätte, das werden wir nie herausfinden. Was ich aber durchaus mit Stolz von mir behaupten darf: Ich leide deshalb nicht an einem posttraumatischem Stresssyndrom, im Gegenteil: Ich bin *Post-Traumatic Thriver*; also einer, der wegen einer Krise erst so richtig aufgeblüht ist, und das war eine Entscheidung.

Man muss die Hand spielen, die einem das Leben gibt. Aber immerhin ist es beim Pokern möglich, mit einer 7 und einer 2 in verschiedenen Farben zu gewinnen, den nachweislich schlechtesten Startkarten. Beim Schafskopf gibt es den Spruch: »Wer's kann, braucht einen Trumpf weniger.«

Und es gibt Tom Brady, den besten Footballspieler der Geschichte, zu dem ich wie bereits erwähnt eine Verbindung habe, weil wir beide in Michigan studiert haben und dort denselben Mentor hatten. Es wird bei Brady immer wieder darauf verwiesen, er tut das auch selbst, wie viel Glück er hatte: Verletzungen von Konkurrenten, günstige Schiedsrichterentscheidungen, tolle Mitspieler, perfekter Coach für seine Spielweise, Fehler der Gegner.

Er hatte Glück. Über seinen ersten Super-Bowl-Sieg und die Tatsache, dass es damals nicht nur »The Tuck Rule« gab, die zum Sieg seines Teams führte, sondern Trainer Bill Belichick ganz einfach auch den wieder genesenen Drew Bledsoe hätte spielen lassen können, sagt er: »Ich wäre in der Saison danach nur Ersatzmann gewesen. Vieles wäre anders gelaufen. Aber ich hätte einen Weg gefunden.«

Ich hatte unfassbares Glück, das diabetische Koma ohne bleibende Schäden zu überleben – dafür bin ich genauso dankbar wie für die Hilfe, die ich danach von so vielen Leuten erfahren durfte.

Ich darf aber auch sagen: Ich war bereit, danach alles, wirklich alles zu tun, um so gesund wie möglich zu werden; und zwar körperlich, geistig und sozial.

Meine zwei Fragen an dich:

Kontrollierst du das Kontrollierbare?

Und bist du bereit, wenn das Glück anklopft?

Lässt du dich vom Arschtritt auch wirklich ins Glück treten?

Ich wünsche es dir von ganzem Herzen, und sollte dieses Buch dabei geholfen haben: Bitte teile mir das mit, denn die Freude darüber hilft meiner Gesundheit. Auch ich bin noch immer nicht am Ende meines Weges und werde es nie sein. Und jede Person, die durch meine Hilfe ein wenig gesünder lebt, ist die brutalste Motivation für mich.

Vielleicht inspirierst du ja auch selbst jemanden, was dann wiederum Motivation für dich sein kann, und so weiter und so weiter. Wäre das nicht großartig?

Was mich an Diäten und Fitnessprogrammen so nervt, sind diese Sätze: »In vierzig Tagen zum Wunschgewicht!« Oder: »In sechs Wochen zur Strandfigur!« Oder: »So wirst du zu Wolverine – in nur drei Wochen!« Darüber haben wir schon gesprochen. Aber diese leeren Versprechen begegnen einem einfach immer wieder.

Nicht nur, dass das Blödsinn ist, man fragt sich ja auch: »Und was dann?«

Es wurde mein Hobby, meine Leidenschaft, mein Leben, gesünder leben zu wollen, und das Beste daran: Es wird nie vorbei sein, ich *darf* diesen Wunsch bis an mein Lebensende weiter verfolgen. Das schafft man mit keinem Wochenendseminar und keinem Acht-Wochen-Programm. Dieser Wunsch ist zum Antrieb meines Lebens geworden, und ich werde nicht eine Sekunde davon verplempern.

Ja, Diabetes ist eine heimtückische, teuflische Krankheit, die einen bis ans Lebensende begleitet. Ich will aber nicht sagen: »So ein Mist!« Ich will sagen: »Gott sei Dank!«

Nicht: »Ich *muss* auf mich aufpassen!« Sondern: »Ich *darf* auf mich aufpassen!«

Nicht: »Ich *muss* mich gesund ernähren!« Sondern: »Ich *darf* mich gesund ernähren und weiß immer besser, wie das geht!«

Nicht: »Ich *muss* Sport treiben!« Sondern: »Ich *darf* und ich *kann* Sport treiben!«

Nicht: »Ich *muss* auf meine geistige Gesundheit achten!« Sondern: »Ich *weiß* endlich, *wie* ich auf meine geistige Gesundheit achten kann!«

Nicht: »Ich *muss* aufpassen, wen ich wie nahe ich an mich heranlasse!« Sondern: »Ich *verstehe* jetzt, wen ich wie nahe ich an mich heranlassen möchte und wen nicht!«

Ich darf und kann endlich die gesündeste Version meiner selbst sein – bis an mein Lebensende!

Ist das nicht großartig?

Und jetzt muss ich leider los! Mein Sohn ruft nach mir, er will irgendwas Verrücktes tun – und er braucht meine Hilfe. Da bin ich doch dabei.

Ich bin bereit.

Bis du es auch?

Checkliste:

- *Großartige Dinge passieren, wenn du gleichzeitig Glück hast und dafür bereit bist.*
- *Kontrolliere das Kontrollierbare.*
- *Es ist deine Reise. Bestimme so viel davon wie möglich selbst.*

Vier Ratschläge vom Geheilten

Entspann dich.

Sollte es nur drei Ratschläge geben, die du aus diesem Buch mitnimmst, dann bitte diese hier:

Entspann dich, körperlich und geistig.

Beweg dich, körperlich und geistig.

Dehn dich, körperlich und geistig.

Okay, vergiss es. Hör nicht auf mich. Kein Mensch ist je wegen eines Buches gesünder geworden. Du wirst gesünder wegen *dir*. Weil *du* es so willst. Also: Hör nicht auf mich. Hör auf *dich*.

Sei ehrlich zu dir selbst. Höre auf deine ehrliche Analyse. Handle danach.

Wo stehst du jetzt im Leben? Wohin willst du? Es schadet nicht, beide Punkte möglichst präzise zu kennen. Sei nicht enttäuscht, wenn du nicht genau dorthin kommst, wo du hinwolltest – vielleicht wirst du gerade woanders mehr gebraucht. Es wird sich am Ende alles fügen.

Gehe regelmäßig zum Arzt und lass deine Werte checken. Lieber einmal zu viel als einmal zu wenig. Vertrau mir, ich weiß, wovon ich rede.

Setz dir Ziele und finde deine persönliche Bestimmung: das große »Warum«, das dich antreibt. Völlig egal, welches Alter, Geschlecht, welche sexuelle Orientierung, Hautfarbe: Menschen mit einer Bestimmung sind sexy, Punkt.

Frage dich überhaupt viel häufiger, bei eigentlich allem, was du tun willst: Warum?

Es ist nicht egoistisch, sich erstmal um sich selbst zu kümmern, sondern ein Grundrecht.

Schließe hin und wieder alle Tabs in deinem Kopf und mache eine Stunde lang einfach mal gar nichts.

Genieß dein Leben – jetzt. Auf keinem Grabstein steht: »Diese Person hatte zu viel Spaß!«

Ja, du warst mal jünger und schöner und stärker. Du warst aber auch dümmer und naiver und verantwortungsloser. Du wirst irgendwann älter und schwächer sein. Du wirst aber auch klüger und gelassener werden.

Niemand wird alt und weise, der zuvor nicht jung und dumm gewesen ist.

Momente werden Erinnerungen, Begegnungen werden Lektionen.

Stell dich nicht zu oft auf eine Waage. Der einzige Mensch, den es interessiert, wie viel du wiegst, bist du. Aber: Interessiert es dich wirklich?

Schau nur dann in den Spiegel, wenn du dich darüber freuen wirst, was du siehst.

Die einzige Ausnahme: wenn du sehen *musst*, was du sehen wirst, selbst wenn es dich nicht glücklich macht.

Du bist, was du isst – willst du deshalb nicht ziemlich genau wissen, *was* du isst?

Schere dich nicht allzu sehr darum, *jung* auszusehen. Überlass die Jugend den Jungen.

Schau dir ab und zu Fotos an, auf denen du jung gewesen bist. War toll damals, oder?

Schau dir Fotos von älteren, glücklichen Menschen an. Wird toll in ein paar Jahren, oder?

Gut aussehen bedeutet nicht *sich gut fühlen*.

Gut aussehen bedeutet nicht *gesund sein*.

Iss ein Mal pro Tag etwas, das dir so richtig gut schmeckt.

Versuche, dass es auch etwas ist, das gesund ist.

Ist gar nicht so schwer, oder?

Dein Körper ist ein Geschenk. Es ist faszinierend, was man damit alles anstellen kann. Probiere alles, worauf du Lust hast – vor allem, solange es noch geht.

Immer, wenn du denkst: »Dafür bin ich jetzt schon zu alt«, solltest du genau das tun. Jetzt!

Du kannst dein Gehirn jederzeit umprogrammieren. Sei geduldig dabei.

Schaffe Gewohnheiten – und brich mit ihnen, wenn sie langweilig werden.

Wer oft am richtigen Ort ist, ist sehr wahrscheinlich auch zur richtigen Zeit dort.

Unternimm Abenteuer, die dich an deine körperlichen Grenzen treiben; höre auf, bevor es dich töten könnte. Vertrau mir, ich weiß, wovon ich rede.

Probiere etwas, das dich an deine geistigen Grenzen treibt; höre auf, bevor es dich wahnsinnig macht. Vertrau mir, ich weiß, wovon ich rede.

Sei immer bereit für ein Abenteuer – bestenfalls mit Freunden oder Kindern.

Verpasse kein Abenteuer – vor allem nicht mit Freunden oder Kindern.

Setz dir ambitionierte Ziele, aber lass es nur dann einen Wettkampf werden, wenn es dich nicht ärgern wird, falls du verlierst.

Wenn du deine Ziele erreichst: Feiere dich selbst! Es ist völlig okay, stolz auf dich selbst zu sein.

Wenn du sie mal nicht erreichst: Entspann dich! Und dann mache weiter.

Sei einem Rivalen dankbar. Diese Person treibt dich an eine Grenze, die du ohne sie womöglich nie erreichen würdest.

Der einzige Mensch, gegen den du tatsächlich antrittst, bist du selbst.

Sei ehrgeizig, aber nicht verbissen.

Sei jeder Person dankbar, die dir helfen will.

Sei keiner Person böse, die es nicht tut.

Du musst nicht jeden Ratschlag annehmen.

Es ist völlig okay, keine Ahnung zu haben.

Bleib neugierig.

Es wird Leute geben, der dich runterziehen wollen. Es liegt an dir, ob sie es schaffen.

Ziehe klare Grenzen, wer oder was wie nahe an dich ran darf. Du darfst diese Grenzen jederzeit verschieben.

Ziehe Grenzen nicht zu weit. Wer unantastbar ist, der berührt auch keinen mehr.

Ob du denkst »Das schaffe ich!« oder »Das schaffe ich nicht!« – du wirst in beiden Fällen recht behalten.

Freu dich über jedes Kompliment. Ärgere dich nicht über Trolle. Und teile jedem mit, wie das geht, wenn du es rausgefunden hast.

Vergiss nie: Nicht mal Models, Hollywoodstars und Pornodarsteller sehen im wirklichen Leben so aus wie Models, Hollywoodstars und Pornodarsteller.

Stell dir die Fitness- und Ernährungsindustrie wie eine Spielzeugeisenbahn vor: Alle paar Monate fährt ein neuer Zug durchs Dorf. Du musst nicht auf jeden aufspringen.

Was einem Olympiasieger hilft, hilft nicht unbedingt auch dir.

Such dir ein Vorbild: Oft ist es jemand, den man erst nicht leiden kann. Sei dankbar, dass es diese Person gibt.

Sei zufrieden mit dir selbst.

Es heißt nie: »Ich muss!« Sondern immer: »Ich darf!«

Und jetzt, verdammt nochmal: Entspann dich.